Irene Matt

NICHTS DRIN?

Im Alten Rathaus/Hauptstrafle 37
D-79427 Eschbach/Markgräflerland
www.verlag-am-eschbach.de

Umschlaggestaltung: Finken & Bumiller, Stuttgart
Satz: Schwabenverlag AG, Ostfildern
Druck: GGP Media GmbH, Pößneck
Hergestellt in Deutschland
ISBN 978-3-86917-553-9

Prolog

Alexandra konnte nicht einschlafen, obwohl ihr die Müdigkeit wie Blei in den Gliedern steckte. Sie rollte sich seit über einer Stunde unter ihrer Daunendecke von einer Seite zur anderen. Auch das Kissen drehte sie mit um, doch dessen frische Seite erwärmte sich, sobald ihr Kopf einen Moment darauf lag. Danach versuchte sie, eine geeignete Lage ohne das Kissen zu finden. Sie schmiegte ihre Wange dicht an das kühle Laken. So, ganz flach auf dem Bauch liegend, schien sie der nötigen Entspannung endlich näher zu kommen. Aber irgendetwas stimmte neben der nervösen Unruhe auch nicht mit ihrer Körpertemperatur. Wiederholt streckte sie einen ihrer nackten Füße unter dem raschelnden Bettzeug hervor, doch das wurde ihr rasch zu kalt und sie zog ihn ungeduldig wieder zurück. Sogleich war es ihr wieder zu warm. Schließlich drehte sie sich seufzend auf die Seite – aber nein, so ging es gar nicht. Diese Position ließ sie nur noch angespannter werden. In ihrem Inneren schienen sich widersprechende Pole von Erschöpfung und Energie vehement zu bekämpfen. Die Unruhe hatte Besitz von ihrem ganzen Körper ergriffen. Ihre Nerven fühlten sich an, als seien sie zur Gänze aufgerieben und wund. Erneut dreht sie sich um. Sie kam bäuchlings zum Liegen. Ihre Arme hatte sie dicht neben dem Körper ausgestreckt. Dieser Position spürte sie eine Weile nach. Ja, so war es besser. Endlich schien sie die richtige Stellung gefunden zu haben. Nur, dass ihr jetzt der warme, regelmäßige Atem von Hermann direkt ins Gesicht blies.

Gereizt seufzend drehte sie sich zurück auf den Rücken.

Mit einem energischen Ruck setzte sie sich danach im Bett auf. Sie würde keine Ruhe finden, das war jetzt klar. Obwohl sie es sich bislang nicht eingestehen wollte, tauchten die Bilder und Eindrücke des vergangenen Tages, einer Endlosschleife gleich, vor ihrem inneren Auge auf. Sie erlaubten ihr die Zuflucht in den Schlaf nicht. Okay, nahm sie sich vor, ich gehe noch einmal alles genau durch und danach lege ich es ab. Sie konzentrierte sich auf das Tagesgeschehen und erinnerte sich ganz bewusst an die Details des vergangenen Tages. Gestern Nachmittag war sie aus einer anstrengenden Teamsitzung heraus zu einem Tatort gerufen worden. Einem Tatort, der ihr jetzt den Schlaf raubte.

Natürlich war sie nach ihren vielen Berufsjahren an grausige Anblicke gewöhnt; leicht konnte man sie nicht mehr erschüttern. Manches Mal, wenn sie ihre dienstjüngeren Kollegen bei Einsätzen beobachtete, wie sie sich hinterher übergaben oder hemmungslos weinten, bedauerte sie sogar die unvermeidliche Abstumpfung, die sich bei ihr mittlerweile eingestellt hatte. Doch bei dem gestrigen Fall gab es eine zusätzliche und ungewöhnliche Komponente, die den Schutzwall ihrer routiniert aufgebauten, professionellen Distanz wie ein Geschoss durchbrochen hatte.

Es begann damit, dass die Nachbarn eines Gehöfts in Dachsberg ihren Einsatz ausgelöst hatten. Laut mehrerer, im Nachhinein aufgenommener Zeugenaussagen, war im Dorf ein Streit zwischen den Eheleuten auf dem Scheffelhof zu hören gewesen, in dessen Verlauf der Mann seine Frau fürchterlich beschimpfte. „Ich schlag dich tot, du elende Drecksau!“ und „Ich bring dich um, du miese Schlampe“, schrie er, neben weiteren wilden Flüchen derart laut, dass es im ganzen Dorf und noch darüber hinaus zu hören war. Der weithin für seine Tobsuchtsanfälle bekannte Bauer war kurz danach mit seinem Traktor in einem irrsinnigen Tempo weggefahren. Es war nicht das erste Mal, dass man ihn derart toben hörte. Die kleine Gruppe der Dorfbewohner, die sich währenddessen in Maries Gemüsegarten zum Tratsch versammelt hatte, wurde erst unruhig, als sie die kleine Tochter der Bäuerin wiederholt verzweifelt nach ihrer Mutter rufen hörten. Vermutlich war sie aus der Schule zurückgekommen und suchte nach ihrer Mutter. Die jüngeren Kinder durften manchmal schon um elf Uhr nach Hause gehen. Keiner hatte gesehen, dass auch „die Rote" den Hof verlassen hatte, und deshalb entschied man, es sei nötig, in der Nachbarschaft nach dem Rechten zu sehen. Die dortige Bäuerin, eine überdurchschnittlich attraktive Frau und Mutter dreier Kinder, die allerdings nicht aus dieser Verbindung stammten, wurde innerhalb der Dorfgemeinschaft die Neue und wegen ihrer roten Haare die Rote genannt, obwohl sie bereits seit über zwei Jahren hier lebte. Manchmal, wenn man besonders versessen darauf war, die heimischen Traditionen zu verteidigen, wurde sie auch die Rote vom Osten genannt. Wie ein Lauffeuer hatte die Neuigkeit von ihrem Einzug auf dem Hof damals die Runde im Dorf gemacht. Die Ereignisse auf dem Scheffelhof waren aber auch schon davor regelmäßig Gegenstand des Tratsches im Laden und am Stammtisch der Dorfgaststätte gewesen. Erst recht wurde jetzt diese für das Dorf ungewöhnliche Patchworkfamilie von den Einheimischen argwöhnisch beobachtet. Man beneidete die Neue allerdings nicht um den Mann, dessentwegen sie hierhergekommen war. Mittel- oder unmittelbar hatte jeder der Einheimischen seine mehr oder minder unangenehmen Erfahrun-

gen mit ihm gemacht und konnte sie den vielfach schrägen Geschichten um den kauzigen Scheffelbauern beifügen. Zunächst hatte man geargwöhnt, es könne sich bei der Frau, die er plötzlich mit auf seinen Hof brachte, nur um eine rechte Schlampe handeln, aber im Laufe der Zeit erkannte man an, dass sie sich durchaus als liebevolle und pflichtbewusste Mutter erwies. Ihre Kinder waren tadellos gekleidet, kamen pünktlich zur Schule und erschienen dort nie, ohne ein Pausenbrot mitzubringen. Auch, dass sie sich sehr um soziale Kontakte bemühte, machte die Runde im Dorf. Hilfsbereit übernahm sie verschiedenste Dienste, wenn zum Beispiel jemand erkrankte, und die Landfrauen organisierten, wie dessen Alltag in der Familie und auf dem Hof aufrecht erhalten werden sollte.
Nun schien es, dass sie vielleicht selbst Hilfe brauchen könnte. Zielstrebig betrat die kleine Gruppe das Haus, nachdem sich auf ihr Rufen und Klopfen hin nichts gerührt hatte. Das Kind stand hilflos in der Küche. Sie wiesen es an, auch dort zu bleiben, und machten sich auf die Suche nach seiner Mutter. Marie, allen Nachbarn voran, erklomm ungeachtet ihrer siebenundsiebzig Lenze behände als Erste die Leiter, die auf den Dachboden führte, nachdem im Haus und Stall niemand zu finden gewesen war. Noch halb auf der morschen Leiter stehend, schrie sie in heiserem Entsetzen hinter sich: „Jesus, Maria und Josef, chömet schnäll!"
Die Gesuchte befand sich im Speicher des Gehöfts. Ihr rotes Haar leuchtete im Gegenlicht wie ein Flammenkranz über ihrer leichenblassen Haut. Sie hatte sich mit einer Wäscheleine stranguliert, deren anderes Ende um einen Giebelbalken geschlungen war. Die Polizei, also Alexandras Einsatz, und ein Arzt wurden von der Mutter des Bürger-

meisters gerufen, während Maries geistig leicht behinderter, jedoch körperlich sehr kräftiger Sohn die Beine der Erhängten umfasste, um dadurch die Schlinge zu entlasten. Er hatte spontan gehandelt, vermutlich in der Hoffnung, die Frau noch retten zu können. Beherzt löste Marie, die den umgekippten Stuhl wieder aufgestellt hatte und darauf gestiegen war, geschickt den Knoten am Giebelbalken. Der Körper sank über die Schulter ihres Sohnes, der ihn vorsichtig zu Boden gleiten ließ. Die anderen Frauen versuchten, in schweigendem Entsetzen vereint, die Leine zu lösen, die sich tief in den Hals der zierlichen Person gegraben hatte. Sie starrten den Körper der Erhängten schamlos an, als sollte er ihnen Rechenschaft darüber ablegen, was geschehen war. Jeder der Anwesenden versuchte, die Situation zu erfassen, und überlegte, was hier genau vor sich gegangen war. Keiner der Nachbarn konnte sich vorstellen, dass die Frau ihre Kinder freiwillig derart im Stich gelassen hatte. Vielmehr vermutete man jetzt leise tuschelnd, der cholerisch veranlagte Biobauer, der sie, wie man mit der Zeit herausgefunden hatte, über eine Annonce kennengelernt hatte, hätte seine immer wieder lauthals propagierten Morddrohungen gegen sie nun wahr gemacht und die Strangulation sei die Tarnung dafür. Im Dorf hatte sowieso niemand daran geglaubt, dass die Verbindung des eigenwilligen Grantlers mit der lebenslustigen Fremden und ihren Kindern gut gehen würde. Zumal man durch mehrere Zwischenfälle wusste, dass er Kinder überhaupt nicht mochte. Wer sich von den Nachbarskindern dennoch auf seinem Hof erwischen ließ, wurde von ihm unter übelsten Flüchen davongejagt. Sein Geschrei war von gezielten Würfen auf die Flüchtenden begleitet, dabei warf er mit allem, was ihm gerade in die Hände kam: Harken, Mistgabeln, Steine usw. Er kannte in seiner Rage keine Grenzen.

Es waren aber nicht diese Umstände, die der Kommissarin bei dem Fall derart unter die Haut gingen. Ein einziger Augenblick brannte sich wie Säure in ihre Seele. Alexandra empfand bereits die kurvige Anfahrt durch den für die Jahreszeit ungewöhnlich nebligen und schwarzen, seinem Namen alle Ehre machenden Wald als belastend. Den abgelegenen Hof auf dem Dachsberg zu finden, war nicht so einfach, wie sie sich das vorgestellt hatte. Die Gemeinde setzte sich aus vier verschiedenen Ortsteilen zusammen. Alle Gebäude wurden nach Ortsteil und Hausnummer gelistet, erst 2007 waren auch in dieser Gegend Straßennamen eingeführt worden. Trotz ihres Navigationsgerätes musste sie mehrfach wenden und das zerfranst in die Länge gezogene Dorf aufs Neue anfahren, um endlich den richtigen Hof zu erreichen.
Obwohl sie selbst gar nicht weit von dieser Gegend aufgewachsen war – ihr Elternhaus stand in St. Blasien –, kam es ihr hier noch einsamer, noch abgelegener und unwirklicher vor als in anderen Gemeinden des südlichen Schwarzwaldes.
Jetzt bedauerte sie, Isidor, ihren Assistenten, nicht gleich mitgenommen zu haben. Sie wollte sich heute sein ausuferndes Kommunikationsbedürfnis und die endlosen Analysen der ohnehin schon anstrengenden Teambesprechung ersparen. Deshalb hatte sie ihn gebeten, zuerst das Protokoll der Sitzung im Büro fertig zu schreiben und dann nachzukommen.
Seit knapp einem Jahr arbeiteten sie zusammen, und eigentlich mochte sie ihn ganz gerne. Manchmal dachte sie

sogar, er könnte eines Tages ihr Nachfolger werden. Isidor war, abgesehen von seinem Tick, ständig aus dem etymologischen Wörterbuch zu zitieren, das er in seinem Rucksack mit sich schleppte – neben den immer frischen Möhren, Äpfeln und Nüssen, von denen er sich hauptsächlich zu ernähren schien –, bislang der begabteste unter ihren bisherigen Assistenten.

Was Alexandra letztendlich die Nachtruhe raubte, waren die Kinder der Toten. Genauer gesagt, deren kleine Tochter. Als sie den Tatort erreichte, standen drei Kinder – die Schule war mittlerweile für alle Kinder aus –, von den gaffenden und tratschenden Dorfbewohnern unbeachtet, in einer Ecke des Dachbodens und starrten auf den unter einem Laken leblos daliegenden Körper ihrer Mutter. Alexandra war entsetzt darüber, dass es offenbar niemand für nötig befunden hatte, die Kinder zu schützen. In dieser Hinsicht war das Leben auf dem Land grausam. Die beiden Jungen wirkten wie betäubt, sie hatten das ganze Ausmaß der Tragödie vermutlich noch gar nicht erfasst. Der Blick des kleinen Mädchens, es konnte höchstens sieben Jahre alt sein, begegnete dem ihren für den Bruchteil einer Sekunde, als sie einen der Gaffer harsch anwies, die Kinder sofort vom Tatort wegzubringen. Gefühlt dauerte der Blickkontakt mit dem Kind allerdings eine kleine Ewigkeit. Mit unbewegter Miene, die Hände zu Fäusten geballt, stand die Kleine heftig atmend im Schatten des durch das Dachfenster einfallenden Lichtstrahls, in dessen Kegel Myriaden von Staubteilchen tanzten. Durch die ungünstigen Lichtverhältnisse konnte Alexandra das Kind schlecht erkennen, aber sein Blick durchdrang alles. Er schien sich geradezu in sie hineinzubohren.

Aus diesen entsetzten Kinderaugen sprach ein solcher Schmerz, wie er einer gemarterten, uralten Kreatur aus der Mythologie angestanden hätte. Alexandra sah dem Kind noch nach, als es den Dachboden schon längst verlassen hatte. Immer noch betroffen nickte sie schließlich dem Beamten zu, zum Zeichen, dass er das Laken entfernen sollte, mit dem die Leiche bedeckt war. Als sie im Zuge ihrer Ermittlungen den Zettel aus der Kitteltasche der Toten zog, auf dem in krakeliger Schrift stand: Das hättest du nicht erwartet; ich bestimme, wann Schluss ist, kam es ihr vor, als hätte sie Verrat an dem Kind begangen.

Dann war der Bauer zurückgekehrt. Er trampelte die Leiter hoch und kam polternd direkt auf Alexandra zu. Ihr entgingen das leichte Hinken seines rechten Beins und die ein wenig schiefe Stellung der Schultern nicht. Gerade hatte ihr eine der Frauen erzählt, dass der Bauer in jungen Jahren schwer verunglückt war. Die Heckklappe eines Viehtransporters, der auf dem Hof Schlachtvieh abholen sollte, entriegelte sich unbemerkt, als das Fahrzeug auf seinem Weg rückwärts zum Stall zu nahe an die seitlich stehenden Büsche geriet. Ein Ast hatte sich so unglückselig in der Verriegelungsvorrichtung verheddert, dass gerade in dem Moment, als das Fahrzeug zum Stehen kam, die schwere Ladeluke unvermittelt aufklappte und den das Fahrzeug einweisenden Bauern an der Schulter traf. Jedem im Dorf war klar, dass er sich dabei erhebliche Verletzungen zugezogen haben musste. Aber teils unter Schock stehend und andernteils seinem Wesen nach eigenwillig, wollte er sich nicht behandeln lassen. Wie ein wildes Tier zog er sich einfach zurück, bis seine Knochen wieder heil

waren. Alexandra schauderte es bei dem Gedanken an die Schmerzen, die er gehabt haben musste. Damals lebte auch seine Mutter noch, wurde ihr weiter berichtet. Sie versorgte den Hof in dieser Zeit alleine, und man munkelte, es sei ihr gar nicht so unrecht, dass der junge Mann jetzt körperlich behindert war. So würde ihn keine dieser Stadtschlampen, wie sie die jungen Frauen aus der Umgebung betitelte, vom Hof locken. Alexandra war sichtlich erschüttert darüber, was für schwere Schicksale die Menschen dieser rauen Gegend hatten. Seine Frau mit einem Seitenblick wie ein totes Stück Vieh taxierend, glotzte der Bauer Alexandra drohend an und rief: „Machät, dass ihr vo miim Hof abe chömät!"
Kühn trat sie ihm einen Schritt entgegen. „Herr Albiez, nehme ich an."
Sie stellte sich ihm vor. Eine Beileidsbezeugung sparte sie sich in Anbetracht seines Benehmens. Er war mindestens einen Kopf größer als sie. Unter anderen Umständen hatte sie ihn durchaus als attraktiven Mann bezeichnet. Sein Kopf hatte eine klassisch römische Form. Die hellen Augen wirkten ausdrucksstark unter den dichten Brauen. Seine Gesichtszüge hatten etwas Feines, neben all der Grobheit, die in seinem Benahmen lag. Im resoluten Beamtenton bestellte die Kommissarin ihn wider besseres Wissen zur weiteren Vernehmung ins Präsidium ein. Leider hatte sie im Moment keinerlei Handhabe gegen ihn. Von daher blieb ihr nichts anderes übrig als sich zurückzuziehen.
Eine der Nachbarinnen ging vor ihr die verwitterte Leiter hinunter, von der sich Alexandra fragte, ob sie wohl ihrem Gewicht standhalten würde. Dabei konnte sie hören, wie die Frau der alten Marie, die bereits unten auf sie wartete, zuraunte: „Am Seil sehsch halt nüd, des isch nüd Neus."

Marie nickte mit wissender Miene. Alexandra interpretierte, dass die Alten in dieser Gegend das Wissen um die Problematik bezüglich der mangelnden Verwertbarkeit von Beweisen im Zusammenhang mit Erhängten teilten. Sie nutzte die Gelegenheit, um die beisammen stehenden Frauen danach zu fragen, ob die Kinder versorgt seien.
„Diä sind alli mit de Amanda zum Hänsihof“, sagte Marie und schob nach, „dört chönet sie erscht ämol bliebe.“
„Ich werde das Jugendamt darüber informieren, Amanda wie?“
„Amanda Schneider, Am Bach 7.“
„Danke.“ Alexandra notierte sich die Adresse, danach informierte sie den mittlerweile eingetroffenen Isidor, der sich der aufgeregten Menge mehrfach als Isidor Rogg, Kripo Waldshut, vorstellte und sich redlich darum bemühte, Ruhe in das Geschnatter der Dorfgemeinschaft zu bringen.
„Ein Suizid, Isidor“, flüsterte sie ihm leise zu. „Wir können abbrechen. Nur, dass mir mein Gefühl hier eine ganz andere Deutung nahelegt.“
„Wie jetzt, Chefin?“ Isidor blickte sie irritiert an.
„Isidor, in diesem Fall ist der Selbstmord auch ein Mord, aber wir können nichts dagegen machen.“
Sie hielt ihm den Zettel hin. „Das hatte die Frau in ihrer Tasche stecken. Wenn das ihre Schrift ist, wie ich vermute, müssen wir von einem Suizid ausgehen. Außer den Beschuldigungen der Nachbarn haben wir nichts in der Hand. Ich bezweifle, dass die Obduktion oder die Ergebnisse der Spurensicherung noch etwas anderes zutage fördern werden. Allein in den Augen der kleinen Tochter der Frau habe ich ganz deutlich gelesen, dass es sich hier um einen Mord handelt.“

„Ist das jetzt die exakte Polizeiarbeit, von der Sie immer sprechen?“ Isidor hatte die Stirn in tiefe Falten gelegt.
„Nein, das sind mein Gefühl und die traurige Wahrheit. Ich habe lange genug exakte Polizeiarbeit gemacht, um zu erkennen, wann ihre Grenzen erreicht sind.“
„Sie meinen, der Bauer hat seine Frau so lange tyrannisiert, bis sie sich umgebracht hat?“
„Ja, und er kommt ungeschoren davon.“
Isidor blickte sie vielsagend an und sagte: „Chefin, etymologisch hergeleitet ist Mord – ein Mittel zum Sterben.“
Unglaublich, wie er mit seinem etymologischen Tick die Dinge auf den Punkt brachte. Alexandra war darüber einmal mehr einfach nur sprachlos.
Er zuckte mit den Schultern und sagte: „Dann fahre ich jetzt eben wieder nach Hause.“
Sie trennten sich schweigend.

Ja genau, Alexandra nickte unmerklich, während sie sich im Bett noch ein wenig aufrechter hinsetzte. Genauso war der Einsatz gestern verlaufen. Einmal mehr half es ihr, jedes Detail eines Falles ganz in Ruhe zu betrachten, um sich Klarheit zu verschaffen. Es ist der Blick des Kindes gewesen, der mich nicht schlafen lässt, resümierte die Kommissarin. Ich bin mir in diesem Moment genauso macht- und hilflos vorgekommen wie das Kind selbst. Nachdem sie das erkannt hatte, hoffte sie, zur Ruhe zu kommen. Mit einem schnellen Blick auf die Anzeige des Radioweckers überschlug sie die noch verbleibende Zeit bis zum Morgen. Noch knappe sechs Stunden. Sie überlegte, während sie sich wieder hinlegte, was nun wohl aus den Kindern der Toten werden würde. Gibt es einen leiblichen Vater? Vor allem fragte sie sich, wie das Leben des kleinen Mädchens weiter verlaufen würde. Sie fühlte sich ihr gegenüber irgendwie schuldig, obwohl sie wusste, dass natürlich objektiv von einer Schuld ihrerseits nicht die Rede sein konnte. Dass sie den Zettel in der Tasche der Frau gefunden hatte, der den Bauern mit entlastete, wusste das Mädchen gar nicht. Außerdem wäre er früher oder später sowieso gefunden worden. So ein Blödsinn, dachte sie. Was ist nur mit mir los. Ich kenne doch den Unterschied von Schuldgefühlen und wirklicher Schuld genau. Schuldig gemacht hat sich in erster Linie die Frau selbst, indem sie ihren Kindern dieses Leben zumutete. Und natürlich der verschrobene Bauer, der die Frau vermutlich mit schönen Versprechungen auf seinen Hof gelockt und damit in Abhängigkeit von sich gebracht hatte. Vielleicht sollte ich besser aufstehen und mich ablenken, statt weiter mit meiner Unruhe zu kämpfen, dachte sie, als sie spürte, wie Hermann seinen Arm fest um ihre Taille schlang und murmelte: „Jetzt wird aber geschlafen."

Aufschlag

„Seems it never rains in southern California …" Zunächst konnte sie die Musik des Radioweckers noch zu einem Traumbild von Sonne, Strand und Surfbrettern verarbeiten, aber schließlich musste sie den Schlaf ziehen lassen. Aus war der Traum. Wie schade, dachte sie, sich nach Hermann umsehend. Unmittelbar standen ihr die Ereignisse des gestrigen Tages und der anklagende Blick des Kindes wieder vor Augen. Ihr Mann war bereits aufgestanden. Sie hörte das Rauschen der Dusche aus dem angrenzenden Bad. Alexandra hätte an diesem Morgen gerne noch länger geschlafen, aber sie wollte mit Hermann frühstücken und ihm von ihren Schuldgefühlen diesem Mädchen gegenüber erzählen. Rasch suchte sie ein paar frische Wäschestücke und Socken zusammen, legte ihre Jeans und einen bequemen Pullover zurecht und ging ebenfalls ins Bad. Hermann stand an seinem Waschbecken und rasierte sich. Er war überrascht, sie schon so früh zu sehen. Wusste er doch, dass sie den Tag nicht gut bewältigte, wenn sie nicht genügend geschlafen hatte. Sie machte eine abwinkende Bewegung zu ihm hin – mehr war um die Zeit noch nicht möglich –, zog die Plexiglasscheibe der Dusche auf und verschwand darin. Im Bademantel folgt sie Hermann nach einigen Minuten in die geräumige Küche, deren Einrichtung sie viel Zeit und Mühe gekostet hatte. Sie sollte modern und chic sein, deshalb wählten sie hellbeige Lackfronten für die Möbel, aber sie sollte auch gemütlich sein und zum Verweilen einladen, was vor allem durch die bequemen Stühle gewährleistet wurde. Eigentlich waren es durch ihre breiten Armlehnen eher Sessel. Sie waren weich

gepolstert, hatten eine flexible Rückenlehne und waren mit weichem rotem Leder überzogen. Von der heißen Dusche und ein paar kräftigen Schlucken Milchkaffee gestärkt, begann sie, Hermann davon zu erzählen, weshalb sie in der vergangenen Nacht keine Ruhe gefunden hatte. Detailliert beschrieb sie ihm die gestrige Situation. Dies war eine weitere Gelegenheit für sie, ihre Gedanken zu strukturieren. Und wie fast immer, wenn sie seinen Rat brauchte, fand er, nachdem er ihr trotz der frühen Stunde aufmerksam zugehört hatte, entsprechend entlastende Worte. Im Gespräch mit ihm wurde ihr schnell klar, dass sie als kleines Mädchen geglaubt hatte, die Polizei könne alles Schlechte richten und zum Guten wenden. Das war mit ein Grund oder überhaupt der Grund gewesen, weshalb sie diesen Beruf gewählt hatte. Der Blick des Kindes vom Dachsberg erinnerte sie daran. In den Augen des Mädchens hatte sie diese angesichts der toten Mutter zunichtegemachte Hoffnung gesehen und die Tatsache, dass sie keinerlei Handhabe gegen den Bauern hatte, wie eine Anklage gegen sich selbst empfunden. Hermann sagte schließlich: „Du bist wieder einmal deinem eigenen hohen Anspruch begegnet." Womit er recht hatte.
Dankbar für seine Hilfe, mit der er ihr den Zugang zu ihrer inneren Aufruhr ermöglicht hatte, verabschiedete sie sich von ihm, packte eilig das Handy und die Schlüssel ein und fuhr ins Büro.
Gerade als sie sich im Präsidium an ihren Schreibtisch setzen wollte – es war kurz nach acht Uhr –, stolperte Isidor förmlich in ihr Büro. Beinahe hätte er das Anklopfen vor lauter Aufregung versäumt, zumal er in der einen Hand einen Stapel Akten hielt und in der anderen einen seiner obligatorischen Äpfel.

„Chefin, ein Toter in Freiburg, in der Bahnhofstraße. Äh, guten Morgen erst mal! Wir haben diesen Monat Vertretungsdienst in der Hauptstadt“, schob er nach, bevor er wieder krachend in seinen Apfel biss. Alexandra musterte ihn irritiert. Kauend fuhr er völlig unbeeindruckt fort: „Sie erinnern sich: Qualitätssicherung, Kollegialität, Korruptionskontrolle, bla, bla, bla.“
Sie musste unwillkürlich lachen. Er schien vom gestrigen Tag völlig unbelastet zu sein.
„Isidor, die Höflichkeit hätte es geboten, abzuwarten, bis ich ‚Herein' oder ‚Ja, bitte' gesagt hätte.“
„Höflichkeit, ähm, ja Chefin, etymologisch – das Verhalten bei Hofe. Das ist mir in der Hektik jetzt durchgerutscht.“ Er grinste verlegen.
Business as usual, dachte sie und nickte ihm zu.
„Na, dann mal los. Sie fahren. Ich habe ja nichts dagegen, zur Abwechslung wieder mal in Freiburg zu arbeiten, aber ich frage mich, ob diese Austauschmaßnahmen ihren Zweck wirklich erfüllen.“
„Keine Ahnung, das wird sich vermutlich erst langfristig zeigen.“
„Ja, vermutlich.“
Sie holten ihre Dienstwaffen aus den Spinden und meldeten sich zum Außeneinsatz ab. Isidor war ein treuer Abonnent des Südkuriers, den er ausführlich bei seinem Frühstück studierte. Er rezitierte die Tagesthemen, von Politik über Wirtschaft bis zum Sport, für Alexandra. Dazu nutzte er meist die ganze Fahrtstrecke. Nur ein Frühaufsteher kann mit solcher Hingabe morgens die Zeitung lesen, dachte Alexandra. Sie war froh, ihrerseits nicht viel zur Unterhaltung beitragen zu müssen, und genoss zunächst den Blick aus dem Fenster auf die frisch grünende Landschaft.

Nach kurzer Zeit fielen ihr die Augen zu – die Nacht war einfach zu kurz gewesen. Nach einer knappen Stunde passierten sie Freiburgs Stadttunnel.
„Chefin, lösen Sie gerade einen Fall?“, feixte Isidor, der sich gerne darüber lustig machte, dass sie oft über Nacht oder nach einem kleinen Nickerchen im Auto die entscheidenden Ideen zu ihren Fällen fand.
„Abwarten“, antwortete sie gähnend.
Die Kollegen von der Streife hatten den Tatort längst unter Kontrolle, als das Ermittlungsteam den Bahnhof erreichte. Der Straßenabschnitt war für den normalen Verkehr gesperrt worden, somit gelangten sie zügig zu dem durch seine kupferfarben getönten Scheiben auffälligen Hochhaus der Volksbank Freiburg.
Alexandra blieb nach ihrer Ankunft noch einen Augenblick im Wagen sitzen und ließ die Szene auf sich wirken. Sie beobachtete, wie Isidor den uniformierten Beamten bat, den Sichtschutz zu entfernen. Mitten auf dem Asphalt lag der zerschmetterte Körper eines Mannes in seinem Blut. Er stellte vor dem Hintergrund des kühl und unnahbar aufragenden Hochhauskomplexes, dessen unzählige Fensterscheiben teilnahmslos auf ihn hinabzublicken schienen, den krassen Gegensatz zur intakten Fassade des Bankgebäudes dar. Alexandra stieg aus. Aus den Augenwinkeln beobachtete sie, wie der Notarzt dem Fahrer des Rettungswagens mit einer kaum merklichen Geste zu verstehen gab, dass ein Krankentransport nicht nötig sein würde. Isidor stand neben dem Toten, der, seiner Kleidung nach zu urteilen, ein Mitarbeiter der Bank sein konnte. Mitternachtsblauer Anzug, vermutlich maßgefertigt, vermerkte er routiniert. Der gehörte in die obere Etage, dachte Alexandra und blickte an der Front des Gebäudes empor. Es

war nichts zu erkennen, außer glatter Fassade. Wäre da nicht so viel Blut gewesen, und hätte der Mann nicht auf der Straße gelegen, hätte man meinen können, er befinde sich gerade in einer äußerst wichtigen Verhandlung. Seine Beine waren elegant übereinandergeschlagen. Die teuren schwarzen Schuhe glänzten in der Sonne mit seiner goldenen Uhr um die Wette. Er strahlte sogar jetzt noch etwas von dieser ungemein seriösen Haltung aus, die Bankangestellten zu eigen ist.

Sogar sein Schlips saß noch ganz korrekt, nur die Brille war minimal nach links verrutscht. Lediglich der sich unter seinem schon ein wenig grau werdenden Haar immer noch weiter vergrößernde dunkelrote Fleck und sein ungewöhnlich platter Hinterkopf wiesen auf das Drama hin, das sich soeben hier abgespielt hatte.

In seine stahlblauen, starr dreinblickenden Augen hineinsehend, fragte sich Alexandra: Woher kommst du und was ist dir passiert? Aber diese Augen konnten ihr nicht mehr antworten.

Stattdessen wandte sich Isidor an sie. „Chefin, der Mann kann eigentlich nur von oder aus dem Bankgebäude gestürzt sein."

„Ja, sieht so aus."

Sie wandte sich an ihren uniformierten Kollegen: „Gibt es Augenzeugen?"

„Ja, eine Zeugin gibt es. Beate Scherzinger, wohnhaft in Freiburg, Stadtteil Betzenhausen. Sie ist Abiturientin und jobbt am Kiosk drüben. Weil sie heute Frühschicht hatte, war sie hier mit dem Rad unterwegs. Sie hat einen Schock erlitten. Der Mann ist ihr beinahe vor die Füße gefallen und dabei hat sie noch irrsinniges Glück gehabt. Ums Haar wäre sie von ihm erschlagen worden. Sie sitzt dort drü-

ben. Wir sollen sie gut im Auge behalten, zumindest so lange, bis die Notfallseelsorger bei ihr sind." Er zeigte mit dem Finger auf eine schmale Gestalt, die im Gras sitzend, rücklings an einen Baum gelehnt, ins Leere blickte.
„Und sonst? Gibt es noch andere Zeugen?" Alexandra hoffte sehr auf weitere Informationsquellen.
„Leider bis jetzt nicht. Um diese Zeit ist hier kaum was los. Das wäre bei der dem Bahnhof zugewandten Seite anders." Der Beamte schüttelte bedauernd den Kopf.
„Haben wir die Personalien des Toten?"
„Nein, auch noch nicht. Seine Taschen waren leer. Vielleicht in der Bank ..."
„Ja, danke Ihnen erst mal." Alexandra überlegte: Der Beamte hat also auch den Eindruck, dass der Tote ein Banker war. Sie verstand sich mit den Streifenbeamten gut und achtete sehr genau darauf, deren Eindrücke in ihre Ermittlungen einzubeziehen. Meist trafen sie lange vor ihr am Tatort ein. Auch eine noch so gering erscheinende Wahrnehmung konnte manchmal hilfreich sein, um ein Verbrechen aufzuklären. Sie ging, gefolgt von Isidor, zügig über den Platz zu der wartenden Zeugin.

„Sie sind Frau Scherzinger?" Alexandra ging in die Hocke, als sie die Schülerin ansprach. „Mein Name ist Alexandra Rau, ich bin die ermittelnde Kommissarin, das", sie deutete auf Isidor, „ist Isidor Rogg, mein Kollege.
Können Sie uns schildern, was vorgefallen ist?"
Die junge Frau schien sie nicht gehört zu haben. Alexandra blickte zu Isidor auf, der aus dieser Perspektive noch viel größer wirkte, als er mit seinen 1,97 m ohnehin schon war.

Isidor ging ebenfalls in die Hocke und machte mit seinen Händen eine öffnende Geste zu dem blassen Wesen hin, aus dessen Augen unablässig Tränen tropften.
„Du warst mit dem Fahrrad unterwegs ...“, begann er einen Satz, um ihr den Einstieg zum Erzählen des Erlebten zu erleichtern. Guter Mann, dachte Alexandra. Solche Leute brauchen wir.
Das noch sehr kindlich wirkende Geschöpf versuchte, an Isidors Gestalt einen Halt für ihren leeren Blick zu finden. Ihr Fokus schien sich langsam wieder auf das Hier und Jetzt zu richten. Sie begann leise zu sprechen: „So ein Geräusch habe ich in meinem ganzen Leben noch nie gehört. Es war so“, sie stockte, „so schrecklich. Ein Knack – Klatsch – Krachen, alles gleichzeitig. Ein Es-ist-alles-kaputt-Geräusch. Können Sie sich das vorstellen?“ Sie schüttelte den Kopf, die Tränen flossen unaufhörlich weiter, es schien, als wolle sie die Erinnerung an das Gehörte abschütteln. „Ich bin die Rosastraße entlanggefahren. Und dann, auf einmal habe ich das furchtbare Geräusch gehört, gleichzeitig lag der Mann auf der Straße, direkt vor mir. Er ist tot, stimmt's?“ Sie schluchzte laut auf. „So ein Geräusch, das kann man bestimmt nicht überleben.“
Alexandra wandte sich abermals an das junge Mädchen. Sie berührte sie sanft an der Schulter. „Haben Sie noch etwas anderes beobachtet, Frau Scherzinger? Hat sich sonst noch jemand in der Nähe aufgehalten oder ist vielleicht von hier weggelaufen?“
„Was? Nein! Ich habe gar nichts anderes gesehen. Nur das Geräusch und den Mann – gleichzeitig! Es war so grauenhaft.“
Alexandra schüttelte, zu Isidor blickend, leicht den Kopf und sagte: „Haben Sie vielen Dank, Frau Scherzinger. Ihre

Personalien wurden von den Kollegen schon aufgenommen. Es wird sich gleich jemand darum kümmern, dass Sie nach Hause kommen."

Alexandra und Isidor gingen zum Eingang der Bank. Sie hörten aufgeregtes Stimmengewirr. Eine kleine Gruppe von Bankmitarbeitern war auf ihrem Weg zur Arbeit am Unglücksort angekommen. Die Fahrgemeinschaft aus dem Hexental konnte sich den Beamten an der Absperrung überzeugend als Bankangestellte ausweisen. In diesem Moment wurde die Leiche des Mannes in den obligatorischen Zinksarg gelegt. Nachdem die ermittelnde Kommissarin den Toten freigegeben hatte, stand seinem Abtransport in die Gerichtsmedizin nichts mehr im Wege. Die Männer, die sich hinzuschauen getraut hatten, identifizierten den Leichnam dem aufmerksamen Beamten gegenüber als den Finanz-Vorstand des Instituts, Herrn Dr. Markus Werner. Aufgeregt sprachen sie danach alle durcheinander. „Furchtbar ...", „Nicht möglich ...", „Er war immer so nett ...", „Eine Tragödie ...", „Die arme Familie ..." Der Uniformierte legte wieder eine Decke über den Körper des Toten, dann wurde der Sarg geschlossen.
Isidor machte sich Notizen.
Um 9.15 Uhr, die offizielle Geschäftszeit der Bank hatte längst begonnen, erkundigte sich Alexandra am Infoschalter nach dem Büro von Herrn Dr. Werner. Ihr Polizeiausweis und die Nennung ihres Dienstgrades taten ihre Wirkung.
Die adrett zurechtgemachte Angestellte wirkte verschüchtert. Nervös blinzelte sie über ihre Goldrandbrille, die hervorragend zu den kleinen, ebenfalls goldfarbenen Kämmen passte, die ihre hochgesteckte Frisur hielten.

Natürlich begann sich die Tatsache, dass draußen der tote Vorstand lag, unter den Mitarbeitern wie ein Lauffeuer zu verbreiten. Sie stocherte mit steifen Fingern auf die Tasten des Haustelefons und verwählte sich mehrfach, als sie das Sekretariat des Vorstands anrufen wollte, um die Kommissarin und Isidor dort anzumelden. Sie wirkt aufgescheucht wie ein Huhn und völlig überfordert, dachte Alexandra.
Dann, endlich wurde der Hörer am anderen Ende der Leitung abgenommen. Die gestresste Person stammelte in den Apparat: „Loretta, ich bin es, Pia vom Empfang. Die Polizei, ähm zwei Herrschaften von der Polizei sind hier. Holst du sie ab? Nein", murmelte sie gequält, „sie haben keinen Termin." Sich umständlich räuspernd sprach sie weiter: „Ach, du hast noch gar nicht? ..."
Alexandra unterbrach sie mit einer knappen Geste. „Wir informieren Ihre Kollegin gleich selbst. Lassen Sie uns bitte jetzt zu ihr", verlangte sie energisch.
Auf Stirn und Oberlippe der Frau tauchten kleine Schweißperlen auf. Alexandra beobachtete sie kritisch. Stress im Klimakterium kommt vermutlich dazu. Wir schauen uns ihren Kontakt zu Herrn Dr. Werner aber auf jeden Fall noch genauer an, vermerkte sie auf ihrer inneren To-do-Liste. „Warte mal", in den Telefonhörer murmelnd, warf die Dame einen hilfesuchenden Blick auf Isidor und sagte gequält: „Das ist gegen die, äh, die Sicherheit, also die Vorschriften. Frau März muss Sie hier abholen."
„Ja, dann veranlassen Sie das doch." Isidor lächelte sie freundlich an. Das tat seine Wirkung. Energisch sagte sie in die Muschel des Hörers: „Loretta, bitte komm jetzt gleich runter zum Empfang. Es ist dringend." Anscheinend stimmte diese Loretta endlich zu, denn die Frau legte er-

leichtert auf. Sie hatte wieder zu ihrer Routine gefunden und zeigte auf eine lederne Sitzgruppe.

„Frau März, unsere Chefsekretärin, wird Sie sofort abholen. Bitte nehmen Sie doch noch einen Moment Platz."

Alexandra warf einen flüchtigen Blick auf das Designersofa. Lauser, las sie auf einem kleinen Schild, das dezent seitlich an dem Möbel angebracht war. Hm, notierte sie innerlich, das würde auch gut in unser Wohnzimmer passen. Setzen wollte sie sich nicht. Sie sprach die Frau an, nachdem sie das Namensschild an deren seidener Bluse gelesen hatte. „Frau Brösstler, richtig? Wie war denn Herr Dr. Werner so?" Sie hatte das mit einer Unschuldsmiene und im Plauderton gesprochen, als ginge es dabei um einen gemeinsamen alten Bekannten, der sich bester Gesundheit erfreute. Und tatsächlich, Frau Brösstler geriet sogleich ins Schwärmen. „Herr Dr. Werner, das war ein wirklich netter Mann. Immer hatte er ein offenes Ohr für unsere Probleme, und er war so höflich. Von der Putzfrau bis zum Hausmeister grüßte er jeden, der ihm auf dem Weg zu seinem Büro begegnete." Sie beugte sich ein wenig über den Schalter und raunte verschwörerisch: „Das kann nicht jeder Vorstand hier von sich behaupten und die Abteilungsleiter schon gar nicht. Herr Dr. Werner müssen Sie wissen, das war ein ganz feiner Mensch. Manchmal ging er in der Mittagspause in die Kirche zum Beten." Sie holte tief Atem, fühlte sich sehr wichtig und machte Anstalten, Alexandra in die personellen Interna der Bank einweihen zu wollen. Isidor beobachtete zum wiederholten Mal fasziniert die Vorgehensweise seiner Chefin.

Dabei bemerkte er, wie eine elegante Frau in einem sehr sexy geschnittenen anthrazitfarbenen Kostüm hastig auf den Schalter zukam. Sich bei ihrer Kollegin rasch nonverbal vergewissernd, dass es sich bei ihm und Alexandra um die beiden Personen handelte, die sie hier abholen sollte, stellte sie sich charmant lächelnd vor.

„Guten Tag, mein Name ist Loretta März. Ich begleite Sie zu Herrn Dr. Werner. Leider konnte ich ihn gerade noch nicht erreichen, aber Sie können gerne oben auf ihn warten."

Wenn du wüsstest, dachte Isidor, enthielt sich jedoch eines Kommentars.

Er hatte schon gelernt, wie viel Wert Alexandra darauf legte, die Reaktion auf eine Todesnachricht voll konzentriert zu beobachten. Wenn irgend möglich versuchte sie, ihre Gesprächspartner in einer ruhigen Umgebung mit der Situation zu konfrontieren, um Rückschlüsse aus ihrer Reaktion ziehen zu können.

Entsprechend ging sie auch bei Loretta März vor, nachdem sie sich von Frau Brösstler wie von einer alten Freundin verabschiedet und ein weiteres Gespräch in Aussicht gestellt hatte.

In der neunten Etage angekommen, erkundigte sich Alexandra zunächst danach, ob denn Herr Dr. Werner auf dieser Etage alleine arbeite. Frau März reagierte professionell, indem sie der Frage auswich und sagte: „Wenn Sie sich noch einen Augenblick gedulden wollen. Ich sage Herrn Dr. Werner gleich Bescheid."

„Das wird nicht möglich sein", entgegnete Alexandra.

„Wie bitte?"

„Frau März, wir müssen Ihnen leider mitteilen, dass Ihr Chef, Herr Dr. Werner, heute Morgen tödlich verunglückt ist."

Die Frau erstarrte. Sie blickte Alexandra in ungläubigem Staunen an. Schweigend standen sich die Frauen gegen-

über. Alexandra taxierte ihr Gegenüber genau, doch deren Miene verriet nichts.
Dann fasste sie sich. „Verunglückt? Tödlich? Das kann nicht wahr sein."
Alexandra stellte sich und Isidor offiziell vor und informierte die Sekretärin darüber, dass ihr Chef vor wenigen Minuten tot neben dem Gebäude gefunden wurde.
Sie ließ ihr einige Zeit, um diese Nachricht zu verarbeiten, welche sie für sich selbst zu weiteren Beobachtungen nutzte. Schließlich sagte sie: „Frau März, ich muss Sie bitten, mir die Arbeitsräume von Herrn Dr. Werner zu zeigen."
Dessen ungeachtet setzte sich die Sekretärin auf ihren Schreibtischstuhl. Es war nicht zu erkennen, ob diese Geste einem Erschrecken geschuldet war oder ob sie wirklich aus der Geschäftstüchtigkeit heraus erfolgte, wie die Frau vorgab.
„Ja, natürlich. Sofort. Ich hatte mich darüber gewundert, dass ich ihn noch nicht gesehen habe. Aber ich muss doch zuerst die anderen Vorstände verständigen, oder?"
„Zuerst das Büro." Isidor klang genervt.
Sie erhob sich sofort und sagte: „Hier entlang, bitte."

Alexandras Assistent nutzte die Zeit für weitere Fragen, während sie miteinander durch den langen Flur gingen.
„Sie sagten vorhin, Sie hätten Herrn Dr. Werner heute Morgen noch nicht gesehen. Wann sind Sie an Ihrem Arbeitsplatz angekommen?"
„Um halb acht, wie immer."
„Um welche Zeit kam denn der Chef gewöhnlich?"
„Das war ganz unterschiedlich, je nachdem, wie seine Termine lagen, und es hing auch davon ab, ob er mit dem

Fahrrad oder dem Wagen fuhr. Bei gutem Wetter fuhr er eigentlich immer mit dem Rad und freitags bei jedem Wetter. Meistens kam er zwischen sieben und halb neun Uhr hier an."

„Und es war üblich, dass Sie nicht wussten, dass er bereits im Büro war?"

„Ja, wenn Herr Dr. Werner früh kam, hatte er meist etwas Wichtiges zu erledigen und wollte nicht gestört werden."

Isidor nickte. „Aha. Wäre es möglich, dass noch jemand mit ihm in seinem Büro war?"

„Ja, das schon, nur ..."

„Nur?"

„Nur, es war niemand angemeldet."

„Angemeldet?"

„Ich meine im Terminplaner."

„Verstehe", sagte er und dachte: Das heißt ja nichts.

Nach einigen Metern zeigte sie auf eine Tür. „Soll ich öffnen?"

„Ja, natürlich!"

Sie klopfte an. Das macht sie aus Gewohnheit, registrierte Alexandra. Dann öffnete die Sekretärin die Tür zum Büro von Herrn Dr. Werner.

Schnappschüsse

Die Frau saß seit Stunden regungslos im Sessel. Ihr Leben war zu Ende, so viel stand fest. Das Band, das sie bisher sicher mit dem Leben verbunden hatte, war durchtrennt. Wenn sie in sich hineinspürte, empfand sie nichts. Gar nichts. Lediglich nach außen hin hielt das Korsett ihrer täglichen Routine sie weiter aufrecht. Was blieb ihr anderes übrig, als im gewohnten Trott verhaftet zu bleiben wie ein Hamster in seinem Käfig. Ihre Alltagsstrukturen waren seit vielen Jahren fest vorgegeben. Sie beherrschte die notwendigen Abläufe sowohl im Beruf als auch privat wie im Schlaf. Wo und was sie einkaufte, war gleichermaßen von ewigen Wiederholungen bestimmt wie ihr Weg ins Büro und die dort anfallenden Arbeiten. Nun war wieder ein weiterer sinnloser Tag abgehakt. Sie sollte jetzt müde sein, aber auch dafür fehlte ihr das Empfinden. Nur ganz selten drang noch etwas bis zu ihr durch. Dies fand plötzlich und ganz unberechenbar statt, wenn sie am wenigsten damit rechnete. Dann nahm ein Gefühl wie eine Bestie von ihrer ganzen Person Besitz. Es überflutete sie wie eine Naturkatastrophe und sein Feuer vermochte sie innerlich zu verzehren. Hass, unbändiger Hass übernahm in diesen Momenten die Regie ihres tristen Daseins. Vor solchen Attacken fürchtete sie sich. Heute war das Monster ruhig geblieben. Sie atmete verzagt aus und blickte auf die Uhr. Die Zeit schien still zu stehen. Ihre einsamen Abende zogen sich endlos hin. Auf dem Tisch vor ihr lag ein aufgeschlagenes Fotoalbum. Welchem Impuls folgend sie sich das Album zusammen mit einem weiteren, rot eingebundenen Buch aus der gut bestückten Schrankwand geholt hatte, wusste sie nicht mehr. Es kam in letzter Zeit auch häufig vor, dass sie in einem Zimmer ihrer Wohnung stand und sich plötzlich nicht mehr erinnern konnte, was sie eigentlich dort gewollt hatte.

Zunächst blätterte sie ziellos in dem Album herum, schlug gelangweilt verschiedene Seiten auf und wieder zu. Sie erinnerte sich: Damals, nach dem Tod ihrer Eltern, als sie mit ihrer Schwester Stephanie deren Wohnung ausräumen musste, hatten sie miteinander auch die ganzen Fotos eingepackt, die sie zunächst einfach nur in einem Umzugskarton aufbewahrten. Etliche lange Winterabende verbrachten sie danach damit, sie zu sortieren, während sie gemeinsam um ihre Eltern trauerten und jede der Schwestern stellte sich aus allen Bildern ein eigenes großes Album zusammen. Auf einmal blieb ihr Blick doch länger an einem der Fotos hängen. Die Einzelheiten einer Szene ihres Lebens drängten sich in ihr Bewusstsein. Das Bild zeigte einen Swimmingpool. Das Pendant zum türkisfarbenen Wasser bildeten orangebunte Sonnenschirme und tropisch wirkende Palmen in großen Pflanzkübeln. In der Mitte des Pools auf einer Luftmatratze liegend, war sie als ungefähr dreijähriges Kind abgebildet. Man konnte auf dem Foto an ihren strahlenden Augen deutlich erkennen, wie gut ihr das Planschen im Wasser gefiel. Zusammen mit ihrem Papa, der dicht neben der Luftmatratze stand, spritzte sie unzählige, glitzernde Wassertropfen in die Luft. Dahinter, im Wasser schwimmend, erkannte man Onkel Ralph. Diesen Idioten.

Er meinte damals unbedingt, ihr das Schwimmen beibringen zu müssen. Immer wieder wollte er entsprechende Übungen mit ihr machen. Dabei ließ er sie oft einfach nur untergehen. Eine seiner größten Freuden war, sie erst

hoch in die Luft zu werfen und danach einfach ins Wasser fallen zu lassen. Obwohl das In-die-Luft-geworfen-Werden ihr auch Vergnügen bereitete, war es doch insgesamt mehr Quälerei als Spaß. Seine Hände griffen grob nach ihrem Körper. Daran erinnerte sie sich noch ganz genau. Wenn er sie manchmal doch auffing, tat es weh, und wenn er sie nicht auffing, schluckte sie massenhaft Wasser, das sich ihr in Mund und Nase drängte. Einmal wäre sie dabei beinahe ertrunken. Sie war wirklich erschöpft und müde gewesen, aber Onkel Ralph wollte immer noch weiter spielen. Obwohl sie aus Leibeskräften schrie, kam ihr niemand zur Hilfe, um sie aus dem Wasser zu holen. Auf das Foto starrend, versank sie vollends in der Szene von damals: Onkel Ralph näherte sich ihr wieder. Sie paddelte panisch und kreischte, damit er sie nicht zu fassen bekam. „Keine Angst, meine Süße“, sagte er beruhigend, „ich mach nix.“ Und schon fühlte sie sich erneut wie schwerelos hoch in der Luft und sogleich unter Wasser.
Das kam für sie völlig unvermittelt, denn sie hatte seinem „Ich mach nix“ absolut vertraut. Sie schluckte Unmengen der chlorigen Brühe und atmete vor Schreck das Wasser auch ein. Es war so viel, dass man sie am Beckenrand wiederbeleben musste. Mama erzählte ihr früher oft diese Geschichte. Besonders betonte sie dabei, wie sehr sie alle damals Angst um sie gehabt hatten. Es klang wie ein Vorwurf.
So viel zu Onkel Ralph.
Ihr Verhältnis zu ihm war für alle Zeiten gestört geblieben.

Sie blätterte wie entrückt weiter.

Recherchen

Das geräumige Büro war menschenleer. Großzügig geschnitten vermittelte es durch die geschickt angeordneten Raumteiler den Eindruck mehrerer Räume. Linker Hand befand sich eine zum Verweilen einladende Sitzecke aus leger zusammengestellten Designersesseln. Rechter Hand blickte man auf einige Skulpturen der Shona-Kunst, vor dem Hintergrund eines in warmem Orange gehaltenen Triptychons. Verwaist thronte mittig der schwarzlederne Bürostuhl vor einem offensichtlich handgeschnitzten, mit diversen Akten schwer beladenen Schreibtisch. Eine fast leere Mineralwasserflasche, ein benutztes und zwei frische Gläser standen daneben. Sofort sichern, registrierte Alexandra.

„Isidor, bitte machen Sie ein paar Aufnahmen von dem Raum und verständigen Sie die Leute von der Spurensicherung", sagte Alexandra, nachdem sie augenblicklich das nur angelehnte Fenster entdeckt hatte. Sie überlegte: Warum war das Fenster angelehnt, obwohl es hätte offen stehen müssen, wenn der Mann daraus gestürzt war? Ein Luftzug könnte es bewegt haben. Durch ihr Eintreten war er nicht ausgelöst worden, sonst hätten sie die Bewegung wahrgenommen. War noch jemand in dem Raum gewesen? Könnte der Mann bei seinem Sprung das Fenster selbst bewegt haben? Das ist eher unwahrscheinlich, überlegte sie weiter. Es sei denn, er ist rückwärts gefallen und hat es dabei mit dem Fuß zugezogen, das müssen wir prüfen.

„Besonders das Fenster möchte ich aus mehreren Blickwinkeln aufgenommen haben, und die Spurensicherung soll prüfen, aus welcher Position er gefallen ist und ob sich das Fenster aus verschiedenen Öffnungswinkeln von selbst schließt. Sie wissen, was ich meine, Isidor; ob es durch seine Aufhängung möglicherweise eine Eigendynamik entwickelt."

„Ja", antwortete er knapp und schrieb eine Notiz. Isidor kannte dieses Vorgehen bereits. Eine der Eigenarten seiner Chefin war, sich stets eigene Sofortbildaufnahmen zu machen, insbesondere, wenn sie einen Ort oder ein Detail nicht genau einschätzen konnte. „Das haben wir dann gleich auf dem Tisch und müssen nicht auf die Spusi-Bürokratie warten", sagte sie immer.

Frau März, die immer noch schockiert wirkende Sekretärin, schien nicht recht zu wissen, wie sie sich weiter verhalten sollte. Einerseits mochte sie ganz offensichtlich die Polizisten im Büro ihres Chefs nicht alleine lassen, andererseits wollte sie ihrer Pflicht, die restliche Geschäftsleitung zu verständigen, endlich nachkommen. In diesem Moment erschien eine junge Frau. „Loretta, hast du schon gehört ..." Der Satz erstarb ihr auf den Lippen, als sie sah, dass Fremde im Raum waren. Erleichtert begrüßte die Chefsekretärin ihre gerade zum Dienst eintreffende Kollegin. „Ah, Barbara, gut, dass du da bist. Bleibst du bitte hier bei der Polizei. Ich verständige die anderen Herren.

„Polizei?", murmelte sie irritiert.

„Sie sind?", Isidor wandte sich der Frau zu.

„Ich bin Barbara Neudorf, die zweite Kraft von Herrn Dr. Werner."

„Woher kommen Sie jetzt gerade?"

„Vom Bahnhof. Mein Zug aus Riegel kommt erst um 9.30 Uhr an. Herr Dr. Werner war damit einverstanden, dass es

bei mir ein wenig später wird morgens, wenn ich dafür am Abend flexibel bin. Er hat ja auch Kinder und wusste, wie das ist."
Isidor notierte die Angaben gewissenhaft, natürlich würde das alles noch überprüft werden.
Mit dieser Aussage katapultierte sich Frau Neudorf in Alexandras Kopf sofort in die hinterste Reihe der Verdächtigen. Anders als die anderen Mitarbeiter, die zur Tatzeit schon im Hause waren.
„Frau März", richtete Alexandra sich an die beflissen davoneilende Chefsekretärin, „ich wäre gerne dabei, wenn Sie die anderen Herren der Geschäftsleitung informieren."
Sie folgte ihr zurück an den Schreibtisch. „Ich würde Sie darum bitten, nicht im Detail zu sagen, was mit Herrn Dr. Werner passiert ist. Können Sie einfach ein Treffen hier veranlassen?"
„Ja", antwortete die Sekretärin knapp.
Sie wählte ein paar Nummern und gab an die jeweiligen Sekretärinnen der drei anderen Resorts durch, es gäbe ein kurzfristiges Meeting im Büro von Herrn Dr. Werner.
„Ja, sobald er im Hause ist. Ja, Annette, das wird dann hier besprochen usw."
Die Kommissarin dachte bei sich: So eine flinke und fähige Sekretärin ist schon ihr Geld wert. Loretta März wandte sich an sie: „Herr Dr. Kleber und Herr Tillmann sind heute im Hause. Sie kommen gleich. Herr Dr. Göbel befindet sich in dieser Woche auf einer Geschäftsreise", sagte sie beflissen, als hätte sie Alexandras Gedanken gelesen.
„Danke, dann warten wir am besten zusammen im Büro von Herrn Dr. Werner auf die Herren."
Beinahe gleichzeitig betraten die beiden Vorstandskollegen den Raum und sahen sich irritiert um. „Nanu, keiner

am Empfang“, sagte Lars Tillmann erstaunt zu seinem Kollegen, Bernhard Kleber, als sie durch die Glastür kommend den Flur mit dem Schreibtisch der Sekretärin und schließlich das Büro ihres Kollegen betraten.
Alexandra ging den beiden Männern einen Schritt entgegen.
Sie stellte sich und Isidor vor, dann konzentrierte sie sich, fixierte die beiden im gediegenen Bankeroutfit gekleideten Herren und eröffnete ihnen die Fakten. Die beiden Männer reagierten zunächst ungläubig, danach entsetzt. Eine Weile verharrten sie in fassungslosem Schweigen, dann besannen sie sich auf ihre Positionen. Beinahe gleichzeitig nahmen sie ihre Verantwortung als Entscheidungsträger war, wobei sich Dr. Kleber, der sich als Vorstandsvorsitzender vorgestellt hatte, mehr für das Private interessierte, was ihm bei Alexandra durchaus Sympathiepunkte einbrachte.
„Weiß die Familie Bescheid?“, fragte er.
„Wir müssen schließen“, sagte Herr Tillmann sofort. Sein Resort war die Unternehmensanalyse.
Dr. Kleber aus der EDV war anderer Meinung. „Das macht den Skandal nur größer. Wir halten den Geschäftsbetrieb aufrecht.“
Typisch Bank, dachte sich Isidor, möglichst alles verschweigen und vertuschen.
„Zunächst muss ich von Ihnen wissen, wann Sie das Gebäude heute betreten haben.“
„Ja, natürlich.“ Dr. Kleber blickte auf seine Uhr. „Ich bin vor 20 Minuten ins Parkhaus gefahren.“
„Ich war direkt hinter Ihnen“, sagte der andere Vorstand.
Alexandra warf einen schnellen Blick zu Isidor. „Ich gehe davon aus, dass hier alles kameraüberwacht ist.“

„Selbstverständlich", antwortete Dr. Kleber. „Ich werde veranlassen, dass die Bänder sichergestellt werden."
„Und dass sie unseren Leuten übergeben werden", ergänzte Isidor.
„Gewiss", entgegnete Dr. Kleber steif.
„Gibt es auf dieser Etage auch Überwachungsanlagen?", fragte Alexandra, die schon begann, sich über eine schnelle Aufklärung des Falles zu freuen.
„Nein, durch die Vereinzelungsschleusen ist das nicht notwendig", antwortete Dr. Kleber.
„Und welches Resort hatte Herr Dr. Werner inne?", fragt Isidor weiter.
„Herr Dr. Werner war für den Kundenbereich und das Personal zuständig."
Alexandra deutete auf das geöffnete Fenster. „Ist es üblich, dass man in dieser Höhe die Fenster öffnen kann?"
„Nein, das ist eine Ausnahme. Auch wegen der Klimatisierung sollten die Fenster nicht geöffnet werden. Herr Dr. Werner bestand aber darauf. Ihm war die Klimaanlage verhasst, er bekam davon Probleme mit den Bronchien. Es war ziemlich aufwendig damals, das mit dem Fenster einzurichten. Erinnern Sie sich noch?", wandte Dr. Kleber sich an die Sekretärin.
„Ja, das war ein größerer Aufwand."
„Wer wusste alles davon?", fragte Alexandra.
„Ach, du meine Güte." Loretta März schien überfragt.
„Sicher eine ganze Reihe von Leuten", schaltete sich Herr Tillmann ein.
„Wir brauchen eine detaillierte Liste dieser Leute." Alexandra überlegte einen Moment.
Und dazu brauchen wir noch eine Liste seiner Kollegen, Freunde, Feinde, Kunden ... die ganze aus Tausenden von

Puzzleteilen bestehende Polizeiarbeit eben. Es sei denn, er ist tatsächlich freiwillig gesprungen, dachte sie. Das wird sich herausstellen.

Schnappschüsse

Wieder hatte sie einen Tag überstanden. Ein weiterer Tag ihres sinnlos erscheinenden Lebens war abgelebt. Mittlerweile schlurfte sie, wenn sie von der Arbeit nach Hause kam, geradewegs von der Haustür zum Sofa, um dem Angriff der Einsamkeit schnellstmöglich zu entgehen.

Manchmal, wie heute, fiel ihr vor Erschöpfung der Kopf auf das Kinn, bevor sie sich dem Album widmen konnte. Dann wachte sie erst nach etwa einer Stunde mit schmerzendem Rücken auf. Steif geworden von der unbequemen Haltung zog sie das schwere Album zu sich heran. Es war zu ihrem Lebensinhalt geworden. Wenn die alten Bilder in ihr auflebten, fühlte sie sich selbst auch wieder lebendig. Bisher hatte sie sich nichts aus Fotos gemacht. Sie fühlte sich darauf nie gut getroffen, empfand sich auf allen Bildern als zu starr und verkrampft. Vergleiche mit den Bildern anderer Leute ließen sie zu dem Schluss kommen, äußerst unfotogen zu sein. Und selbst fotografieren wollte sie gar nicht mehr, nachdem ihre Bilder oft kritisiert wurden, weil sie manchmal die Köpfe oder Beine der von ihr geknipsten Personen einfach abgeschnitten hatte. Irgendwie verstanden die anderen nicht, wie ihr Fokus für das jeweilige Bild gewesen war. Nun saß sie ganz alleine da mit ihrem einzigen Fotoalbum. Die Bilder waren eingebunden in grünes Leder und auf mit Goldschnittkanten versehene Seiten geheftet. In diesem dicken Buch befand sich alles, was ihr noch geblieben war. Traurig betrachtete sie eine Fotografie ihrer Eltern. Die Aufnahme war im Garten ihrer Schwester entstanden. Man konnte dem Vater auf diesem Bild die Krankheit bereits deutlich ansehen. Er war entsetzlich abgemagert. Seine blasse Haut unter den forschend blickenden blauen Augen wirkte geradezu gespenstisch durchscheinend. Für den Moment der Aufnahme stützte er sich auf dem Arm ihres Schwagers ab, was wie eine freundliche Geste wirken sollte, aber seine Schwäche war offensichtlich. Wenige Wochen darauf war er verstorben. Ihre Mutter folgte ihm ein knappes Jahr später in den Tod. Die beiden waren viel zu früh gegangen. Sie glaubte zu wissen, dass sie beide an ihrem schweren Leben zugrunde gegangen waren. Das war eine lange Geschichte. Manchmal sprach sie mit ihrer Schwester darüber. Sie trafen sich neben den Feiertagen und Geburtstagen regelmäßig zu einem gemeinsamen Essen in der Stadt. Stephanie gab den Rhythmus dazu vor. Sie hatte nach dem Tod der Eltern diese Idee für Jahreszeitentreffen gehabt. Dazu suchte sie sich einen jeweils für die Jahreszeit typischen Tag aus und meldete sich spontan bei ihr an. Im Frühjahr aßen sie, sobald man mittags draußen sitzen konnte, den ersten Spargel. Immer klassisch badisch serviert mit Kratzete, rohem und gekochtem Schinken und einem leichten Weißwein. Im Sommer bei schwüler Hitze genossen sie meist abends zusammen einen Elsässer Wurstsalat im Biergarten oder in der Feierling-Brauerei. Natürlich immer zusammen mit einem kühlen Weizen- oder naturtrüben Bier. Manchmal gönnten sie sich zusätzlich an einem heißen Sommertag eine Eis-Orgie. Dazu trafen sie sich in der Eisdiele am Theater. Jede durfte sich vier verschiedene Sorten Eis auswählen. Sie bestellten abwechselnd, eine Kugel nach der anderen, damit das Eis nicht schmolz und sich die verschiedenen Aromen nicht miteinander vermischten. Nacheinander teilten sie sich Kugel um Kugel der kühlen Köstlichkeiten. Auf diese Art schafften sie es, zusammen immerhin acht Sorten Eis auszuprobieren. Dazu tranken sie reichlich Kaffee. Unbewusst leckte sie sich über die Lippen bei der Erinnerung an diesen Genuss. Im Herbst aßen sie dann gemeinsam große Teller voller Kürbissuppe unter bunt verfärbten Laubdächern und schließlich im Winter, möglichst bei Schneefall, gab es die obligatorische Schlachtplatte mit viel Sauerkraut, Senf und Bier.

Sie sehnte sich nach Stephanies Anrufen. Von sich aus Kontakt aufzunehmen, hatte sie längst aufgegeben. Stephanie war viel zu beschäftigt. Trotz ihrer zwei Kinder arbeitete sie weiter in der Arztpraxis, wo sie bereits ihre Ausbildung gemacht hatte. Und sogar zum Tennisspielen kam sie noch. Sie musste abwarten, bis Stephanie ihr eine kleine Zeitlücke anbot, das hatte sie nach etlichen enttäuschenden Absagen ihrer Schwester gelernt.

Polizeiarbeit

Alexandra und Isidor fuhren gemeinsam im Dienstwagen zur Ehefrau des Toten. Alexandra schaute die Notizen durch, ergänzte einige Details und vertiefte sich in die Betrachtung der Tatortfotografien.
„Es war keine noch so winzige Spur von einem Kampf in dem Büro zu erkennen. Eigentlich wirkte es, als wäre er nur eben mal kurz rausgegangen. Der Mann sah merkwürdig proper aus, wie er da so lag. Finden Sie nicht, Isidor?"
„Noch ein Suizid, Chefin?" Er warf einen fragenden Blick in ihre Richtung.
„Möglich, aber für diese Schlussfolgerung ist es noch zu früh, Isidor, viel zu früh!"
„Schon klar, Chefin, gestoßen, gesprungen, gestürzt; die drei üblichen Theorien sind zu beleuchten."
„Genau, und das Umfeld dürfen wir dabei nicht vergessen, Isidor. Das fassen wir jetzt gleich mal ins Auge. Wobei gestürzt in Anbetracht der Räumlichkeiten und der Größe des Mannes kaum infrage kommen dürfte."
„Sie meinen wegen der Höhe der Fensterunterkante?"
„Genau. Um da versehentlich herauszustürzen, hätte er mindestens drei Meter groß sein müssen."
„Klar, und hoch sind die Räume auch nicht. Ich vermute maximal zweimeterfünfzig."
Sie setzten die Fahrt schweigend fort.
Ein wenig außerhalb der Stadt, idyllisch an der Dreisam gelegen, befand sich der Wohnsitz der Familie Werner. Unauffällig fügte sich der hüfthohe Zaun in das Gebüsch am Straßenrand ein, und beinahe hätten sie das schmiedeeiserne Tor übersehen, das zur Grundstückseinfahrt führte.

Isidor stieg aus. Zu seiner Überraschung war das Tor offen. Sie fuhren noch ca. 20 Meter weiter, bis sie zur Villa und einem weiteren Tor davor gelangten. Alexandra atmete tief durch. „Isidor, sind die Leute von der Notfallseelsorge bereit?“

„Ja, auf Abruf. Ich vermute mal, dass sich um diese Frau jemand anderer kümmern wird. Es sieht sehr nach gepflegter Nachbarschaft aus.“

„Also, bringen wir es hinter uns.“ Alexandra betätigte die Torglocke. Ein melodischer Gong war schwach aus dem Haus zu vernehmen und eine ganze Weile danach ein: „Ja, bitte?“

„Hauptkommissarin Alexandra Rau, Frau Christiane Werner, nehme ich an. Bitte machen Sie die Tür auf.“ Alexandra blickte in die Kamera, es gelang ihr zu lächeln. Sie machte ein Zeichen mit der Hand über ihre Schulter, deutete auf Isidor, wobei sie sagte: „Und das ist mein Kollege, Isidor Rogg.“

Augenblicklich summte der Öffner, sie traten durch das vergitterte Tor auf die sich öffnende Haustür zu. Eine großgewachsene, rundliche Frau mittleren Alters blickte ihnen mit strahlenden Augen freundlich fragend entgegen. Sie war mit einem beigen Frotteebademantel bekleidet, auf ihrem Kopf trug sie einen farblich dazu passenden Handtuchturban. Ihre Wangen waren rosig gefärbt, auf dem Dekolleté glänzten ein paar Wassertropfen.

„Entschuldigen Sie, ich war gerade laufen und danach im Bad“, sprach sie die beiden Beamten freundlich an, während ihr Gesicht verriet, dass sie schon begann, die schreckliche Wirklichkeit zu ahnen. Sie griff instinktiv nach dem Türrahmen, um sich Halt zu verschaffen. Alexandra wusste augenblicklich, dass sie sich beeilen muss-

ten, die Frau ins Haus zu bringen, bevor die Nachricht endgültig in sie eindrang wie ein Stein, der auf die ruhige Fläche eines Sees trifft.
Betont forsch sagte sie: „Frau Werner, können wir uns einen Moment setzen?"
„Ja, natürlich, kommen Sie herein, hier bitte." Sie zeigte den Flur entlang auf eine kleine Sitzgruppe.
Sofort entwickelte Frau Werner eine nervöse Unruhe. Hektische Flecken röteten ihr Gesicht. „Kann ich Ihnen etwas anbieten, möchten Sie Tee oder Kaffee? Es dauert nur einen Moment, wirklich, es macht gar keine Umstände, und ich sollte mir etwas überziehen, nicht wahr. Sie sind von der Polizei, sagen Sie?" Es schien, als wollte sie versuchen, die Wahrheit aufzuhalten.
Isidor legte ihr die Hand auf die Schulter. „Frau Werner, bitte nehmen Sie Platz. Wir müssen Ihnen die traurige Mitteilung machen, dass Ihr Ehemann, Herr Dr. Markus Werner, heute Morgen tot aufgefunden worden ist."
Mit diesem Satz wich alle Farbe aus dem Gesicht der Frau. Der Stein war jetzt mitten im See angekommen.
Sie sprang auf. Schweißperlen bildeten sich überall auf ihrer kalkweißen Haut. Isidor rechnete fest damit, dass sie sich übergeben würde, aber nur ein trockenes Würgen entrang sich ihrer Kehle.
„Bitte setzen Sie sich doch, Frau Werner." Alexandra schob den Sessel näher an die Beine der Frau heran, die förmlich in das Möbel sank.
„Ich bringe Ihnen ein Glas Wasser", bot sich Isidor an. „Die Küche ist da drüben?", fragte er in mitfühlendem Ton.
Es war mehr, dass ihr der Kopf auf die Brust fiel als ein Nicken, das sie zustande brachte.

„Tot aufgefunden, das muss ein Irrtum sein.“ Flehentlich blickte sie Alexandra an.
„Angestellte der Bank haben Ihren Mann zweifelsfrei identifiziert, Frau Werner. Es tut mir leid.“
„Ja, aber wie“, sie rang nach Luft, „ich meine, was ist passiert?“
„Soweit wir es bisher beurteilen können, ist Ihr Mann aus dem Fenster seines Büros gestürzt.“
„Oh, mein Gott, aber?“
„Über die genaueren Umstände können wir nicht mehr sagen, Frau Werner, wir ermitteln noch in alle Richtungen.“
„Kann ich zu ihm?“
„Ja, natürlich. Er wurde in die Gerichtsmedizin gebracht. Wir begleiten Sie dort hin. Leider ist es notwendig, dass auch Sie Ihren Mann eindeutig identifizieren.“
Isidor kam mit dem Wasser zurück. Er reichte es der um Fassung ringenden Frau.
„Lassen Sie sich Zeit, Frau Werner. Trinken Sie erst einmal etwas und überlegen Sie sich, wen Sie zu Ihrer Unterstützung benachrichtigen könnten.“
„Genau, die Kinder kommen bald nach Hause.“ Sie stand, verlangsamt wie in Zeitlupe, auf. „Ich gehe nach oben.“
Alexandra warf Isidor schnell einen Blick zu. „Ich begleite Sie.“
Als sie zurückkamen, war Frau Werner mit einem schwarzen Hausanzug bekleidet. Sie trug eine Sonnenbrille und hatte den Turban gegen ein ebenfalls dunkles Haarband getauscht, um ihr voll gelocktes, noch feuchtes Haar zu bändigen.
Sie ging zum Telefon und wählte eine Nummer. Kurzwahl, registrierte Isidor.

„Hallo Maria, ja, hier spricht Frau Werner. Ist es Ihnen möglich, gleich herüber zu kommen? Ich muss dringend weg. Die Kinder kommen gleich."
Die Angesprochene schien zu spüren, dass es sich um einen Notfall handelte.
Mehr als „Ja" konnte sie nicht gesagt haben, so schnell wie Frau Werner „Danke" antwortete und auflegte.
„Maria ist unsere Angestellte. Sie wohnt gleich um die Ecke in der Fabrikstraße." Frau Werner wirkte jetzt wie versteinert. Alexandra beobachtete sie genau. Eine Art Notprogramm schien bei ihr auf funktionieren geschaltet zu haben.
„Frau Werner, ich muss Sie das fragen: Hatte Ihr Mann Feinde?"
„Feinde? Mein Mann? Das kann ich mir nicht vorstellen. Mein Mann war eine Seele von Mensch." Sie überlegte. „Das fragen Sie, weil sie vermuten, es hätte ihn jemand gestoßen, oder?"
„Wir vermuten nicht, wir ermitteln, wie gesagt, in alle Richtungen."
„Ihre Arbeit ist bestimmt schwierig, das kann ich mir gut vorstellen, aber bei meinem Mann brauchen Sie wirklich nicht nach Feinden zu suchen. Er wollte es immer allen möglichst recht machen."
„Dass Sie uns das sagen, ist natürlich enorm wichtig für uns, Frau Werner. Bitte sind Sie mir nicht böse, wenn ich Sie auch noch etwas anderes fragen muss."
„Ja, bitte fragen Sie."
„Hatte Ihr Mann Depressionen oder depressive Verstimmungen?"
„Nein, das heißt Ja, das hatte er. Mein Mann war früher einmal in psychologischer Behandlung, aber das ist ewig

lange her. Es war zu der Zeit, als er sich um die Stellung im Vorstand bewarb, die er schließlich auch bekommen hat. Damals ist so vieles gleichzeitig über ihn hereingebrochen. Er musste sich in dieser Welt erst zurechtfinden. Die Strapazen, sich gegen die anderen Bewerber zu behaupten und sich an die speziellen Anforderungen seiner Branche anzupassen, waren eine große Herausforderung für ihn. Aber das wissen Sie bestimmt selbst. Eine derartige Position zu bekleiden, ist heutzutage für niemanden leicht zu bewältigen. Professor Hajo Beiling, ein Studienfreund meines Mannes und ein guter Freund unserer Familie, hat sich zum Glück damals seiner angenommen. Mein Mann war in seinem ersten Jahr als Vorstand wirklich an seinen Leistungsgrenzen angekommen. Dazu kam der Druck, der auf ihm lastete, Zuwächse ‚auf Teufel komm raus' zu generieren. Das hat ihm schlaflose Nächte bereitet. Als er es zu Beginn unseres Sommerurlaubs vor Erschöpfung nicht mehr schaffte, morgens aus dem Bett aufzustehen, um mit uns in die Berge zu fahren, war klar, dass es so nicht weitergehen konnte. Zum Glück kam er auf die Idee, sich an Hajo zu wenden. Der hat sofort reagiert und ihn zu sich in die Rehaklinik geholt. Das war die Rettung. Ich kann Ihnen einen Brief zeigen, den er mir damals von dort geschrieben hat." Die Frau klang jetzt fast energisch. „Eines ist sicher, wenn Sie daran denken, mein Mann könnte sich selbst umgebracht haben, sind Sie auf dem Holzweg. Wir hatten damals zwei Kinder. Heute haben wir vier und freuen uns auf das fünfte. Mein Mann war sich seiner Verantwortung absolut bewusst. Warten Sie, ich hole den Brief, dann werden Sie verstehen, was ich meine."

Sie ging ins Nebenzimmer und kam nach kurzer Zeit mit einem Schreiben zurück. Wortlos überreichte sie es Alexandra.
Sie las die in akkurater Handschrift geschriebenen Worte:

Liebe Christiane, mein Glück,
du machst dir bestimmt ganz viel Sorgen um mich, und auch dafür bin ich dir neben allem anderen was du für mich tust unendlich dankbar. Doch du sollst wissen: Das brauchst du nicht. Ich schreibe dir in erster Linie deshalb, weil ich dich wissen lassen möchte, dass du das nicht brauchst.
Sicher, es stimmt, ich habe gerade viel um die Ohren und muss schauen, wie ich alles bewältigt bekomme. Du kannst dich absolut darauf verlassen, dass du und unsere beiden Zwerge mein ganzes Leben ausmachen und mir nichts anderes wichtiger ist und nichts mehr Bedeutung hat, als immer bei und mit euch zu sein. Vor allen Belastungen und den Gepflogenheiten in der dünnen Luft, wie sie in Vorstandsetagen üblich zu sein scheinen, werde ich nicht kapitulieren. Die Kraft dafür schöpfe ich hauptsächlich daraus, dass ich euch um mich habe. Sei gewiss, die Bank und die Stellung als Vorstand sind für mich von großer Bedeutung, aber das steht in keinem Verhältnis zu dem, was meine Familie, was du, Benjamin und Pauline mir bedeuten.
Und letztlich bin ich mir im Klaren darüber, dass ich in meiner Position zwar eine gute Arbeit abliefern kann, aber Wunder bewirken kann ich nicht, und das muss ich auch gar nicht. Hajo ist mir ein guter Freund und er hat mir einen großen Dienst erwiesen, indem er mir klargemacht hat, dass meinem Wirken Grenzen gesetzt sind, die es zu respektieren gilt. Die Weltwirtschaft wird nicht von mir alleine gerettet. Jetzt lachst du beim Lesen dieser Zeilen, das weiß ich genau, und ich kann auch wieder lachen.

Was ist bei euch zu Hause los, wie verbringt ihr die Zeit ohne mich? Schreib mir bitte alles, was euch bewegt.
Ich vermisse dich und die beiden Kleinen unendlich und freue mich sehr darauf, euch wiederzusehen. Den Urlaub holen wir bald nach, versprochen.

In Liebe, dein Mann
Markus

Alexandra lies den Brief sinken und nickte. „Ja, Frau Werner. Ich verstehe."

Es läutete. Frau Werner wollte sich umwenden um zu öffnen, doch Isidor war bereits an der Tür.
„Guten Tag, Isidor Rogg", hörten sie ihn sagen. Eine auffallend kleine Person schritt forsch an ihm vorbei bevor er hatte fragen können wer sie sei.
„Frau Werner, ist alles in Ordnung?", fragte sie besorgt, als sie ihre Arbeitgeberin sah.
„Maria, bitte bleiben Sie hier und warten Sie auf die Kinder. Ich muss dringend weg. Später werde ich Ihnen alles erklären. Bitte fragen Sie mich jetzt nicht weiter."
„Ja, natürlich." Sie schien zu spüren, dass etwas Schlimmes geschehen war.
Alexandra hatte augenblicklich den Eindruck, dass es nicht nötig wäre, die Angestellte zu befragen.
„Frau Werner, wir begleiten Sie", sagte sie.
Die Fahrt zur Gerichtsmedizin verlief schweigend. Isidor kümmerte sich um die Anmeldung. „Nummer drei", sagte er leise. Als sie zusammen durch den schmalen Gang in den kühlen weiß gekachelten Raum traten, stockten Frau Werners Schritte. Alexandra spürte, wie grauenvoll diese

Umgebung für normale Menschen sein musste. Im gnadenlos grellen Neonlicht stand die Bahre wie ein Requisit vor ihnen. Der Arzt warf einen schnellen Blick zu Alexandra, dann schlug er das Laken, mit dem der Leichnam bedeckt war, zurück. Frau Werner suchte nach Halt. Sie griff nach dem nächstbesten Gegenstand, der ihren Sturz mildern würde, doch sie bekam nur das Tuch zu fassen und riss es mit sich. Der Anblick des zerschmetterten nackten Körpers ihres Mannes blieb ihr nicht erspart. Sie kollabierte.
„Wir kümmern uns um sie“, sagte der Pathologe.
„Danke, und sorgen Sie dafür, dass sie nach Hause gebracht wird, wenn sie stabil ist.“
„Natürlich, soll ich jemanden mitschicken?“
Alexandra nickte. Sie hatte jetzt auch das Bedürfnis, den Raum schnell zu verlassen.
„Glatter Schock, Chefin“, konstatierte Isidor.
„Ja, das war zu erwarten. Ich brauche auch ein wenig frische Luft.“
Es gab noch einiges an Formalitäten für die beiden Ermittler zu erledigen und dann wurde es Zeit für den Feierabend.
Sie befanden sich bereits auf ihrem Heimweg nach Todtmoos. Isidor hatte in Anbetracht der fortgeschrittenen Zeit vorgeschlagen, direkt nach Hause zu fahren, und von dort aus am nächsten Morgen gemeinsam weiter nach Waldshut ins Präsidium. Dass sie beide im selben Ort wohnten, war ein weiterer Punkt, der für Isidor als ihren Assistenten sprach. Leider hatte er besonders beim Autofahren enormen Redebedarf. Gerade eben begann er damit, den Tag zu verarbeiten.
„Schrecklich, ist das, Chefin. Und vier Kinder hat der Mann. Vier! So ein Elend“, lamentierte er weiter, was ihn aller-

dings nicht daran hinderte, krachend in eine Karotte zu beißen.

Alexandra antwortete nicht. Sie hing ihren eigenen Gedanken nach. Das Gesicht des Mädchens vom Dachsberg stand ihr erneut vor Augen.

Isidor setzte sein Lamento fort: „Da fragt man sich doch, warum Gott das zulässt. Einen Familienvater mitten aus dem Leben zu reißen. Warum, wozu?“

Alexandra seufzte. Das würde ein längerer Monolog werden. Eine von Isidors Spezialitäten. Wenn er nicht mit der Etymologie beschäftigt war, zitierte er aus der Bibel. Vorzugsweise der Bergpredigt und den zehn Geboten. Je nach Tagesform war er entweder zutiefst gläubig oder haderte ganz furchtbar mit Gott und der Welt. Sie musste sich etwas einfallen lassen, wenn sie den noch längeren Heimweg in Ruhe verbringen wollte.

Als sie den in saftigem Grün junger Buchenblätter stehenden Wald der Schauinslandroute und die dazugehörenden Windräder passiert hatten, hielt sie den Wagen abrupt auf einem der Aussichtsparkplätze an.

„Isidor, steigen Sie mal aus. Ich will Ihnen etwas zeigen.“

Die Karotte in der Hand stieg er aus und folgte ihr an die Kante der Böschung. Eine herrliche Aussicht tat sich vor ihnen auf. Links säumten dunkle tannenbewaldete Bergketten den Horizont. Weit vor ihnen lag Freiburg quasi zu ihren Füßen. Im orangeroten Licht der untergehenden Sonne blinkten im Tal die ersten Lampen der Straßenbeleuchtung auf.

„Isidor, stellen Sie sich jetzt einmal vor, all diese Menschen da unten, Hunderttausende von Menschen, das wären Ihre Untertanen. Sie, der Regent, lebten hier in Ihrem Palast und könnten, wann immer Sie wollten, auf alle hinab-

schauen. Achten Sie bitte darauf, wie Sie sich bei diesem Gedanken fühlen." Sie wartete einen Augenblick, bevor sie fortfuhr, weil sie sicher sein wollte, dass er sich mit der Situation vertraut gemacht hatte. „Versuchen Sie, sich weiter vorzustellen, Sie hätten die unglaubliche Fähigkeit, sehen zu können, was jeder Einzelne von den Hunderttausenden da unten im jeweiligen Moment macht. Ob er wach ist oder schläft, ob er arbeitet oder faulenzt, ob er seinem Hobby nachgeht oder sich langweilt oder ob er vielleicht gerade ein Verbrechen begeht oder jemandem behilflich ist, ob er gerade geboren wird oder stirbt. Überlegen Sie sich dazu auch, wie das im Einzelnen zu bewerten ist, Isidor. Überlegen Sie, ob das, was diese Leute gerade vor Ihren Augen tun, in irgendeiner Weise sozial vertretbar ist oder logisch erscheint, ob es einen Sinn ergibt oder nicht. Auch, ob es ethisch und moralisch vertretbar ist, sollten Sie sich überlegen. Dient es der Gemeinschaft und bringt es die Menschheit weiter?
Stellen Sie sich sogar vor, diese Menschen wären alles Ihre Geschöpfe. Wesen, aus dem Nichts, die von Ihnen erschaffen wurden. Und Sie, unendlich großzügig, hätten Ihren Geschöpfen die absolute Freiheit gegeben. Die Freiheit, ein selbstbestimmtes Leben zu führen." Sie sah ihn prüfend an.
„Okay, sind Sie so weit?"
Isidor starrte entrückt in die Ferne und nickte.
„So, jetzt sehen Sie dem bunten Treiben mit dem Wissen zu, jedem einzelnen der Menschen da unten haben Sie das Leben geschenkt und ihm erlaubt, daraus zu machen, was er will. Sie haben die Möglichkeit für alle geschaffen, zwischen Gut und Böse, Liebe oder Hass, Krieg oder Frieden zu wählen."

Sie machte eine Pause, um zu sehen, ob er ihren Gedanken so weit gefolgt war.
„Kämen Sie plötzlich auf die Idee, irgendwo einzugreifen, Isidor? Die geschenkte Freiheit doch ein wenig zu kontrollieren?“ Sie grinste. „Wo wollten Sie denn am besten damit anfangen. Da hinten vielleicht, wo eine alte Frau von einem Radfahrer umgefahren wird, oder lieber da drüben, wo gerade ein drogensüchtiger Junge seine Mutter bestiehlt, oder dort“, sie zeigte geradewegs nach unten, „wo ein Mann seine schwangere Frau betrügt? Nein, da würden Sie doch gar nicht fertig werden, Isidor. Sie haben sich entschieden, Ihren Geschöpfen die Freiheit zu geben, Isidor, jetzt müssen Sie es eben auch aushalten, wie sie damit umgehen. Das zu beobachten, macht sicher keine Freude. Dazu braucht es viel mehr Demut, Liebe und Geduld, als ein Mensch leisten kann. Ich glaube, so ähnlich ist es, wie Gott sich fühlt.“
Isidor schwieg, den Blick ins Tal gerichtet.
Sie blieben noch eine ganze Weile in ihre jeweiligen Gedanken versunken beieinander stehen. Alexandra genoss die Stille der Natur. Tief atmete sie die kühle würzige Waldluft ein, dann sagte sie: „Kommen Sie, Isidor, fahren wir weiter. Es ist spät.“
Der restliche Heimweg verlief wie erwartet schweigend.

Schnappschüsse

Wochenende. Die Wohnungstür fiel leise klackend hinter ihr ins Schloss. Als träte sie in einen Raubtierkäfig, sprangen die Einsamkeit und Stille sie an wie wilde Tiere. Früher war Freitag ihr Lieblingswochentag gewesen, aber das war alles so weit weg, als wäre es in einem anderen Leben gewesen. Sie konnte sich das Gefühl von damals, wie sie sich beeilte, um schnell nach Hause zu kommen, noch nicht einmal mehr vorstellen. Vor ihr lag öde der freitägliche Feierabend. Zum Wochenende hin war sie oft so erschöpft, dass sie nicht mehr die Kraft fand, zu Bett zu gehen. Statt ins Schlafzimmer und ins Bett zu gehen, saß sie stundenlang im Wohnzimmer und starrte ins Leere, bis sie endlich auf der Couch einschlief.

Dann folgte der endlose Samstag. Sie versuchte, sich zu beschäftigen. Sorgfältig sortierte sie ihre Post, danach blickte auf die Uhr. Sie ordnete die Kleider, die in die Reinigung mussten, und blickte wieder auf die Uhr. Schließlich griff sie zur Tageszeitung, deren Inhalt sie nicht interessierte, legte sie gleich wieder zur Seite und blickte abermals zur Uhr. Sie stöhnte leise auf. Stunde um Stunde zog sich zäh hin wie Gummi. Routiniert kümmerte sie sich um die Angelegenheiten ihres Haushalts. Das war alles schnell geregelt; Gießen, Aufräumen, ein wenig Staubsaugen, all das brachte zusammen kaum mehr als eine halbe Stunde Ablenkung. Es blieb noch die Einkaufsliste zu schreiben und Wäsche in die Maschine zu geben. Die Handtücher und Bettwäsche für eine Person waren im Nu gerichtet. Viel zu putzen hatte sie sowieso nicht. Eine Frau allein brachte kaum Schmutz mit ins Haus und dazu kam, dass

ihre Haushaltshilfe weiter wie früher, als Frank noch da war, für vier Stunden in der Woche vorbeischaute. Diese lang eingespielte Struktur ihres Alltags wollte sie nicht auch noch aufgeben. Sie hätte es zudem nicht übers Herz gebracht, der zuverlässigen Frau, die auf das Geld angewiesen war, zu kündigen.
Am schlimmsten waren die Sonntage. Allesamt für sie ausnahmslos bestehend aus Tristesse, Leere und Langeweile. Draußen, im wirklichen Leben, an dem sie nicht mehr teilhatte, waren die Familien und Paare gemeinsam unterwegs. Anfangs, als sie sich noch hinauswagte, traf sie überall, wo sie hinkam, verliebte Pärchen, die in trauter Eintracht, händchenhaltend miteinander umherspazierten. Außer ihr schien kein Mensch alleine zu sein. Überall begegneten ihr glückliche Mamas und stolze Papas, die ihren Nachwuchs sichtlich genossen. Unerträglich! Seit längerer Zeit blieb sie deshalb am Wochenende zu Hause, wenn die nötigsten Gänge erledigt waren. Dann saß sie einfach nur da, starrte vor sich hin und wartete darauf, dass die Zeit vorbeiging.
Ihr Blick fiel wieder auf das Album. Schwerfällig zog sie es zu sich heran und schlug eine Seite auf.

Das erste Foto, das ihre Aufmerksamkeit erregte, zeigte Frank als jungen Musiker. Sie befanden sich bei einem Weinfest in Ihringen. Frank war ein Strahlemann par excellence. Rechts im Arm hielt er sie, den linken hatte er um den Hals seines damaligen Bandkollegen und ihres Cousins, Micha, gelegt. Nur weil Micha den Eltern versprochen hatte, auf sie aufzupassen und sie vor 23 Uhr nach Hause zu bringen, durfte sie mit zu dem Fest. Sie waren zum Zeitpunkt dieser Aufnahme alle noch blutjung, höchstens sechzehn oder siebzehnjährig. Und es war lange Zeit, bevor sie und Frank ein Paar wurden. Über das Betrachten der Fotografien gelang es ihr, für Stunden in die Vergangenheit zu reisen. Ihre Erinnerungen ließen die Welt von damals wie in einem Film aufleben. Szene um Szene ihrer Vergangenheit betrachtete sie bis in das kleinste Detail. Sie versuchte, sich sogar an die Dialoge zu erinnern, die sie in den jeweiligen Situationen geführt hatten. Jetzt war ihr Blick nach innen gerichtet. Erst vier Jahre nach dem Schnappschuss im Album, auf dem jetzt ihre Hand lag, als wollte sie die darauf abgebildeten Personen berühren, kam sie Frank näher. Damals spielte er Gitarre und trat als Leadsänger bei einer regionalen Band auf. Sie nannten sich die „Tulpen". Nach dieser ersten Begegnung, bei der ihr Frank eigentlich nur wegen ihres Cousins auf der Bühne aufgefallen war, ging sie möglichst zu allen Veranstaltungen, bei denen er mit seiner Band spielte. Es gelang ihr an diesen Abenden immer wieder, während der Spielpausen mit Frank ins Gespräch zu kommen, aber er schien nicht weiter an ihr interessiert zu sein. Erst viel später gestand ihr Frank, dass er sie über einen längeren Zeitraum genau beobachtet hatte. Er meinte, er hätte sofort gewusst, dass sie die Richtige für ihn war. Dennoch wartete er geduldig ab und beobachtete sie weiterhin. Von seiner zukünftigen Frau hatte er nämlich ganz genaue Vorstellungen. Ein Mädchen, das sich wahllos von irgendwelchen Typen abschleppen ließ, wäre für ihn nicht infrage gekommen.

Als sie schon nicht mehr daran glaubte, seine Aufmerksamkeit gewinnen zu können, suchte er sie in der Pause eines Auftritts und bat sie, mit ihm essen zu gehen. Danach wurden sie ein Paar. Sie wusste sofort, dass sie ihren Platz gefunden hatte. Endlich fühlte sie sich ohne Vorbehalt angenommen. Sie war in Franks Nähe ganz sicher und spürte eine verlässliche Geborgenheit. Sie vertraute ihm ganz und gar. Wenn es nach ihm gegangen wäre, hätten sie sofort nach der Hochzeit mit der Familienplanung begonnen. Doch das ging ihr zu schnell. Zu frisch war noch die Erinnerung an die beiden Pflegekinder ihrer Eltern, deren Babysitter sie immer sein musste. Sie wollte ihre Zweisamkeit mit Frank noch eine Weile in vollen Zügen genießen. Ein lauter Knall riss sie aus ihren Gedanken. In der Wohnung über ihr war vermutlich etwas heruntergefallen. Und was ist jetzt aus uns geworden, fragte sie sich. Jetzt war alles vorbei! Ihr Blick wurde starr. Das letzte Tageslicht verblasste. Sie saß unbeweglich. Kalt starrten die dunklen Fensterscheiben sie an wie leere Augenhöhlen. Endlich döste sie über dem Album ein.

Zu Hause

Hermann saß in seinem Arbeitszimmer und rauchte eine Pfeife. Alexandra wusste, dass er auf sie gewartet hatte. Obwohl sie erst vor knapp einem Jahr geheiratet hatten, fühlte sich ihr Lebensrhythmus schon so vertraut an wie bei einem alten Paar.

„Schön, dass du zu Hause bist“, begrüßte sie ihn, nachdem sie ihre Dienstwaffe im eigens dafür eingebauten Tresor verstaut hatte.

„Ich konnte einen Termin auf nächste Woche schieben, sonst wäre es bei mir auch später geworden. Hattest du einen anstrengenden Tag?“

„Das kann man wohl sagen. Es gibt einen Toten in Freiburg. Er ist aus dem Fenster seines Büros gestürzt. Du kennst ja das große Gebäude der Volksbank am Bahnhof. Der Mann, ein Herr Dr. Werner, war dort im Vorstand tätig. Er hinterlässt eine Frau und vier Kinder.“

„Schlimm.“ Hermann nickte. „Setz dich mal her, ich hole dir was zu trinken.“

Als er mit dem Tablett ins Zimmer kam, hatte sie bereits ihre Schuhe ausgezogen und die Füße auf den ihr gegenüberstehenden Sessel gelegt.

„Wie ist dein erster Eindruck?“

„Hm“, sie zuckte mit den Schultern. „Wir haben einfach noch nicht genügend Informationen für einen ersten Eindruck. Du weißt schon, Telefonprotokolle, Kontodaten, das Übliche eben. Trotzdem scheint es mir oder sagen wir mal, ich fürchte, es wird wieder auf einen Suizid hinauslaufen. Ähnlich wie gestern, obwohl das ja nur bedingt einer war. Isidor hat sich auch dahingehend geäußert. Es sind auf den ersten Blick keine Spuren zu erkennen, die auf Gewalteinwirkung von außen hindeuten."

„Die Sache mit der Frau von gestern steckt dir noch in den Knochen, stimmt's?"

„Ja, ehrlich gesagt hat mir der Blick des Mädchens heute immer wieder vor Augen gestanden. Für sie wünsche ich mir, gegen meine Erfahrung, dass die weiteren Untersuchungen noch etwas ans Licht bringen, aber eigentlich weiß ich es besser."

„Wenn Kinder leiden, ist unser Beruf gleich noch mal so anstrengend. Der Mann in Freiburg hinterlässt vier, sagst du?"

„Ja, und allein von daher ist es unwahrscheinlich, dass er sich selbst etwas angetan hat. Seine Frau hat mir einen Brief gezeigt, den er ihr in einer schwierigen Phase geschrieben hat, aus dem hervorgeht, dass er seine Kinder sicher nicht freiwillig im Stich lassen würde. Isidor ist der Fall auch sehr nahegegangen. Er fing wieder an, mit Gott zu hadern."

„Oh je."

„Ja, und es könnte durchaus sein, dass wir dich zu dem Fall anfordern, wenn wir überhaupt nicht weiterkommen. Die Ermittlungen laufen gerade erst an, aber mir schwant, ohne dich als Fallanalytiker kommen wir nicht aus." Sie lächelte ihm zu.

„Da bin ich mal gespannt. Besser, du erzählst mir erst mal nichts mehr darüber, dann kann ich mir, falls es dazu kommt, mein eigenes Bild machen."

„O. k. Wie war dein Tag?"

„Ich habe ein paar interessante Akten gesichtet von Klienten für die neue Therapiegruppe im Herbst. Und mit Pater

Pirmin habe ich telefoniert. Ich soll dich ganz herzlich von ihm grüßen. Er wird die Gruppe wieder begleiten."

„Danke, das freut mich. Geht es ihm gut?"

„Ja, er klang ganz munter und hat viel zu tun, wie immer. Das ist bei seinem Engagement auch kein Wunder."

„Die Welt könnte noch viel mehr Menschen seines Schlags brauchen." Sie seufzte. Das kleine Mädchen kam ihr wieder in den Sinn. Wer würde sich um sie kümmern? Doch ihr fehlte die Kraft, jetzt noch weiter darüber nachzudenken. Sie sagte: „Ich gehe duschen, und dann sollten wir bald essen." Währendessen griff sie sich ans Ohr, um sich ihren Schmuck abzunehmen, und erschrak. „Oh je, ich habe einen meiner Korallenohrringe verloren. Du hast sie mir zu unserem ersten Hochzeitstag geschenkt. Erinnerst du dich daran?"

„Klar, erinnere ich mich. Das ist aber schade, sie waren sehr hübsch. Hoffentlich findest du ihn wieder."

„Ja, ich hatte sie gestern schon an, aber da war ich viel zu müde sie wieder abzunehmen. Jetzt muss ich mal überlegen, wann ich den einen verloren haben könnte. Ich hänge den anderen gleich an meine Handtasche, damit er mich daran erinnert, nach dem zweiten zu suchen. Wenn ich Glück habe, ist er im Auto heruntergefallen und nicht irgendwo draußen auf der Straße."

„Gute Idee, und schau auch mal nach ob er im Bett liegt", schickte Hermann ihr nach.

Nach dem Essen war Alexandra so geschafft, dass sie unverzüglich ins Bett ging und sofort einschlief.

Schnappschüsse

Margeriten, ein riesiges Feld voller langstieliger weiß-gelber Blumen. Inmitten der Blüten lag ein Baby im hellblauen Strampelanzug. Die Frau blätterte in dem Album, das jetzt ihr einziger und ganzer Lebensinhalt geworden war, ein wenig zurück, bis dieses Bild ihre Aufmerksamkeit erregte. Es war eine der letzten Aufnahmen ihres jüngeren Bruders. Sie erinnerte sich genau an diesen wunderbaren Sommersonntag. Papa und Mama waren zusammen mit ihr und dem neuen Baby spazieren gegangen. Sie durfte auf Papas Schultern sitzen, Mama schob den Wagen mit dem Kleinen. Das war zu der Zeit, als Mama ihre Arbeiten immer singend verrichtete. Ihre Mutter hatte eine wunderbare Stimme. Sie lauschte in diese Erinnerung hinein. Und da hörte sie wieder diesen glockenhellen Klang und die Melodie von Mutters Lieblingslied Mariechen saß weinend im Garten. Damals sang Mama bei fast jeder Gelegenheit. Sie sang beim Kochen, wenn sie mit einer Engelsgeduld Endiviensalat in ganz feine Streifen für das Mittagessen schnitt. Sie sang beim Abwasch, gehüllt in die blütenweißen Schürze, die sie sich dazu umgebunden hatte und sang beim Wäscheaufhängen unter dem stahlblauen Himmel – der Duft des Sommers mischte sich mit dem typischen Geruch frisch gewaschener und mit Lenor gespülter Wäsche. Sie sang immer, wenn sie im Garten beim Jäten war oder Dahlien für den Sonntagsaltar der Dorfkirche schnitt, und sie sang manchmal auch beim Melken der Kühe.

Leider sang die Mutter nach dem plötzlichen Tod des Kleinen nie wieder. Sie selbst war damals erst fünf Jahre alt, und ihre Kindheit war jäh beendet. Hans-Dieter war plötzlich weg. Die Mutter blass und verstummt. Oft saß sie für lange Zeit mit abwesendem Blick alleine am Tisch. Der Vater kam kaum noch aus dem Arbeitszimmer, in das er immer öfter eine Weinflasche mitnahm.

Auch die Frau blieb noch lange reglos sitzen. Sie hatte ihren Blick auf die Fotografie geheftet und war in ihre traurigen Gedanken versunken. Dann wurde es endlich Zeit, ins Bett zu gehen. Gott sei Dank! Morgen früh würde der Wecker sie wieder dazu zwingen, einen weiteren Tag zu beginnen und ihn auszuhalten.

Weitere Ermittlungen

Isidor stand pünktlich um halb acht vor dem Haus seiner Chefin.
„Guten Morgen. Fahren wir zum Präsidium?"
„Nein, ich habe es mir anders überlegt. Wir fahren besser direkt nach Freiburg und danach erst ins Präsidium. Guten Morgen, Isidor."
„Was haben Sie vor?"
„Ich habe Termine gemacht. Zuerst mit Professor Beiling. Das ist der Freund der Herrn Dr. Werner damals behandelt hat, und danach mit Frau März, seiner Chefsekretärin. Mit den beiden Vorstandskollegen in der Bak möchte ich auch noch einmal sprechen."
„Na, dann mal los. Programmieren Sie bitte das Navi?"
„Schon dabei!" Alexandra gab die Daten ein.
Isidor schien sich von gestern gut erholt zu haben. Er plauderte eine Weile munter über die aktuellen Schlagzeilen im Südkurier. Dann fasste er den aktuellen Fall zusammen und zählte auf, was von den Notizen die er sich gemacht hatte noch zu erledigen war bis sie ihr Ziel erreichten. Sie mussten sich an der Pforte anmelden und ein paar Minuten warten bis eine junge Frau kam, die sie zu Herrn Beiling begleitete.
Der Professor, ein großer freundlicher Mann mit auffallend wachen Augen, empfing sie im Besprechungszimmer der Klinik.
Alexandra registrierte seine Erschütterung, als sie ihm den Grund ihres Besuches nannten.
„Markus ist tot. Das ist doch nicht möglich."
„Es tut mir leid", sagte sie. „Wir haben von Frau Werner

gehört, dass Sie Herrn Dr. Werner seit Langem kannten und dass er nicht nur Ihr Patient war, sondern auch ein Studienfreund."

„Vor allem ein besonders guter Freund", ergänzte der Arzt.

„Wir müssen wissen, ob Sie Herrn Dr. Werner in letzter Zeit behandelt haben", begann Isidor die Befragung.

„Nein, in Behandlung war er nicht seit dem Zusammenbruch damals. Ich hatte auf privater Basis lockeren, aber regelmäßigen Kontakt zu ihm. Meist habe ich ihn zufällig, wie letzte Woche, in der Stadt getroffen, als ich ein paar Besorgungen machte. Wir hatten uns länger nicht gesehen und sind spontan zusammen ins Kolbencafé auf einen Espresso gegangen."

„Wie würden Sie seinen psychischen Zustand beschreiben?"

„Da muss ich nicht einmal nachdenken. Markus wirkte absolut ausgeglichen."

„Sie konnten also keinerlei Anzeichen einer Depression oder Ähnliches bei Herrn Dr. Werner erkennen?"

„Nein, sicher nicht. Wenn Sie seinen Zustand von damals ansprechen, kann ich nur sagen, kein Vergleich. Der Mann war absolut gefestigt. Das soll natürlich nicht heißen, dass Markus nicht viel zu tun hatte, das haben wir alle. So eine Überbelastungsreaktion wie zu Beginn seiner Tätigkeit ist meines Wissens nie mehr aufgetreten, und wenn doch, wäre mir das natürlich sofort aufgefallen."

„Damals, damit meinen Sie vor ca. 14 Jahren?", fragte Alexandra.

„Genau. Markus war damals komplett überfordert. In den Vorstandsetagen ist die Luft dünn und die Konkurrenz groß. Sich dort zurechtzufinden und zu behaupten, zumal er niemanden kannte und nicht wusste, wem er vertrauen

konnte und wem nicht, ließ ihn schlaflose Nächte verbringen. Dazu kam, dass er die Methoden des Bankgeschäfts moralisch teilweise verabscheute. Im Grunde hatte Markus nicht den Charakter, den man als Vorstand einer Bank braucht. Er war zu feinfühlig, oder wie man hier sagt, nicht hart gesotten genug."
Isidor nickte.
„Dennoch gelang es Herrn Werner, in eine solche Führungsposition zu kommen und sie über die Jahre zu behalten."
„Ja, das stimmt." Der Professor legte das Blatt, auf das er sich Notizen gemacht hatte, beiseite. „Markus war ehrgeizig. Das Bild, das er von sich selbst hatte, und die Ziele, die er verfolgte, basierten auf der Annahme, dass er von vornherein zu einer Führungsposition geboren war, aber er gehorchte dabei immer seinen eigenen Idealen. Mehr zu leisten als andere war für ihn gar keine Frage. Er scheute sich nicht vor hohen Anforderungen. Sie waren das Lebenselixier und ein Ansporn für ihn. Ein Zwölf-Stunden-Arbeitstag war aus seiner Sicht die Regel, nicht die Ausnahme. Sein Problem lag im Emotionalen. Wenn er das Gefühl hatte, nicht zu genügen oder nicht angenommen zu sein, zog ihm das regelrecht den Boden unter den Füßen weg. Ganz schlimm wurde das, wenn seine inneren Werte nicht mit der Außenwelt übereinstimmten. Ich erinnere mich noch genau an das Gespräch damals, als er mir erzählte, wie sehr es ihn ekelt, dass er nun selbst Teil der Maschinerie wird, die ihren Mitarbeitern ohne Skrupel stets steigende Produktionszahlen abverlangt. Er litt unter den, wie er es nannte, perversen Situationen, die daraus entstanden. Wörtlich sagte er: ‚Die ärmsten Schweine, nämlich die, die auf ein Darlehen von uns angewiesen sind, gehen

gleichzeitig mit einem Sparvertrag, im schlimmsten Fall mit einem Bausparvertrag, dessen Abschlusskosten fast die Höhe ihres Kredits ausmachen, nach Hause, oder, wenn es noch schlimmer kommt, mit ein paar zusätzlichen Versicherungen. So holen wir unser verliehenes Geld gleich mehrfach wieder rein, und die Verkaufszahlen gehen dadurch steil nach oben. Wer sich nicht abschlussfreudig genug zeigt, bekommt einfach kein Geld. Das sagt man natürlich so nicht, aber es ist die gängige Praxis. Wer das Geld hat, sitzt schließlich am längeren Hebel.'"

„Tja." Isidor insistierte: „So viel also zum Thema Bank, etymologisch – der Tisch des Geldwechslers, später dann – die Institution des Geldhandels. Anständig ist das nicht."

Professor Beiling nickte. „Markus litt wirklich sehr darunter. Wir haben viele Male darüber gesprochen, bis er für sich eine innere Distanz dazu gefunden hatte. Die Gesetze dieses Marktes würden sich von ihm nicht aufhalten lassen, das erkannte er schließlich, und somit konnte er sich auch innerlich davon lösen, sich allein verantwortlich dafür zu fühlen.

Hilfreich und für ihn entlastend war in diesem Zusammenhang auch der Gegenpart zu dem über den Tisch gezogenen Darlehensnehmer."

„Der Gegenpart?", fragte Isidor.

„Das sind die Aktionäre und schnellen Spekulanten. Markus ekelte sich genauso vor diesen Typen und er ekelte sich im Allgemeinen vor der Habsucht des Menschen. Er beschrieb Kunden, die sich nicht entblödeten, ihr ganzes Geld auf einen fragwürdigen Tipp hin zu investieren, um dann, wenn es verloren war, zu versuchen, dem Bankmitarbeiter die Schuld dafür zu geben. Markus konnte endlos Geschichten darüber erzählen. Als der sogenannte Neue

Markt aufkam, gab es bekanntlich für viele kein Halten mehr. Wenn er nicht zu verärgert war, bezeichnete er sie nur als blind, wie Verliebte, gegenüber jeder vernünftigen Überlegung. Bei der Vorstellung von zu erzielenden Renditen über 20 Prozent, und, wie es bei den Schneeballvertrieben üblich ist, die allerdings nicht offiziell über die Bank verrieben werden, von 50 und sogar 100 Prozent pro Jahr ließen die Leute jede Vernunft außer Acht. Dass am anderen Ende eines solchen Deals auch einer herhalten muss, um diese Renditen zu bezahlen, war für Markus ganz offensichtlich. Er konnte nicht fassen, dass die Kunden in ihrer Gier nicht in der Lage waren, so weit zu denken. Deshalb wurden sie durch ihre Totalverluste eben zu den Geldgebern für andere, meist unseriöse Gestalten. Regelmäßig erzählte mir Markus davon, dass wieder eine neue Betrügerfirma mit bunten Hochglanzprospekten aufgetaucht war. Natürlich wollten die Geprellten, nachdem die Verluste eintraten, nichts mehr wissen von ihrer Gier und suchten im jeweiligen Anlageberater einen Sündenbock für ihre Pleite und ihre Schande. Innerhalb der Bank nutzte man natürlich die Möglichkeit, sich mit entsprechenden Formularen abzusichern. Die Kunden mussten schriftlich bestätigen, dass sie auf das Risiko hingewiesen wurden, was sie aber trotzdem nicht davon abhielt zu behaupten, man habe sie nicht über die Gefahren aufgeklärt. Wenn das in seiner Bank der Fall war, stand er immer verlässlich hinter seinen Angestellten. Geradezu wütend konnte er werden, wenn die Leute meinten, sie könnten andere bei ihm für ihre Verluste verantwortlich machen. In diesen Fällen sprach er von feigen Idioten. Durch meine Freundschaft mit Markus habe ich viel über den Umgang mit Geld gelernt. Auch dafür bin ich ihm sehr dankbar."

„Sie meinen, seine moralische Haltung war mitverantwortlich für seinen gesundheitlichen Zustand?“ Alexandra blickte interessiert auf.

„Ja, da bin ich ganz sicher. Er hatte mit Stress zu kämpfen, bedingt durch den neuen Posten, und dazu kamen die ethischen Bedenken, die ihn zermürbten. Außerdem belastete ihn die existenzielle Verantwortung für seine Familie. Die Villa befand sich im Bau und damals war gerade das zweite Kind geboren.“

„Wie würden Sie seine weitere Entwicklung beurteilen?“

„Markus hat das danach ziemlich schnell wieder in den Griff bekommen. Er hatte eine ausgezeichnete Sekretärin, eine Frau März, glaube ich. Sie hat für ihn die nötigen Fäden in die Büros der anderen Vorstände gesponnen. Die Mädels tauschen sich untereinander aus, und somit wusste er zuverlässig, wo er dran war und wie die anderen zu ihm standen. Es ist nicht zu fassen, wie viel in den Konzernen eigentlich vom Sekretariat aus gesteuert wird. Wussten Sie das?“

Isidor war ganz in seinem Element. Er zitierte: „Sekretär: Das kommt von Geheimschreiber; der das Geheimsiegel führt.“

Alexandra warf ihm einen genervten Blick zu.

„Und privat, wie ging es da weiter?“

„Privat war Markus glücklich. Eine große Familie hatte er sich immer gewünscht, darüber war er sich mit Christiane schnell einig geworden. Der Hausbau lief auf Hochtouren, nennenswerte finanzielle Probleme gab es nicht. Soweit war alles im grünen Bereich. Sie können sicher sein, wenn es weitere Probleme gegeben hätte, wäre mir das nicht entgangen.“

Alexandra nickte. Kein Zweifel, der Mann war kompetent.

„Sie haben uns sehr geholfen, Herr Professor, vielen Dank. Wir müssen Sie gar nicht länger aufhalten."
„Jederzeit gerne, wenn ich Ihnen behilflich sein kann."
„Eines vielleicht noch", Isidor wollte noch nicht aufgeben. „Was für ein Mensch war Herr Dr. Werner darüber hinaus? Gab es vielleicht Feindschaften, von denen Sie wissen, oder außereheliche Kontakte?"
„Tja, als Psychiater kann ich die Frage nicht beantworten, aber als Freund schon. Zusammenfassend würde ich sagen: Markus Werner war ein sehr pflichtbewusster, loyaler und herzlicher Mann. Seine Familie ging ihm über alles, eine Außenbeziehung scheint mir undenkbar. Manchmal fiel es ihm schwer, die Anforderungen der Wirtschaft mit seinen Werten in Einklang zu bringen. Er suchte im Kontakt immer nach dem Konsens. Auseinandersetzungen waren ihm zuwider. Mit den Jahren hat er gelernt, Privates und Geschäftliches zu trennen." Der Professor hielt einen Moment inne. „Außer, na ja, außer eben der Geschichte, die er mir kürzlich in dem Café erzählte."
Alexandra blickte ihn auffordernd an. „Wir müssen alles wissen, Herr Professor."
„Das ist wieder so eine typische Markus-Geschichte. Er hat mir erzählt, dass er einer Frau kürzlich aus lauter Mitleid 500 Euro geschenkt hat. Übrigens, einer außerordentlich attraktiven Person."
„Aha", Isidor horchte auf. Der Professor fuhr fort.
„Anscheinend wollte die Frau in seiner Bank einen Kredit aufnehmen, um ihren gewalttätigen Mann zu verlassen und sich eine neue Existenz in der Nähe ihres Heimatortes aufzubauen. Ich glaube, er sagte, in Dresden. Sie hatte drei Kinder, deren Betreuung ihre Großeltern, die dort lebten, wieder mit übernehmen wollten. Sie war beruflich

durchaus qualifiziert, eine diplomierte Informatikerin, und hatte anscheinend gute Zeugnisse. Sogar die Zusage für eine neue Stelle konnte sie nachweisen. Weil sie aber im Moment noch ohne Einkommen und Sicherheiten war, bewilligte man ihr das Darlehen das sie benötigte nicht."
Er überlegte einen Moment.
„Ich glaube, es verhielt sich so: Die Frau wollte sich bei der Geschäftsleitung darüber beschweren, dass man ihr das Darlehen verweigerte, und kam deshalb teils aufgebracht, teils verzweifelt in Markus' Büro. Natürlich konnte er ihr den Kredit auch nicht ermöglichen, das wäre zu sehr gegen die Regeln der Bank gewesen. Er bedauerte das zutiefst. Er glaubte der Frau, dass sie es schaffen würde, wieder auf eigene Füße zu kommen, zumal sie ihm ausgemalt hatte, wie sie ihren Neustart organisieren wollte. Ich höre seine Stimme förmlich noch in meinem Ohr, wie er sagte: ‚Verstehst du, was mein Problem ist? Da ist man Vorstand einer Bank und ist dennoch im System gefangen. Ich meine, die starren Regeln der Kreditvergabe. Ich hätte sie nicht aufweichen können, indem ich der Frau den Kredit genehmigt hätte, ohne alle Mitarbeiter komplett vor den Kopf zu stoßen. Und es ist ja richtig. Wir dürfen mit der Kreditvergabe nicht leichtfertig sein. Viele Menschen können überhaupt nicht mit Geld umgehen, gerade junge Menschen. Auf keinen Fall darf man zulassen, dass sie sich aus kommerziellen Gründen überschulden. Aber bei der Frau war offensichtlich, dass sie kurzfristig in Not geraten war. Sie ist auf einen Blender hereingefallen. Nicht zuletzt, um ihren Kindern ein unverdorbenes Aufwachsen auf dem Land zu ermöglichen, ist sie von Dresden auf den Dachsberg gezogen. Der Mann der sich zunächst von seiner besten Seite zeigte hat sich dann schnell als grob und gewalt-

tätig herausgestellt. Leider hat sich ihr Traum vom idyllischen Landleben nicht erfüllt, und deshalb wollte sie wieder zurück. Dafür brauchte sie ein Startkapital. Sie brauchte Bahntickets für sich und ihre Kinder, musste eine Kaution für die neue Wohnung leisten, dazu kamen die Kosten für die Miete und den Lebensunterhalt der ersten sechs Wochen. Sie hatte alles genau kalkuliert. Eigentlich nicht die Welt, mit fünf-, sechstausend Euro hätte sie das, realistisch gesehen, meistern können, aber Fehlanzeige. Nicht mit unserem System. Dabei ist das moralisch gesehen die Aufgabe einer Bank, die eine staatlich regulierte Institution darstellt mit dem Auftrag, Menschen in Not zu unterstützen. Und was machen wir? Wir machen es uns einfach, halten uns an Regeln, statt individuell zu entscheiden und zu beraten. Um unseren Profit zu steigern, bilden wir die Mitarbeiter oberflächlich aus. Statt auf Kompetenz setzen wir auf Vorschriften, das ist einfacher und billiger. Unterm Strich heißt das: Wir kochen die Armen ab und lassen die in Not Geratenen auf ihrer Not sitzen. Wir kungeln mit denen, die anderen schon so viel abgenommen haben, dass sie uns nur brauchen, um noch mehr zu scheffeln."

„Und dann", fragte Alexandra.

„Dann hat Markus ihr 500 Euro aus eigener Tasche angeboten, damit sie mit den Kindern wenigstens reisen konnte. Weg von dem Tyrannen, auf den sie hereingefallen war. So etwas kommt schließlich in den besten Familien vor. So war er eben. Hilfsbereit, gutmütig und vielleicht auch ein wenig zu gutgläubig."

Er lächelte. „Ich hoffe, Sie können sich jetzt ein Bild von der Person Markus Werner machen."

„Ja, das können wir. Recht vielen Dank." Alexandra reichte

dem Professor die Hand. Sie traten auf den Gang hinaus. Isidor zuckte im Gehen die Schultern. „Scheint ein richtig netter Kerl gewesen zu sein."
„Es sieht ganz danach aus. Lassen Sie uns gleich in die Bank fahren, vielleicht liegt der Hund dort begraben."
Bei einem weiteren Besuch von Herrn Tillmann und Herrn Dr. Kleber ergab sich gar nichts, was auch nur den Ansatz einer Spur geboten hätte. Die beiden Vorstandskollegen waren zwar äußerst höflich und zeigten sich geradezu beflissen in ihrem Bestreben, hilfreich zu sein, gleichzeitig pflegten sie eine kühle Distanz, die man in diesen Kreisen vermutlich als Diskretion bezeichnete. Auf Isidors Frage, ob es Probleme innerhalb des Hauses gäbe, erntete er ein selbstgefälliges Grinsen von Herrn Dr. Kleber, der meinte, im Hause herrsche Disziplin, kein Chaos. Tillmann pflichtete bei, von Problemen innerhalb der Bank könne nicht die Rede sein. Man hätte seit jeher Zucht und Ordnung im Betrieb. Alexandra merkte, dass sie mit dem Versuch, auf direktem Wege etwas zu erfahren, nur ihre Zeit verschwendeten. Sie gab Isidor ein Zeichen, den Rückzug anzutreten. Als sie im Flur wieder alleine waren, sagte sie: „Ich brauche erst mal einen Kaffee, was halten Sie davon, Isidor? Mir läuft das hier alles zu glatt. Die lassen uns doch abperlen wie ihre glatte Gebäudefassade den Regen. Das müssen wir anders angehen. Aber jetzt bin ich erst mal pausenreif."
„Ich bin dabei, Chefin. Der Professor hat doch ein Kolbencafé erwähnt, vielleicht sollten wir uns das mal ansehen."

Sie erkundigten sich bei Frau Brösstler an der Information, wo es zu finden sei, und wurden prompt mit einem Stadtplan und guten Wünschen versorgt.

„Wir sind in einer Stunde zurück“, nickte Isidor ihr zu, als er merkte, dass Frau Brösstler begierig darauf war, zu hören, ob es etwas Neues über ihren Chef zu wissen gab. Möglicherweise war von ihr auch noch mehr über die Herren in der oberen Etage zu erfahren. Isidor grübelte, während sie nebeneinander her gingen.
„Zucht und Ordnung, dass ich nicht lache, Chefin. Zucht kommt etymologisch gesehen von – etwas zur Vollendung bringen. Das kann man in letzter Zeit von den Banken nun wirklich nicht behaupten.“ Isidor biss krachend in eine Karotte.
„Das ist erst recht ein Grund, es uns gegenüber so deutlich zu betonen“, entgegnete Alexandra mit einem Augenzwinkern. „Wir sind wieder einmal einer Meinung, Isidor.“
Sie erreichten die Kaiser-Joseph-Straße, in der das Café lag. Im Café unterhielten sie sich der vereinbarten Regel gemäß, kein Beruf beim Essen, über die Tagespolitik und allgemeine Themen.
„So, Isidor, jetzt nehmen wir uns diese Frau März vor. Bei ihr müsste es doch noch mehr zu erfahren geben.“
„Auf geht es, Chefin. Die Zeit läuft schon wieder davon.“
Alexandra genoss auf dem Rückweg das bunte Treiben der Stadt. Freiburg war eben doch um einiges größer als Waldshut. Besonders hatten es der Kommissarin die romanti schen Bächlein angetan die sich durch die ganze Stadt zogen und neben dem Münster eine der Besonderheiten von Freiburg ausmachten die unzählige Touristen anzulocken vermochten.
Gut gelaunt und von den Köstlichkeiten des Kolbencafés gestärkt gelangten sie zur Bank zurück.
Frau Brösstler meldete sie dieses Mal geradezu routiniert an. Es dauerte nur wenige Augenblicke, bis Frau

März zum Schalter kam, um sie nach oben zu begleiten.
Im Vorzimmer des verunglückten Vorstandsmitglieds angekommen, versuchte Alexandra eine ihrer Lieblingsstrategien. Sie begann: „Frau März, Sie hatten eine Vertrauensposition bei Herrn Dr. Werner. Da bekommt man doch sicher einiges mit. Hat es in letzter Zeit aus Ihrer Sicht Auffälligkeiten gegeben?“ Sie fixierte die Sekretärin mit fragendem Blick.
„Auffälligkeiten“, reagierte diese nach einer längeren Pause. „Auffälligkeiten jetzt nicht direkt.“ Sie überlegte. „Nur die rothaarige Frau neulich, die war ungewöhnlich.“
Alexandra horchte auf.
„Frau März, erzählen Sie uns davon. Jede Kleinigkeit, die Sie beobachtet haben, kann von Bedeutung sein.“
„Ja, also das war so: Eine Kundin, ihren Namen muss ich gleich im Kalender nachsehen, hatte im Haus einen Termin wahrgenommen. Sie wollte einen Kleinkredit bei uns aufnehmen. Im Gespräch mit unserem Mitarbeiter erklärte sie ihre Situation genauer. Anscheinend hatte sie vor, mit dem Geld umzuziehen und einen beruflichen Neustart vorzunehmen.
Da sie keinerlei Sicherheiten anzubieten hatte, anscheinend nicht einmal ein Konto bei uns führte und auch kein festes Einkommen nachweisen konnte, lehnte der zuständige Berater die Gewährung eines Kredites ab. Die Frau machte daraufhin ein riesiges Theater in der Halle. Sie tobte und schimpfte lauthals, wozu denn Banken da seien und warum man ihr denn überhaupt einen Termin gegeben habe. Sie verlangte, augenblicklich den Chef sprechen zu wollen; sie würde sich so nicht abspeisen lassen und so weiter. Unser zuständiger Abteilungsleiter, Herr Müller, konnte sie mit seinen Argumenten nicht beruhigen. Sie

wollte jemanden von der Geschäftsleitung sprechen, sonst würde sie die Halle nicht verlassen. Schließlich rief Frau Brösstler hier bei mir an. Herr Dr. Werner ist“, sie stockte, „war der zuständige Vorstand für diesen Bereich.
Ich habe ihm das entsprechend weitergegeben, und eigentlich delegiert ein Vorstand solche Vorfälle an sein Sekretariat. Im Grunde hätte Herr Uhl, er ist für die Öffentlichkeitsarbeit zuständig, die Frau ganz leicht loswerden können.“ Sie zog einen Mundwinkel abschätzig nach unten. „Aber natürlich hat Herr Dr. Werner die Frau nicht abwimmeln lassen, sondern höchstpersönlich hier empfangen.“
Alexandra entging der gereizte Ton nicht.
„Was passierte dann?“
„Die Frau war etwa eine halbe Stunde bei Herrn Dr. Werner im Büro, als sich plötzlich die Tür öffnete. Sie stürmte heraus und geradewegs an mir vorbei auf den Ausgang zu. Ich glaube, sie war sehr aufgebracht.“
„Warum glauben Sie das“, fragte Alexandra.
„Weil sie einen hochroten Kopf hatte und, wenn mein Eindruck mich nicht täuscht, hatte sie auch geweint.“
„Wissen Sie etwas über den Verlauf des Gesprächs?“ Isidor blickte sie interessiert an.
„Nur so viel, Herr Dr. Werner hat versucht, ihr zu erklären, warum es nicht möglich ist, ihr einen Kredit zu gewähren. Da sie anscheinend völlig uneinsichtig war und dazu so verzweifelt, ließ er sich dazu hinreißen, ihr 500 Euro von seinem Privatgeld zu schenken. Das hat er mir selbst erzählt, nachdem die Frau hier rausgestürmt war. Er hatte es gut gemeint und wollte ihr helfen. Das passt zu ihm. Er hat immer versucht, alles im Guten zu lösen.“
Wieder schien es Alexandra für einen Moment, als klänge Verbitterung aus der Stimme der Sekretärin.

„Anscheinend fühlte sich die Frau davon nur auf den Arm genommen, denn als sie davonrannte, hat sie die 500 Euro auf dem Schreibtisch von Herrn Dr. Werner liegen lassen." Sie blätterte in der Terminmappe.

„Ah ja, hier hab ich es. Eine Frau Albiez, Irina Albiez, vom Dachsberg."

„Das ist interessant", entfuhr es Alexandra. Sie tauschte einen schnellen Blick mit Isidor, während sie bereits versuchte, sich im Geiste jegliche, wie auch immer geartete Verbindung zwischen dem Tod der Frau und dem Tod von Herrn Dr. Werner vorzustellen.

„War sie davor oder danach noch einmal hier", fragte Isidor.

„Davor war sie nicht hier, aber ja, tatsächlich, sie tauchte vor drei Tagen unangemeldet wieder auf. Dem Empfang gegenüber behauptete sie einfach, sie hätte einen Termin bei Herrn Dr. Werner, und natürlich hat er sie auch ohne Anmeldung wieder empfangen. Anscheinend hatte sie es sich überlegt und wollte wenigstens die 500 Euro abgreifen."

„Und?"

„Er hat sie wie eine VIP-Kundin behandelt. Als ich sie reinbrachte, hat er sogar gefragt, ob sie gerne einen Kaffee möchte. Das hatte mir gerade noch gefehlt, dieser Person Kaffee zu servieren. Zum Glück hat sie geantwortet, dass sie keinen Kaffee trinkt. Dann bin ich natürlich hinausgegangen.

„Als sie weg war, hat er gesagt: ‚Hoffentlich kann sie damit was anfangen', also gehe ich davon aus, dass sie das Geld diesmal angenommen hat. "

„Es scheint, als würden Sie sich darüber ärgern", hakte Alexandra nach, die spürte, dass jetzt der Zeitpunkt pas-

send war, um vielleicht ein wenig hinter die makellose Fassade der Bank zu blicken.
„Na ja, ärgern ist vielleicht zu viel gesagt. Aber wenn Sie immer wieder erleben, dass die größten Querulanten, nur weil sie sich bei der Geschäftsleitung beschweren, recht bekommen, das nervt einen schon. Und natürlich sind es immer dieselben widerlichen Machotypen, die meinen, dass ihnen eine Sonderbehandlung zusteht. Insofern war die Frau mal eine echte Ausnahme."
Sie redete sich in Rage. „Wissen Sie, das ist läuft hier so: Wenn ein Sachbearbeiter einen Fehler macht, wenn er zum Beispiel einen Termin verpasst oder einen Betrag übersieht und damit seinen Kompetenzrahmen überschreitet, wird er gleich von der Revision zum kritischen Gespräch einbestellt. Das wird ganz eng gesehen. Aber wenn ein Vorstand dann direkt eine Beschwerde von einem Kunden bekommt, gelten plötzlich ganz andere Regeln. Man fragt sich dann schon, was das eigentlich soll. Die kleinen Angestellten sollen dem Kunden gegenüber alles durchsetzen, was sich die Konzernlenker ausdenken, um den Umsatz und den Profit zu steigern und, wenn es einmal darum geht, selbst Flagge zu zeigen, knickt man ein und macht auf Kulanz. Bestimmte Kunden meinen anscheinend sowieso, Regeln und Geschäftsbedingungen würden nur für andere gelten. Sobald etwas nicht genauso läuft, wie sie sich das vorstellen, stehen sie hier auf der Matte. Und dann wird von den Chefs auf einmal Toleranz geübt. Natürlich wird damit auch die eigene Eitelkeit der Herren Vorstände befriedigt. Sie haben immer das letzte Wort und können damit ihre Macht demonstrieren. In diesen Fällen ist man auf einmal mit Sonderauszahlungen, Genehmigungen und Abschreibungen gar nicht mehr

kleinlich. Hauptsache, der Fall ist schnell vom Tisch und die Herren fühlen sich nicht weiter belästigt. Gerecht finde ich das nicht. Weder gegenüber dem eigenen Mitarbeiter, der sich nur an seine Vorschriften gehalten hat, noch den anderen Kunden gegenüber. Wer als Kunde das ‚Nein' der kleinen Sachbearbeiter akzeptiert und sich nicht traut, sich zu beschweren, bleibt eben auf der Strecke."

„Das heißt, Kunden, die sich bei Herrn Dr. Werner beschwert haben, sind im Allgemeinen zufriedengestellt worden?"

„Ja, das heißt es", antwortete die Sekretärin jetzt wieder mit leiser Stimme. Es schien ihr plötzlich peinlich zu sein, dass sie so viel über interne Vorgänge gesprochen hatte.

Alexandra hakte innerlich eine weitere Liste möglicher Verdächtiger ab.

Sie verabschiedeten sich von Frau März.

„Bitte melden Sie sich bei uns, falls Ihnen noch irgendetwas einfällt, das Sie uns im Zusammenhang mit dem Tod Ihres Chefs erzählen möchten." Isidor nickte der Frau auch freundlich zu.

„Danke für Ihre Hilfe und den Hinweis auf Frau Albiez." Frau März lächelte wieder ganz professionell, entgegnete: „Aber natürlich, gerne", und begleitete sie zum Aufzug. Nachdem sich dessen Tür hinter ihnen geschlossen hatte, sagte Isidor: „Da schau her, die Tote vom Dachsberg und der Herr Bankdirektor kannten sich." Alexandra hatte es plötzlich sehr eilig.

„Isidor, wir fahren gleich zurück ins Präsidium. Wir haben dort sowieso einen Termin mit Herrn Albiez. Das ist unter diesen Umständen günstig, sonst hätten wir wieder die ganze Strecke zum Dachsberg gurken können. Jetzt wol-

len wir doch mal sehen, ob sich nicht ein Zusammenhang zwischen diesen beiden Todesfällen ergibt."
„Jawohl, Chefin!"
„Haben Sie gemerkt, Isidor, wie sauer Frau März wurde, als sie erzählte, wie die Mitarbeiter intern behandelt werden, wenn sie einen Fehler machen, und wie großzügig die Vorstände nach außen hin agieren? Das klingt nun doch ein wenig anders, als es uns von Professor Beiling beschrieben wurde."
„Ja, es ist mir aufgefallen. Das ist wohl die andere Seite der Medaille. Ich wäre aber auch sauer, wenn ich meinen Job nach den Vorschriften mache und dann die Leute doch mehr bekommen, wenn sie zu", er malte zwei Gänsefüßchen in die Luft, „zum großen Papa laufen."
„Stimmt, das wäre ich auch. Aber die Idee ist nicht schlecht." Sie zwinkerte Isidor zu. „Könnte man direkt mal ausprobieren, wenn man den Charakter dafür hat."
„Sie meinen, sich umgehend beim Vorstand zu beschweren, wenn man mit seinem Bankberater nicht zufrieden ist."
„Genau. Im Grunde genommen ist das eine alte Methode. Die ‚Ich will den Chef sprechen'-Nummer gab es früher öfter. Durch die Größe der Betriebe heutzutage ist sie in Vergessenheit geraten."
Isidor grinste. „Eigentlich gut zu wissen, dass es immer noch klappt."

Polizeiarbeit

Friedolin Albiez saß ihr schweigend gegenüber. Sein Unterkiefer schien unter extremem Druck zu stehen. Die Muskeln seiner Wangen waren aufs Äußerste gespannt. Die pergamentartige Haut seines Gesichtes war straff über die Wangenknochen gezogen und wirkte kreidebleich. Alles an ihm strahlte Feindseligkeit aus. Sein kalter, starrer Blick, seine vor dem Körper fest verschränkten Arme, ja, seine ganze Haltung signalisierte, dass er jederzeit bereit war, aufzuspringen. Ob zur Flucht oder zum Angriff, das war die Frage.

Alexandra versuchte bewusst, diese ablehnend aggressive Haltung zu ignorieren. „Herr Albiez, Sie haben Ihre Frau verloren, das tut mir leid", begann sie. „Ich muss Ihnen ein paar Fragen stellen, das ist Ihnen bestimmt unangenehm." Sie lächelte ihn an. „Ich verstehe das, wirklich." Sie versuchte freundlich, Kontakt zu ihm herzustellen. Er rührte sich nicht. Alexandra fuhr fort: „Ihre Frau hatte in der letzten Woche einen Termin in Freiburg. Einen Banktermin. Sie wollte einen Kredit aufnehmen. Wussten Sie etwas davon?"

„Meine Frau ist tot."

„Ja, Ihre Frau ist tot. Wir haben deshalb einige Fragen an Sie. Warum wollte Ihre Frau einen Kredit aufnehmen? Wussten Sie etwas davon? Was hatte Ihre Frau vor?"

„Meine Frau ist tot."

„Herr Albiez, müssen wir davon ausgehen, dass Ihre Frau Sie verlassen wollte? Dass sie das Geld der Bank benötigte, um sich ein neues Leben aufzubauen? Könnte es sein,

dass ihr jemand dabei helfen wollte? Und könnte es sein, dass Ihnen derjenige ein Dorn im Auge war?“
Schweigen.
Isidor, der ein wenig abseits saß, schaltete sich ein: „Herr Albiez, so kommen wir doch nicht weiter. Ich frage Sie jetzt nach Ihrem Alibi“, er grinste zu Alexandra hin. „Also, etymologisch genauer gesagt – ich frage Sie nach dem Nachweis über den Aufenthalt an einem anderen Ort, zu der Zeit, als Herr Dr. Werner zu Tode kam. Herr Albiez, verstehen Sie das?“ Ohne eine Reaktion des Mannes abzuwarten, fuhr er fort: „Wo waren Sie vorgestern Morgen um 8.30 Uhr?“
Verdattert starrte der Bauer vor sich hin. Es schien, als würde er Isidors Worten nachspüren. Alexandra dachte: Das hat der doch gar nicht verstanden, aber erstaunlicherweise reagierte der Mann spontan darauf. „Ich war im Stall. Wo sollte ich denn sonst gewesen sein.“ Er blickte verständnislos auf. „Wir geben die Milch um 9 Uhr ab.“
„Verfügte Ihre Frau über finanzielle Mittel?“
„Ja, ganz bestimmt. Finanzielle Mittel“, äffte er Isidor nach. „Dass ich nicht lache. Pleite war sie, absolut Pleite! Deshalb ist sie doch auf meinen Hof gekommen mit ihrer Brut. Die wollte doch nur von mir ausgehalten werden. Hatte nichts und konnte nichts, außer die Beine breitmachen. Ich habe es zu spät gemerkt, da war sie mit ihren Blagen schon da. Aber zum Glück hat meine Mutter mich gerade noch rechtzeitig vor ihr gewarnt, kurz bevor sie starb. Dann hab ich das auch durchschaut. Eine Schlampe war das, eine ganz miese Drecksau.“ Er schlug krachend mit der Faust auf den Tisch.
Alexandra und Isidor schwiegen betroffen. Zu peinlich war das Schauspiel, das sich ihnen bot.

„Stimmt“, fuhr der Bauer fort, „neulich hatte die Sau mal Geld. Plötzlich waren ihre Blagen ganz neu rausgeputzt. Hab noch gedacht: Wo hat sie das jetzt gestohlen.“
„O. k., Herr Albiez, es reicht. Sie können gehen. Wir überprüfen Ihre Angaben.“ Isidor war zufrieden mit sich und den Informationen, die er bekommen hatte.
Alexandra wunderte sich, dass der Bauer plötzlich ohne Dialekt sprach. Sie überlegte. Vielleicht machte er das immer so außerhalb seines Hofes.
„Bitte halten Sie sich zu unserer weiteren Verfügung“, schickte sie ihm etwas verärgert hinterher. Ihr Instinkt sagte ihr, dass auch diese Spur zu nichts Weiterem mehr führen würde. Als er gegangen war, wandte sie sich an Isidor.
„Das war verblüffend, Isidor. Mit Ihrer Etymologie schaffen Sie so viel Verwirrung, dass sogar so ein hart gesottener Hotze Ihnen antwortet.“
Isidor grinste. „Die Etymologie dient nicht der Verwirrung, Chefin, sondern der Klarheit.“
„Okay. Wie auch immer. Klar ist auch, dass wir die Spur vermutlich vergessen können, so vielversprechend sie auch schien. Erstens glaube ich dem Albiez, dass er zur Tatzeit im Stall war. Vorstellen kann ich mir zwar gut, dass er in der Wut zu so einer Tat fähig wäre. Nur, zweitens, es spricht für ihn, dass Herr Dr. Werner absolut keine Kampfspuren aufweist. Die Spurensicherung wird es ja zeigen. Machen wir zur Abwechslung mal einen frühen Feierabend heute?“
„Gut, schönen Abend. Ich gehe nachher nur meine Notizen noch einmal durch, vielleicht haben wir etwas übersehen.“
„Aber machen Sie nicht mehr zu lange. Bis morgen, wie

üblich, hier. Wir sollten mit einem Brainstorming weitermachen."
Sie zog die Tür hinter sich zu, bevor Isidor eine weitere etymologische Weisheit verbreitete, und atmete auf. Endlich Zeit zum Abschalten. Sie freute sich auf zu Hause. Hoffentlich ist Hermann schon da, dachte sie, als sie ins Auto stieg. Ihre Handtasche warf sie, wie immer, wenn sie alleine fuhr, auf den Beifahrersitz. Da fiel ihr der einzelne Ohrring auf, den sie daran befestigt hatte, um sich selbst daran zu erinnern, dass sie einen verloren hatte. Gründlich suchte sie den ganzen Wagen nach seinem Pendant ab. Vorsichtshalber nahm sie alle Fußmatten ganz heraus, schüttelte sie und drehte sie komplett um, falls er sich darunter verhakt hätte. Nichts, leider. Danach suchte sie unter den Sitzen mithilfe der Taschenlampe ihres iPhones. Auch da war er nicht. Leider fand sich nichts hinsichtlich des Ohrringes. Ansonsten förderte sie allerhand Vergessenes und verloren Geglaubtes zutage. Also hier steckten die verloren geglaubten Museumspässe und der Clip für die Einkaufswagenmünzen. Zum Schluss checkte sie noch systematisch alle Ritzen, in die der Ohrring hätte fallen oder rutschen können, beförderte auch die Visitenkarte einer Galeristin aus dem Spalt zwischen Sitz und Verkleidung und gab dann auf. Hier ist er nicht, stellte sie enttäuscht fest. Ich muss überlegen, wo ich gestern noch überall war, dachte sie mit einem kurzen Seitenblick auf Isidors Wagen, der zwei Plätze neben ihrem geparkt war. Der scheidet schon mal aus. Plötzlich kam ihr der Gedanke in den Sinn, dass sie den Ohrring auch schon am Tag zuvor verloren haben konnte, und zwar, beim auf den Speicher steigen in Dachsberg. Sie erinnerte sich wie eng es zugegangen war, als sie durch die Luke steigen musste und

meinte sogar gespürt zu haben, wie ihr Oberarm am Ohr vorbei streifte. Verdammt, das hat mir noch gefehlt. Jetzt muss ich zu diesem verschrobenen Knilch fahren und ihn bitten mich nochmal auf seinen Speicher zu lassen. Sie seufzte. Am besten ich bringe es gleich hinter mich. Wenigstens habe ich noch Zeit heute Abend. Sie überlegte noch einen Moment, ob sie Isidor danach fragen sollte sie zu begleiten aber verwarf den Gedanken sofort. Er braucht seinen Feierabend. Das ist allein meine Sache. Entschlossen stieg sie in ihren Wagen. Sie gab dem Navi das Ziel vor und malte sich aus wie sie ihren Ohrring wieder bekam.
Zügig fahrend erreichte sie bald den Hof. Dieses Mal musste sie nicht so lange danach suchen. Ganz wohl war ihr nicht bei dem Gedanken gleich wieder Herrn Albiez gegenübertreten zu müssen, noch dazu mit einer Bitte, aber sie liebte diese Ohrringe. Ohne zu zögern um ihre Bedenken nicht weiter zu nähren ging sie auf die Eingangstür des alten Hauses zu. Eine Klingel gab es zwar, sie drückte den Knopf aber sie hörte keinen Laut von ihr ausgehen. Sie wartete einen Moment dann klopfte sie gegen die Tür. Alles blieb ruhig.
Alexandra traute dem Bauern zu ihr aus lauter Borniertheit nicht zu öffnen obwohl er da war. Ein paar Meter neben dem Eingang sah sie ein Fenster. Sie machte ein paar Schritte zur Seite und versuchte durch die vergilbten Vorhänge zu spähen. Plötzlich kackte es laut und bevor sie sich versah stürzte sie in die Tiefe. Mit ihrer rechten Hand bekam sie noch eine der morschen Dielen zu fassen, sie vermochte sich aber nicht daran zu halten. Das raue Holz rutschte ihr durch die Hand. Vom harten Aufschlag auf dem feuchten Boden blieb ihr der Atem weg. Mit einem Stöhnen zwang sie ihre Lungen sich wieder zu füllen. Es

roch widerlich nach Moder und Schimmel. Benommen blickte sie nach oben. Sie war in eine Art Grube gestürzt. Vermutlich schüttetet man hierdurch Kohle oder Kartoffeln in den Keller. Verdammt, fluchte sie und versuchte sich aufzurichten. Dabei flammte ein stechender Schmerz an ihrer linken Seite auf. Sie war auf die Walther gefallen. Ihre Rippen waren garantiert geprellt wenn nicht sogar Schlimmeres bei dem Sturz passiert war. Auch an der Hand fühlte sie jetzt die Schmerzen. Sie war blutig und verschrammt von dem Balken an dem sie versucht hatte sich zu halten. Alexandra sah an sich hinunter. Die Knöpfe ihrer Bluse waren teilweise abgerissen, und unter der Achsel klaffte ein großes Loch.
Na toll. Was mache ich denn jetzt? Sie tastete nach ihrem Handy obwohl sie wusste, dass sie es im Auto gelassen hatte. Sie musste einfach etwas tun, um ihre Nerven unter Kontrolle zu halten. Sie blickte sich um. Der Zugang der Grube zum Keller hin war fest verriegelt und mit einem Sicherheitsschloss versehen. Das war also auch kein Fluchtweg. Nach einer Weile stand die Kommissarin auf. Der Rand der Grube befand sich gute zehn Zentimeter über ihrem Kopf. Wie komme ich den jetzt hier raus? Verzweifelt sah sie sich nach Etwas um auf das sie hätte steigen können. Sie legte zwei Stücke der morschen Balken übereinander und stellte sich darauf. Hoffnungsvoll streckte sie die Arme nach oben. Vielleicht konnte sie irgend Etwas zu fassen bekommen an dem sie sich hochziehen konnte. Sie tastete den Rand der Grube ab. Nichts zu machen, es war zu hoch. Keine Chance. Alleine komme ich hier nicht mehr raus, dachte sie resigniert. Erneut sah sie auf den Boden der Grube. Eine große Spinne kroch über den Balken auf ihren Fuß zu. Sie konnte ihren Schrei nicht

unterdrücken. Der Ekel schüttelte sie. Sie durfte gar nicht daran denken, was noch alles hier in diesem Loch hauste. Sehnlichst wünschte sie sich jetzt einen Ihrer Tatortschutzanzüge zu tragen. Sie musste nachdenken aber wollte sich auf keinen Fall dazu hinsetzen. An die dreckige Wand mochte sie sich auch nicht lehnen. Ihre Füße schmerzten jetzt auch und sie war hundemüde. Zunehmend fühlte sie die Verzweiflung in sich aufsteigen. Zu allem Übel begann sie damit sich selbst zu beschimpfen. Wie konnte ich nur so blöd sein allein hier her zu fahren? Aber diese Vorwürfe brachten auch nichts. Während sie versuchte sich zu konzentrieren und zu überlegen, wie lange sie wohl hier bleiben musste hörte sie plötzlich Schritte. Das war doch der schlurfende Gang des Bauern.

Du meine Güte. Ich muss ihn um Hilfe bitten. Jetzt.

Sie riss sich zusammen und rief.

„Herr Albiez, bitte helfen Sie mir!“ Er antwortete nicht. Die Schritte kamen näher, verstummten, dann entfernten sie sich wieder.

„Herr Albiez, bitte. Ich bin hier unten!“

Nichts.

„Hallo, Herr Albiez! Haallooo!“

Alexandra konnte es nicht fassen. Der Verrückte ging ohne ein Wort zu sagen und ohne, dass er sich ihr gezeigt hatte einfach wieder weg. Das konnte er doch nicht machen. Ihr gingen ein paar Schimpfworte durch den Kopf die sie lieber nicht laut hinausschrie. Sie lauschte angestrengt. Über ihr war es ganz still. Die Kommissarin kämpfte mit den Schmerzen, der Müdigkeit und ihr war übel vom Ekel und davon, dass sie tags über kaum etwas gegessen hatte. Ich sitze hier im Loch fest wie ein blödes Huhn. Keiner weiß wo ich bin, das Handy liegt im Auto und über die nötige

Akrobatik hier raus zu kommen verfüge ich sowieso nicht.
Die Zeit verstrich, es begann zu dämmern. Alexandra war maßlos wütend auf diesen Idioten von einem Bauern und auf sich selbst. Sie überlegte, ob sie einen Schuss aus ihrer Waffe abgeben sollte.
Plötzlich flog ein Gegenstand über sie hinweg und schlug krachend hinter ihr auf.

Schnappschüsse

Die Frau kam nach Hause. Sie betrat ihr Wohnzimmer wie eine Fremde. Unsicher, als wüsste sie nicht, was sie hier sollte, sah sie sich um, zog schließlich die Vorhänge zu und blieb ratlos mitten im Raum stehen.

Dann sah sie das Fotoalbum aufgeschlagen auf dem Tisch liegen. Mit einem Seufzer setzte sie sich auf das Sofa und berührte es vorsichtig, als könnte es aufspringen und davonlaufen.

Ihre einzige Verbindung zum Leben war die Vergangenheit. Gedankenverloren blätterte sie ein paar Seiten des Albums um.

Das Bild der aufgeschlagenen Seite zeigte zwei identisch angekleidete Babys. Sie trugen wattierte gelbe Anorakjacken mit braunumrandeten Kapuzen und ebensolchen Handschuhen. Bis hoch zu den kleinen Bäuchen waren ihre Füße und Beine mit einem Lammfell zugedeckt. So lagen sie zufrieden in ihrem Zwillingswagen und blickten mit großen Kinderaugen in die Welt. Es handelte sich um die beiden Jungen, die ihre Eltern damals zur Pflege aufgenommen hatten. Leider war es zu ihrer Pflicht geworden, diesen Wagen stundenlang durch den Ort zu schieben, um den beiden in den Schlaf zu helfen, weil ihre Mutter nicht genügend Zeit dafür hatte. Ihr klang das „Ach, wie süüüß" der anderen Passanten noch förmlich in den Ohren. Süß konnte sie an diesen beiden Störenfrieden überhaupt nichts finden. Meist machten sie einen Höllenlärm mit ihrem Geschrei. Wenn einer damit anfing, unterstützte der andere ihn sofort und umgekehrt. Man musste sie füttern, wickeln, baden, spazieren fahren; ein Programm für

den ganzen Tag und, so viel bekam sie damals schon mit, für ihre Mutter war das auch Programm während der ganzen Nacht.
Sie verstand überhaupt nicht, warum ihre Eltern, vielmehr ihre Mutter, unbedingt wollte, dass diese zwei Jungen in ihre Familie kamen. Ihretwegen hätte alles genauso bleiben können, wie es war. Ihre große Schwester war über sieben Jahre älter, und damit war sie, gerade sechsjährig geworden, das Nesthäkchen. Alle hatten viel zu tun, der Vater war außer Haus in einem Unternehmen beschäftigt, die Mutter kümmerte sich um den Hof und den Garten und die Schwester um ihre Schule. Nächstes Jahr sollte auch sie zur Schule gehen. Aber jetzt drehte sich alles nur noch um diese zwei Schreihälse. Nach kurzer Zeit stellte sich heraus, dass sie krank waren. Eines Morgens, als sie in die Küche tapste und sich auf ihre heiße Schokolade freute, fand sie die Eltern beunruhigt und aufgeregt vor. Nach und nach erfuhr sie, dass in der vergangenen Nacht der nur um wenige Minuten Jüngere der beiden ins Krankenhaus gebracht werden musste. Er hatte im Zusammenhang mit der Zahnung hohes Fieber bekommen, und das löste seinen ersten epileptischen Anfall aus. Den Eltern stand das Entsetzen dieser Nacht noch deutlich im Gesicht.

Dieses Ereignis veränderte ihren Alltag radikal. Es stellte sich heraus, dass beide Kinder Epileptiker waren. Jederzeit konnte ein Anfall auftreten, die Auslöser waren teils bekannt: Fieber, ein Schreck oder auch ein Sturz führten zu Anfällen, teils konnte man die Ursache aber nicht feststellen. Man, also sie, durfte die beiden Kinder keinen Moment mehr aus den Augen lassen. Immer drohte die Gefahr eines Anfalls, was sofortige Hilfe notwendig machte.

Die bestand aus einem speziellen Klistier zur Verabreichung krampflösender Medikamente. Ihre Aufgabe dabei war, die Mutter sofort zu alarmieren, sobald sich ein Anfall ereignete. Dabei kam es mehr als einmal vor, dass die Mutter sie in ihrer Angst beschuldigte, zu dem Anfall beigetragen zu haben. Sei es, sie habe nicht genügend aufgepasst oder nicht schnell genug Hilfe geholt. Einmal ereignete sich am frühen Abend eine besonders schwere Attacke. Der Kleine fiel einfach um wie ein gefällter Baum und krampfte. Sein Gesicht war von der damit verbundenen Atemnot tiefblau verfärbt, bis sie die Mutter endlich im Stall gefunden und geholt hatte. Unversehens spürte sie den harten Schlag auf ihrer Wange. Die panisch herbeigeeilte Mutter hatte sie beim Anblick des röchelnden Jungen laut kreischend gefragt: „Was hast du mit dem Kind gemacht?", und brutal geohrfeigt. Weinend und allein gelassen ging sie ins Bett. Das war der Moment, in dem sie beschloss, nie wieder fröhlich zu sein.
Hinzu kam, dass sie viel lieber mit ihrer Freundin Ursula draußen gespielt hätte, als zu einer kinderhütenden Krankenschwester verdonnert zu sein. Natürlich versuchte sie, ihre Freundin mit allerhand Ideen auch für diese Aufgabe zu begeistern, damit sie den Kontakt zu ihr nicht verlor, aber leider hatte sie damit nur mäßigen Erfolg.
Während sie sich auf einem weiteren Bild im Wohnzimmer neben dem Laufstall der Zwillinge sitzend betrachtete, erinnerte sie sich daran, wie sie die Freundin damals im Hof gegenüber mit einem anderen Mädchen aus der Nachbarschaft beim Murmelspielen und Rollschuhlaufen sehnsüchtig beobachtet hatte.
Die Frau versank bitter ins Grübeln. Dann kehrte ihr Blick zum Album zurück.

Lange starrte sie auf das nächste Foto der beiden winzigen Gestalten, die sichtlich zufrieden jeweils in einer Ecke des großen Wohnzimmersessels saßen. Ihre spärlichen Härchen waren in der Mitte des Kopfes wie zu einem Kamm zusammengebürstet. Das fand ihre Mutter ganz besonders putzig. Sie spürte ihrem Widerwillen von damals nach, schluckte, die Kehle wurde ihr eng. Sie war brennend eifersüchtig auf die beiden gewesen, aber weil sie krank waren war das irgendwie nicht erlaubt. Das war aber nur der Anfang gewesen. Als die beiden Laufen gelernt hatten und jeder mit seinem roten Spielzeugtraktor aus Plastik herumtobte, wurde das Aufpassen zur Tyrannei. In Windeseile verschwand einer mit absoluter Sicherheit in die entgegengesetzte Richtung, die der andere eingeschlagen hatte. Ihr Tatendrang war nicht zu bändigen. Sie erwiesen sich zunehmend als verhaltensgestört. Wenn einem von ihnen etwas nicht passte – was eigentlich immer der Fall war –, schlug er mit dem Kopf gegen eine Wand oder ein Hindernis, dass es dumpf dröhnte. Da Schläge gegen den Kopf immer auch einen epileptischen Anfall auslösen konnten, musste man das unbedingt verhindern. Die beiden fanden ganz schnell heraus, dass die Erwachsenen damit erpressbar waren, und sie nutzten es schamlos aus. Eine weitere Methode, ihren Willen durchzusetzen, war ihr markerschütterndes Kreischen. Sie selbst schien es nicht zu stören, für alle anderen war es jedoch unerträglich, und es schmerzte in den Ohren, wie sie in schrill spitzen Tönen so lange schrien, bis sie bekamen, was sie sich in ihre Köpfe gesetzt hatten. Damals selbst noch ein Kind, war die Frau damit absolut überfordert, wobei sie den beiden immer noch mehr entgegenzusetzen hatte als ihre nervöse Mutter.

Unglaublich war auch die Zerstörungswut der beiden Kinder. Sobald sie eines Stiftes, einer Schere oder mit zunehmender Reichweite gar eines Messers habhaft wurden, begannen sie ihr verderbliches Werk. Tapeten wurden beschmiert, bekritzelt oder in Teilen abgerissen, Tischdecken wurden beschrieben oder zerschnitten, die Tischkanten waren alle abgeschabt, abgeschlagen oder zerkratzt. Im Laufe der Zeit gab es in der Wohnung tatsächlich keine nicht irgendwie beschädigte Stelle mehr. Wollte man die beiden an diesem Treiben hindern, ging es los mit dem Kreischen, Kopf an die Wand schlagen und als sie älter waren, auch mit wildem Spucken und Kratzen. Es gelang nicht, ihnen beizukommen, geschweige denn, ihnen irgendeine Form der Erziehung angedeihen zu lassen. Sie zu baden endete regelmäßig in einem Fiasko. Meist war man selbst am Ende nasser als beide zusammen. Das Essen war eine Schlacht aus Spritzen, Spucken und Schmieren. Zur Toilette gingen sie lange Jahre gar nicht. Manchmal zwar ansatzweise, in der Art, dass sie sich einfach hinhockten, wo sie gerade waren, egal, ob es der Wohnzimmerteppich oder der Boden des Hausflurs war. Später, mit fünf oder sechs Jahren, wurde das besser, jetzt fanden sie zwar meist zur Toilette, allerdings grundsätzlich, ohne danach zu spülen. Da sie auch hemmungslos fremde Menschen, Besucher der Familie oder Passanten anspuckten, weil es ihnen Spaß zu machen schien, musste man immer auf der Hut sein, um auch in dieser Hinsicht das Schlimmste zu verhindern. Im Grunde genommen hätte man die beiden in einem speziellen Heim unterbringen müssen, um sie dort bestmöglich zu betreuen. Das kam jedoch wegen ihrer Mutter, die trotz allem an ihnen hing und die einen derartigen Verlust nicht noch einmal ertragen hätte, nicht infrage.

Auftanken

Sie tastete den Gegenstand hinter sich ab. Es war ein Hocker. Dieser bösartige Kautz hatte ihr einen Hocker hinuntergeworfen und sie damit beinahe erschlagen, oder war es Absicht, dass er sie nicht getroffen hatte? Egal. Sie wollte nur noch raus aus diesem Loch. Sie stellte den Hocker hin und stieg darauf. Mit aller Kraft gelang es ihr sich hochzustemmen und sich aus der Grube zu befreien. Sie wollte nur noch weg von diesem Hof und seinem gestörten Besitzer. Und wenn beide Ohrringe bei dem Kerl gewesen wären, ihretwegen konnten sie dort bleiben. Fast rennend erreichte sie ihren Wagen, stieg ein und fuhr los. Als sie kurz in den Rückspiegel blickte, sah sie wie der Widerling im Hof stand und ihr nachglotzte. Sie spürte den Impuls zu wenden und ihm ordentlich die Meinung zu sagen, aber in Anbetracht ihres Zustandes verzichtete sie darauf. Vermutlich würde sie ihn nicht beeindrucken. Sie stellte sich vor wie er ihr dümmlich grinsend erklären würde er habe den Hocker erst suchen müssen. Nein, darauf konnte sie verzichten. Sie beschleunigte den Wagen.
Hermann war bereits zu Hause. Als Alexandra die Einfahrt zur Garage hinauffuhr, sah sie den warmen Lichtschein durch die Scheibe im Küchenfenster. Schlagartig fiel aller Stress von ihr ab. Sie bemerkte, dass sie Hunger hatte, kein Wunder nach dem grausamen Stress und dem langen Tag.
Sie schloss die Haustür auf. Augenblicklich schien sie der Duft gebackener Pfannkuchen zu umhüllen. Hermann kam ihr lächelnd mit zwei Gläsern Prosecco entgegen.
„Gutes Timing, Madam! Es ist serviert“, sagte er noch

ganz im Schwung seiner guten Laune bis er sah, wie sie zugerichtet war.
„Um Gottes Willen, was ist passiert?“
„Er sieht nur so schlimm aus. Es ist nichts, wirklich. Ich erzähl es Dir gleich, lass mich nur zuerst schnell duschen.“
Hermann stand wie erstarrt. Alexandra wurde bewusst was sie ihm für einen Anblick bot. Sie war völlig verdreckt, hatte Kratzer und war mit Blut besudelt, dazu kam die zerrissene Bluse. Sie musste lachen. Einerseits weil der Stress von ihr abfiel und andererseits weil sie sich vorstellen konnte wie erbärmlich sie aussah. Sie war wirklich erleichtert darüber, dass es ihr nicht so schlecht ging wie sie aussah. Das Schlimmste war der Schreck gewesen.
„Ehrlich Hermann, du musst Dir keine Sorgen machen. Ich bin nur gestürzt. Wenn ich gewaschen bin sehe ich viel besser aus.“
Er schien ein wenig beruhigter zu sein, denn er reichte ihr das Glas jetzt doch.
„Hier, trink erst mal einen Schluck.“
„Danke, und du bist so ein Schatz, dass du mich vor dem Hungertod rettest“, fiel sie ihm vorsichtig um den Hals. „Heute Mittag war ich nur kurz mit Isidor im Café. Gib mir fünf Minuten, ich erzähl dir alles andere beim Essen.“
Er nickte und ging zurück in die Küche.
Als sie geduscht und in ihren Bademantel gehüllt zu ihm kam sah sie an seinem Blick, dass sie sich wieder sehen lassen konnte.
„Schön, dann kann es jetzt ja losgehen. Salut!“ Er reichte ihr ein Glas zum Anstoßen.
„Jetzt essen wir erst mal was, und dann bin ich gespannt zu hören, was dir passiert ist.“

„Vermutlich hast du mehr zu erzählen“, konterte sie immer noch darum bemüht ihren Unfall zu verharmlosen.“
Hermann zog seine Brauen zusammen. Das war seine Art schwere Zweifel auszudrücken. Alexandra spannte ihn nicht länger auf die Folter und erzählte ihm was ihr auf dem Dachsberg zugestoßen war.
„So ein Scheißkerl“, entfuhr es Hermann als sie mit ihrer Erzählung geendet hatte.
„Ja, ein typischer Hotze.“
Weil sie so gut schmeckten, nahm sie sich noch einen halben Pfannkuchen.
„Auch als Koch bist du Weltklasse“, neckte sie.
„Ich bin so froh, dass Dir nicht mehr passiert ist. Du darfst solche Alleingänge nicht machen. Versprich mir das.“
Alexandra versprach es halbherzig. Sie wusste, dass es immer wieder Situationen geben würde, in denen sie schnell und gegebenenfalls alleine handeln musste, aber das wollte sie jetzt nicht weiter besprechen.
„Das bin ich auch. Aber jetzt erzähl du mal was heute bei dir los war“, sagte sie schnell um abzulenken.
„Ich war heute früher fertig. Ein Termin mit einer Frau ist ausgefallen. Sie hat ihre an Demenz erkrankte Mutter umgebracht, soweit jedenfalls die offizielle Lesart.“
„Und die inoffizielle?“
„Das ist eben noch nicht klar. Aber sie musste heute selbst behandelt werden, anscheinend hat sie schwere Migräneattacken, und dadurch konnte ich früher weg.“
Sie lächelte. „Des einen Leid, des anderen Freud.“
„Und was war sonst bei dir? Bist du eigentlich weitergekommen mit deinem Fall?“
„Fehlanzeige. So wie die Dinge liegen, habe ich nicht mal im Ansatz etwas, das auf einen Täter hinweist. Wenigs-

tens habe ich auch durch eine Vernehmung heute einen weiteren und vertiefenden Eindruck von diesen Hotzenwäldern bekommen. Da gibt es ein paar Exemplare, die würde man auf der Bühne als überzogen dargestellt kritisieren."

„So heftig?"

„Ja, ich hatte ja den Bauern vom Dachsberg ins Präsidium bestellt. Vermutlich muss ich noch froh darüber sein, dass er überhaupt gekommen ist. Er war so stur und eigensinnig wie ein Bock. Letzten Endes hat ihn Isidor zum Sprechen bewegen können, aber was dabei herauskam, hätte ebenso gut auch drinbleiben können."

„Oh, das klingt schlimm."

„Isidor meinte, von der Sorte gäbe es noch schlimmere. Totale Eigenbrötler, die auf abgelegenen, heruntergekommenen Gehöften alleine oder teilweise mit kranken oder behinderten Angehörigen regelrecht außerhalb der Zeit leben. Aus Stolz und Beschränktheit fristen sie ihr Dasein unter teilweise katastrophalen hygienischen und finanziellen Bedingungen. Davon bekommen wir gar nichts mit. Wir sind im Gegensatz dazu richtige Stadtmenschen, obwohl wir hier auch auf dem Land wohnen."

„Klar, Isidor hat durch seine Verwandtschaft mehr Zugang zu den ursprünglichen Höfen."

„Er kann vermutlich so gut mit den Leuten umgehen, weil er hier seit Generationen verwurzelt ist." Sie musste lachen. „Neulich war ein Onkel von ihm im Präsidium. Nach einem Arztbesuch in der Stadt wollte er mit Isidor zusammen nach Hause fahren. Mit dem Bus dauert es ewig, bis man von Waldshut nach Herrischried kommt. Jedenfalls dachte ich, ein lebender Gartenzwerg steht vor mir, als der Mann in unserer Abteilung auftauchte."

„Wie sah er denn aus?"
„Eben genau wie Gartenzwerge aussehen. Ohne Witz. Ich dachte im ersten Moment, der ist nicht echt. Er hatte schneeweißes Haar, das irgendwie kreisrund geschnitten war, als hätte man ihm dazu einen Topf über den Kopf gestülpt. Darunter saß auf den für seine Proportionen überdimensionierten Ohren eine Nickelbrille mit ebenfalls kreisrunden Gläsern, die auf seiner ungewöhnlich langen, sich vorne rundenden roten Nase saß. Seine Augen waren strahlend blau, natürlich kugelrund und blickten irgendwie listig in die Gegend. Genau dazu passte, dass seine Wangen in Höhe des Jochbeins zwei circa ein Euro große hektische Rötungen aufwiesen."
„Wirklich, so typisch? Den würde ich gerne mal kennenlernen."
Hermann lachte jetzt auch. „Du gibst eine gute Zeugin ab, Alexandra."
„Gelernt ist eben gelernt", entgegnete sie. „Das Beste kommt noch, du hättest sehen sollen wie er gekleidet war. Über einem grasgrünen, langärmligen Rolli trug er eine rote Filzweste, die sich über sein rundes Bäuchlein spannte. Dazu weit geschnittene graue Cordhosen, die leider ein wenig zu kurz geraten waren. Abgerundet wurde sein Erscheinungsbild von viel zu großen Birkenstocksandalen, in denen seine merkwürdig quadratischen Füße in dicken braunen Wollsocken steckten."
Mittlerweile konnte sie vor Lachen kaum noch sprechen.
„Das ist nicht dein Ernst." Hermann versuchte, noch Haltung zu bewahren.
„Doch", sie japste nach Luft und beugte ihren Oberkörper nach vorn, um besser atmen zu können. „Gefehlt hat nur

noch die rote Filzmütze, dann wäre der Zwerg fertig gewesen. Und er konnte sprechen."
„Ein sprechender Gartenzwerg." Hermann grinste. „Konnte er Deutsch oder wie klingt Gartenzwergisch?"
Jetzt prusteten sie beide los. Sie lachten so lange, bis ihnen die Tränen aus ihren Augen liefen.
Ich muss ihn unbedingt kennenlernen", wiederholte Hermann, als er sich ein wenig beruhigt hatte.
„Tja, dann stell dich mal gut mit Isidor, der besorgt dir vielleicht eine Audienz", neckte sie ihn.
Gemeinsam räumten sie das Geschirr in die Spülmaschine. Hermann legte eine CD von Cohen in den Player und startete ihn.
Der tiefe Klang seiner sonoren Stimme füllte den Raum. Alexandra fühlte den ruhigen kraftvollen Sog, der davon ausging und ihren ganzen Körper durchdrang.
Sie kuschelte sich in ihren Lieblingssessel, seufzte und legte den Kopf in den Nacken. Hermann trat hinter sie. Sanft massierte er ihre Schläfen.
„Hm, das tut gut." Noch tiefer ließ sie sich in das Polster sinken.
„Wir könnten das Behandlungsgebiet noch erweitern", murmelte er in ihr Ohr.
Sie spürte, wie eine warme Woge sie durchflutete. „An was genau denkst du?"
Jetzt war es ein Flüstern, das in ihr Ohr drang.
Sie seufzte. „Mhm. Das hört sich gut an. Wollen wir nach oben gehen?"
„Nein, das erledigen wir gleich hier", sagte er leise, während er sie langsam aus dem Sessel zu Boden auf den flauschigen Teppich zog. Sie rollte sich seufzend zur Seite und er legte sich dicht an sie heran.

Routine

„Also, was haben wir bisher, Isidor?“, erkundigte sich Alexandra, nachdem sie Isidor in Akten vertieft antraf.
„Wir haben eine tote Frau, die sich eindeutig selbst erhängt hat. Hier ist übrigens der Obduktionsbericht. Null Fremdeinwirkung und ein zugegebenermaßen etwas kryptischer Abschiedsbrief. Diese Frau hat einen Mann gekannt, der aus dem Fenster seines Büros gestürzt ist. Auch sein Obduktionsbericht liegt inzwischen vor: Schädelfraktur, letal. Dazu 28 weitere Frakturen, Gefäßabrisse, innere Blutungen und, und, und. Keinerlei Hinweise auf Drogen, Alkohol, Gift oder Ähnliches. Ebenfalls Fehlanzeige für Fremdverschulden. Weder befinden sich Kampfspuren an seinem Körper, noch deutete im Büro irgendetwas darauf hin. Seine Fingernägel waren sauber, wie frisch aus der Maniküre. Allerdings, im Gegensatz zu der Frau gibt es keinerlei Hinweise auf Suizid.“
„Völlig rätselhaft“, murmelte Alexandra. „Möglicherweise haben wir etwas übersehen. Zeigen Sie mir bitte noch mal die Aufnahmen von dem Büro.“
Isidor reichte ihr die vier Bilder, die er von dem Raum gemacht hatte. Sie betrachtete sie eingehend. Dann wandte sie sich an Isidor.
„Wir sollten uns genauer ansehen, was das für Akten sind, die auf dem Schreibtisch liegen und, wenn wir bei Frau März sind, nachfragen, ob es üblich war, dass die Wasserflasche dort stand.“
Isidor machte sich Notizen. Alexandra fuhr fort: „Sehen Sie, vor dem Fenster auf dem Boden steht nichts. Ein Unfall ist aufgrund der Höhe des Fensterrahmens völlig aus-

geschlossen. Entweder hat ihn jemand gehoben, wofür es leider keine Hinweise gibt, oder er hat sich eben doch selbst hochgestemmt und ist gesprungen. Aber warum sollte er das getan haben?“

„Tja, das ist die Frage. Was wir bisher über ihn wissen, macht nicht den Eindruck, als hätte er einen Grund gehabt, sich umzubringen. Die Beschreibung seiner Persönlichkeit, wie Professor Beiling sie abgegeben hat, passt überhaupt nicht dazu, sich derart feige einfach aus dem Staub zu machen. Geschweige denn, seine Kinder sitzen zu lassen. Auch sonst scheint er ein Guter gewesen zu sein. Er hätte doch wenigstens seiner Familie eine Erklärung gegeben.“

„Ja, es passt einfach nichts zusammen. Und dazu kommt das angelehnte Fenster. Warum stand es nicht sperrangelweit offen, wenn es so war, dass er in suizidaler Absicht hinausgesprungen ist? Könnte noch jemand im Raum gewesen sein? Aber wer? Hätte er oder sie ungesehen verschwinden können, bevor Frau März zur Arbeit kam? Wir machen weiter, Isidor. Das private Umfeld von Herrn Dr. Werner checken wir auch genauer. Seine Konten und alle Telefonkontakte, auch die letzten Anrufe aus der Bank könnten aufschlussreich sein. Wie sieht es aus mit seinen Versicherungen? Hat er Geschwister – gibt es da Motive –, Neid, Erbschaft, Rivalen.“

„Rivalen“, Isidor referierte, „das Wort bedeutet eigentlich zum (gleichen) Bach gehörend, von rivus: Bach. Aus römischen Gesetzen geht hervor, dass es sich um das Recht handelte, Wasser aus dem Bach oder Kanal zu entnehmen. Rivalen sind die Konkurrenten am gleichen Wasserlauf. Spannend was?“

„Ja“, entgegnete Alexandra knapp. Isidor beschäftigte sich

verlegen mit seinem Rucksack. Schließlich fand er eine Handvoll Erdnüsse. Er bot ihr davon an. Um ihn bei Laune zu halten, nahm sie eine.
„Auch die Verwandtschaft von Frau Werner sollten wir im Auge behalten. Außerdem sprechen wir mit seinen direkten Nachbarn. Möglicherweise hat jemand etwas Ungewöhnliches beobachtet oder es gibt Konflikte untereinander. Es wäre nicht das erste Mal, dass sich ein Nachbarschaftsstreit bis zur tödlichen Auseinandersetzung entwickelt.
In der Bank hören wir uns um, was an Klatsch und Gerüchten über den Mann im Umlauf ist. Diese Frau Brösstler scheint mir dafür die Richtige zu sein. Und der Vorstandskollege, der auf Geschäftsreise war, wie heißt er noch?"
Isidor blätterte in seinem Notizblock.
„Göbel, Dr. Ludger Göbel."
„Den überprüfen wir zuerst. Wie heißt es doch so schön: Die Abwesenden sind meist die Interessantesten. Und die zweite Kraft von Dr. Werner, diese Frau Neudorf, möchte ich mir noch mal zur Brust nehmen. Ich hatte das Gefühl, dass die Frau nicht so unnahbar ist wie Frau März."
Der Assistent notierte sich alles.

„Lassen Sie uns als Nächstes ein Brainstorming machen, Isidor. Ich schreibe selbst mit. Wir suchen nach jeder Art eines Motives, das ein vermeintlicher Mörder von Herrn Dr. Werner gehabt haben könnte. Möglichst mit Zuordnung zu einer Person oder wenigstens einem Personenkreis."
„Bin dabei, Chefin. Ich mache mir nur noch schnell einen Tee. Möchten Sie auch was davon?"

„Nein, danke." Mit Grausen dachte sie an das bittere Gebräu, das aus einer Mischung aus Mate, Grüntee und, wie Hermann vermutete, Heu bestand. Isidor nannte es seine Hausmischung. Sie beide hatten schon vor einiger Zeit die Gelegenheit gehabt, es zu kosten. Das Gefühl einer pelzigen Reizung hatte sich noch lange danach in ihrem Gaumen gehalten.
Sie goss sich ein großes Glas Wasser ein.
Isidor kam zurück. Er breitete sein Equipment aus Beuteln und Sieben auf dem Tisch aus, daneben stellte er eine Tasse und eine Kanne mit heißem Wasser. Nachdem er sich umständlich eine Tasse Tee bereitet hatte, legte er den Kopf in den Nacken und starrte gedankenverloren an die Decke.
„Also", begann er. „Als Erstes fällt mir Hass ein. Man muss jemanden doch hassen, wenn man bereit ist, ihn zu töten, finden Sie nicht?"
„Doch." Sie schrieb Hass auf das Flipchart. „Aber wer könnte das sein, der einen solchen Hass auf ihn hatte?"
„Eigentlich alle. Ausnehmen würde ich an der Stelle nur die Ehefrau."
„Stimmt, wir machen gleich auch eine Negativ-Liste. Das ergibt ein besseres Gesamtbild. Was fällt Ihnen noch ein, Isidor?"
„Ich meine, Neid könnte auch ein Motiv sein. Jemand aus dem Kollegenkreis ist vielleicht scharf auf seinen Job."
„O. k., das hab ich. Seine Frau schließe ich hier auch aus."
„Ja, und dann natürlich Geld. Das liebe Geld. Wir prüfen das sowieso noch nach. Seine Lebensversicherungen, eventuelle Schulden, Spekulationen. Ist er möglicherweise ein Spieler gewesen?"

„Da nehme ich vorsichtshalber niemanden aus." Alexandra überlegte weiter.
„Ich denke, Rache wäre ein Motiv. Hat jemand eine Rechnung mit ihm offen? Vielleicht ein Kunde, der Geld verloren hat oder keines bekommen konnte wie Frau Albiez?" Sie schrieb es hin.
„Tja und natürlich die Eifersucht." Isidor goss sich eine weitere Tasse seines Trankes ein.
Alexandra schrieb alles in großen Buchstaben auf.
„Kränkung", fuhr Isidor fort. „Möglicherweise hat er jemanden mit oder ohne Absicht im wahrsten Sinne des Wortes tödlich gekränkt."
Isidor war jetzt in Fahrt. „Oder es war ein Irrtum. Jemand anderes sollte getötet werden und dabei hat es Herrn Dr. Werner zufällig erwischt. Die Geldmafia ...", er grinste. „Man weiß ja nie. Die wollten vielleicht ein Exempel statuieren, Druck ausüben und dem eigentlichen Opfer demonstrieren, dass man auch vor Mord nicht zurückschreckt."
Geduldig schrieb Alexandra.
„Es könnte auch sein, dass man ihn aus dem Weg räumen wollte, weil er etwas blockierte. Vielleicht eine geschäftspolitische Entscheidung innerhalb der Bank?"
„Auch das ist vorstellbar", nickte Alexandra, vor deren geistigem Auge gerade zwei von der Mafia beauftragte Muskelprotze dem armen Herrn Dr. Werner in seinem Büro auflauerten, ihn schweigend packten und ratzfatz aus dem Fenster bugsierten.
Es blieb eine ganze Weile still.
Dann sagte Alexandra: „Okay, Isidor, und jetzt fantasieren wir einmal alle Methoden, wie man einen Mann aus dem Fenster werfen kann, nein, besser aus dem Fenster be-

kommt, ohne ihm sichtbar Gewalt anzutun und ohne, dass er sich dagegen wehrt. Gerade habe ich mir überlegt, dass er sozusagen überwältigt worden sein könnte."
„Sie meinen, so wie man ein lästiges Insekt einfach aufhebt und rausschmeißt?"
„Ja, genau so." Alexandra schrieb auf ein weiteres Blatt.
Isidor stand auf und ging ein paar Mal im Kreis herum. Dann setzte er sich wieder.
„Mir fällt Hypnose dazu ein, aber das ist Quatsch. Sich derart zu schaden, kann man einem Menschen auch unter Hypnose nicht befehlen."
„Ich schreib es trotzdem auf", sagte Alexandra. „Manchmal kommt man auch weiter, wenn man eine Weile Quatsch denkt."
„Davon gibt es noch mehr. Wie wäre es mit Magie oder Voodoo?"
Auch das notierte Alexandra und sagte: „Oder eine plötzliche Nachricht, ein Schock. So etwas wie: Sie haben noch zwei Monate zu leben."
„Wir checken die Telefondaten noch genauer, Chefin. Ist schon notiert. Allerdings kann ich mir nicht vorstellen, dass ein Arzt so eine Diagnose am Telefon unterbreiten würde."
„Es kann auch ein Gespräch stattgefunden haben, und er hat darüber geschlafen oder eben auch nicht geschlafen und dann die Konsequenzen daraus gezogen. Wir kontaktieren den Hausarzt. Frau Werner müssen wir auch noch einmal dazu befragen, ob er in letzter Zeit körperliche Beschwerden hatte. Das machen wir zusammen mit der Überprüfung der Nachbarn, dann sparen wir uns diese Wegstrecke."
Isidor gähnte und streckte seine langen Beine aus.

„Ich glaube, jetzt ist erst mal unsere Mittagspause angesagt. Mir knurrt der Magen."
„Stimmt, wir treffen uns um punkt zwei Uhr unten am Wagen. Ich muss schnell in die Stadt, um eine Besorgung zu machen."
„Wie geht's dann weiter, Chefin?"
„Dann stürmen wir die Bank. Dieser Herr Dr. Kleber ist mir zu glatt", rief sie schon im Hinausgehen.

Schnappschüsse

„Ach du meine Güte“, rief sie leise aus, als sie das Bild entdeckte.
Es war ein Foto, das anlässlich ihrer Einschulung gemacht worden war. Lange starrte sie auf die vertrauensvoll in die Welt blickenden Kinderaugen, die ihre eigenen waren. Das Kind saß mit einer knallrot glänzenden, durch ihre Größe fast bedrohlich wirkenden Schultüte offensichtlich in Pose für das Foto. Sein dunkles, auffällig feines Haar trug es lang. Es war brav in der Mitte gescheitelt und zu einem Pferdeschwanz gebunden worden. Auf dem blassen, fast runden Gesicht hatten sich unzählige Sommersprossen angesiedelt. Der wollene Pullover mit dem groben Zopfmuster verband sich beinahe mit dem Hintergrund.
Sie erinnerte sich an die Szene, als wäre es erst gestern gewesen. Auch an die Schande erinnerte sich noch genau. Als es auf ihren ersten Schultag zuging, war sie mit der Mutter beim Einkaufen gewesen. Natürlich erregten die bunten Schultüten, die im Schaufenster ausgestellt waren, auch ihr Interesse. Sie fragte die Mutter, ob sie auch eine solche bekommen würde. Es schien ihr, als würde sie die Stimme der Mutter deutlich zu ihr sagen hören: „Ach Kind, das ist doch nur Geldmacherei. Das bisschen Papier ist völlig überteuert und man braucht es nur an einem einzigen Tag. Das rentiert sich nicht, verstehst du?“ Sie erinnerte sich jetzt nicht mehr ganz genau, ob sie das verstanden hatte, aber, dass sie der Mutter nicht noch mehr Kummer machen wollte, als sie schon hatte, daran erinnerte sie sich wohl. Jedenfalls hatte sie die Sache dann auch wieder vergessen, bis eben zum ersten Schultag. Sie sah die Kin-

der an der Hand ihrer Eltern mit ihren Tüten aus verschiedenen Richtungen kommen, bemerkte wohl, dass sie ohne glänzende Tüte und alleine unterwegs war, aber da auch andere Kinder ohne Tüte unterwegs waren, konnte sie das gut verkraften. Sie kam nicht auf die Idee, dass diese anderen Kinder vermutlich gar keine Erstklässler waren. Aufgeregt, in ihre Gedanken darüber versunken, was sich in der Schule abspielen würde, ging sie in das Gebäude hinein und folgte den bunten Tüten in ihre Klasse. Das Nächste, woran sie sich dort erinnerte, war der Moment, als es hieß, sie sei jetzt dran, zum Fotografen ins Nebenzimmer zu gehen. Mit so etwas hatte sie gar nicht gerechnet, schließlich ging man doch zur Schule, um zu lernen. Verwundert trippelte sie in die angewiesene Richtung und stellte sich, wie geheißen, in die Reihe vor der Tür. Als sie dran war, geleitete eine Frau sie in das kleine fensterlose Zimmer. Dort wurde sie auf einen Stuhl gesetzt, der vor einem schwarzen Kasten stand und der von einer grellen Lampe unangenehm beleuchtet wurde. Während sie noch staunte, merkte sie, wie die Frau ihr mit abschätzigem Blick diese überdimensionierte Tüte in den Arm drückte und ihre freie Hand darüber legte. Die Tüte stammte, wie sie jetzt bemerkte, von einer Halterung an der Wand, in der insgesamt drei Modelle – eins in Blau, eins in Gold und eben ihres, das in Rot – auf ihre Nutzung warteten. Die Schultüte lag unglaublich leicht in ihrem Arm, und obwohl sie oben mit feinem Papier zugebunden war, schien sie leer zu sein. In dem Moment erkannte sie den Umstand, dass die Tüten der anderen Kinder mit allerlei Überraschungen gefüllt sein mussten. Das hier sind die Tüten für die armen Schlucker, die sich keine eigene, gefüllte Tüte leisten können, dachte sie. Die denken jetzt bestimmt, dass wir auch zu denen gehören, die das nötig haben. Und im Moment des Erkennens kam die Scham. Wie eine Woge schlug sie über ihr zusammen, nahm ihr die Luft und riss sie mit sich fort. Hier brach die Erinnerung ab.

Geldgeschäfte

Wiederum wurden sie von einer Angestellten in die Vorstandsetage geleitet. Die junge Frau, es konnte sich nur um eine Auszubildende handeln, bat sie, noch einen Moment Platz zu nehmen, und verschwand den langen Flur hinunter. Sie warteten. Isidor beobachtete, wie es hinter Alexandras Stirn arbeitete.

Eine Viertelstunde war vergangen, als Alexandra entschlossen aufstand und murmelte: „Ich geh jetzt da rein."

Im selben Moment wurde die Tür so schwungvoll von innen geöffnet, dass Alexandra erschrocken einen großen Schritt zurückmachte.

„Nanu, haben Sie etwa gelauscht?", sagte der schlaksig wirkende Mann. Als er Isidors irritierten Blick sah, schickte er nach: „Nur ein Scherz."

„Herr Dr. Göbel, guten Tag. Ich bin Alexandra Rau, die leitende Ermittlerin im Fall Dr. Markus Werner. Das ist mein Kollege, Oberkommissar Isidor Rogg."

„Ich weiß, wer Sie sind. Sie wurden angemeldet."

Alexandra musterte ihn schweigend. Sie verkniff sich die schlagfertige Bemerkung, die ihr auf der Zunge lag. Dieser Dr. Göbel war deutlich jünger als seine beiden Kollegen. Alexandra schätzte ihn auf höchstens Anfang dreißig. Sie musste den Kopf weit in den Nacken legen, um zu ihm aufzublicken. Seine Haut war auffällig blass, unter den Augen bildeten sich bläuliche Schatten ab. Das blonde Haar war bereits auf dem Rückmarsch. Er trug es ganz kurz geschnitten, wohl um diesen Umstand zu kaschieren. Besonders auffällig war jedoch sein dünner langer Hals, der den Hemdkragen nicht ausfüllte, wodurch er noch dürrer wirkte.

Offensichtlich war es ihm unangenehm, so taxiert zu werden. Er räusperte sich. „Ja, hm. Kommen Sie doch erst mal herein." Mit einer knappen Geste wies er auf die Sitzgruppe seines Büros. „Bitte!"
Alexandra schwieg weiter. Sie setzten sich.
„Die Polizei im Haus, das würde man doch lieber vermeiden", versuchte er einen weiteren Scherz. „Was wünschen Sie?"
„Wir haben ein paar Fragen, Ihre Zusammenarbeit mit Herrn Dr. Werner betreffend." Gezielt hatte sich Alexandra für diese erste Frage entschieden.
„Zusammenarbeit, ich weiß nicht, ob ich das so nennen würde. Herr Dr. Werners Resort hat keinerlei Berührungspunkte mit meinem. Sehen Sie es so: Herr Dr. Werner brachte das Kapital herein, ich arbeite damit." Er grinste selbstgefällig.
Isidor atmete hörbar aus.
„Was für ein Mensch war Herr Dr. Werner aus Ihrer Sicht?"
„Darüber habe ich mir eigentlich keine Gedanken gemacht."
Alexandra dachte: Der weicht nicht aus, der meint das wirklich so. Sie musterte erneut die wie erstarrt wirkende Mimik des Mannes.
„Und wenn Sie sich jetzt Gedanken darüber machen?"
„Tja, wenn ich mir jetzt Gedanken darüber mache, würde ich sagen: Herr Dr. Werner wollte es immer allen recht machen. Er hat sich stets bemüht, verstehen Sie?"
Wieder fiel Alexandra sein zynisches Grinsen auf. Er zog seine dünnen Lippen dabei für den Bruchteil einer Sekunde nach unten. „Nein, ich verstehe noch nicht ganz." Sie schaute ihn fragend an, darum bemüht, ihn ihre Abneigung nicht spüren zu lassen.

„Manchmal habe ich mich gefragt, ob sich der Kollege bewusst darüber ist, dass er im Bankgeschäft tätig ist. Er vertrat teilweise Ansichten, die man eher unter Sozialarbeitern findet."
Alexandra war sich jetzt sicher, wie sie ihn zu nehmen hatte. Sie strahlte ihn an. „Das ist sehr interessant, Herr Dr. Göbel."
Und voilà, es wirkte. Er fühlte sich bewundert und wichtig. Gleich wurde er gesprächiger.
„Dem Kollegen war sogar sein Gehalt peinlich. Er hat ein paar einfache Regeln anscheinend nicht begriffen. Zum Beispiel, dass, wer mit Wurst handelt, selbst auch Wurst hat, genauso wie, wer mit Geld handelt, eben auch selbst Geld hat."
„Verstehe", nickte Alexandra, dabei dachte sie: Wann habe ich zuletzt so ein hochnäsiges Gelaber gehört. „Gab es aus dieser unterschiedlichen Sichtweise heraus Grund zum Streit zwischen Ihnen oder den anderen beiden Herren und Herrn Dr. Werner?"
„Streit, nein, sicher nicht. Mit Herrn Dr. Werner konnte man sich nicht streiten."
„Nicht?" Alexandra blickte ihn interessiert an und zog die Augenbrauen hoch.
„Nein, nicht. Er hatte fast so etwas wie eine Jesus-Mentalität an sich, wenn Sie verstehen. Die Sache mit der anderen Wange und so." Abschätzig schürzte er die Lippen. „Es grämte ihn, dass Geld zu Geld will. Stundenlang konnte er darüber sprechen, wie ungerecht es sei, dass nur, wer schon genügend Kapital hat, die Gelegenheit bekommt, es auch adäquat zu vermehren. Spekulationen mit Immobilien, Termin- und Währungsgeschäfte – so etwas geht eben nicht ohne Polster." Wieder dieses Grinsen. „Herr Dr.

Werner meinte, es läge auch an unserem Finanzsystem, dass die Armen immer ärmer und die Reichen immer reicher werden."
„Aha", Isidor hatte genug. „Das meinen Sie nicht?"
„Keineswegs meine ich das. Solche Sentimentalitäten haben in unserer Branche nichts zu suchen. Finanzgeschäfte sind knallhartes Business. Wir analysieren, beobachten und vergleichen – Zahlen, Daten, Fakten. Nichts anderes. Es wäre ja noch schöner, wenn Krethi und Plethi einfach daherkommen könnten, und mal eben, ganz nach Gefühl, ein bisschen mitmischen. Wir erleben im Privatkundengeschäft, dem Ressort von Herrn Dr. Werner übrigens, ja dauernd, wohin das führt. Bei jedem anderen Produkt, das gekauft wird, holen sich die Leute vorher Informationen ein. Sie stellen Vergleiche an, erkundigen sich im Bekannten- und Freundeskreis und nutzen ihre eigenen Erfahrungen. Sobald es aber ums liebe Geld geht, werden alle diese sinnvollen Instanzen anscheinend bedenkenlos über Bord geworfen. Das Gehirn wird abgeschaltet und gegen den Bankberater ausgetauscht. Der soll, allein, weil er in der Bank sitzt, ganz genau wissen, wie man schnell reich wird. Auf die Idee, dass der, wenn er es wüsste, nicht da sitzen und sich mit ihnen plagen müsste, kommen die wenigsten. Sobald das Gefühl ins Spiel kommt, leidet das Geschäft. Das sollte man wissen."
Er wischte sich ein für Isidor nicht sichtbares Stäubchen wie eine lästige Fliege vom Revers. Isidor räusperte sich.
„Wenn ich Sie richtig verstehe, war Herr Dr. Werner für Ihren Geschmack zu gefühlsbetont. Ich könnte mir schon vorstellen, dass sich daraus menschliche Differenzen zwischen Ihnen ergeben haben."
„Sie meinen Differenzen in der Art, dass Kollegen aus dem

Fenster befördert werden? Dass ich nicht lache." Er beugte sich ein wenig zu Alexandra hin, als wollte er andeuten, dass Isidor ihm lästig wurde.
„Frau Hauptkommissarin, was glauben Sie? Wollte ich jeden, der andere Ansichten als ich vertritt, auslöschen, würde ich mein Tagesgeschäft nicht mehr bewältigen können."
„Das beruhigt mich jetzt wirklich", bemerkte Alexandra zweideutig. Er schien es nicht auf sich zu beziehen. Zufrieden lehnte er sich wieder zurück.
„Wenn ich Ihnen weiter behilflich sein kann, jederzeit gerne." Sein Blick zur Uhr wirkte derart affektiert, dass Alexandra beinahe laut aufgelacht hätte.
Isidor konnte nicht erwarten, sich mit seiner Chefin auszutauschen.
„Sie waren verreist in der letzten Woche?" Genervt schob er hinterher: „Wo genau, wenn ich fragen darf?"
Göbel bemerkte auch davon nichts. „Ich hatte in Leipzig zu tun. Wir sind dort seit einiger Zeit engagiert." Um Beifall heischend blickte er zu Alexandra, als sollte sie ihn dafür bewundern.
„Wir überprüfen das", antwortete Isidor kühl.
„Erst mal vielen Dank, Herr Dr. Göbel. Falls Ihnen noch etwas einfällt, das hilfreich sein könnte, um den Fall zu klären, melden Sie sich bitte." Alexandra schob ihre Karte auf dem Tisch zu ihm hinüber.
Er musterte die Karte, ohne sie zu berühren.
„Ja, gewiss!"
Nur raus hier, dachte Isidor und stand auf.
„Wir finden den Weg", wollte Alexandra gerade sagen, aber Göbel war schneller. Er drückte einen Schalter.
„Ich lasse Sie nach unten bringen."
Sofort erschien die blutjunge Angestellte.

„Tanja, die Herrschaften möchten gehen“, näselte der Vorstand, während er ihr unverhohlen auf den Busen starrte. In der Halle angekommen, wandte sich Alexandra an Isidor.
„Bevor wir hier weitermachen, brauche ich frische Luft.“
„Wollte ich auch gerade sagen.“ Isidor grinste und fischte in den Tiefen seines Rucksacks nach einem Apfel.
„Übrigens, der Begriff Krethi und Plethi stammt aus dem Alten Testament. König Davids Wache bestand aus fremden Söldnern, wahrscheinlich aus Kretern und Philistern. Später in lutherischen Kreisen war es das geflügelte Wort für ‚gemischte Gesellschaft'. Aber das wollte ich diesem sauberen Herrn nicht erzählen.“
Alexandra musste lachen. Es war sehr auffällig, wenn Isidor keine Lust darauf hatte, seine etymologischen Weisheiten zu verbreiten.
„Sehr gut, dass Sie sich die Belehrung verkniffen haben, Isidor. Ich dachte immer Krethi und Plethi heißt so viel wie ‚jeder Depp'.“
„In diesem Sinne hat es Herr Göbel wohl auch gemeint.“
„Was für ein Schnösel“, murmelte Alexandra halblaut auf dem Weg zum Ausgang.
„Und ich habe das Gefühl, der geht über Leichen.“
„Wenn Sie da mal nur nicht recht haben, Isidor. Ob er allerdings über Herrn Dr. Werners Leiche gegangen ist, würde ich auch schon vor der Verifizierung seiner Reisedaten bezweifeln.“
Isidor nickte.
„Nicht nur, dass dieses Wunderwerk aus Zahlen, Daten und Fakten Gefühle für überflüssig hält, er scheint auch keinerlei Sensoren für die Gefühle seiner Gesprächspartner zu haben.“

„Das gehört zweifelsfrei nicht zu seinen Stärken." Sie lachten.
„Immerhin ist er nicht der Typ, der zum Mörder wird, weil ihn seine Emotionen überfluten."
„Also, weiter im Text, Chefin. Wen nehmen wir uns als Nächstes vor?"
„Professor Beiling erwähnte doch beiläufig, dass ganz vieles in der Geschäftsleitung über die Sekretärinnen läuft. Diese Tanja ist vermutlich noch zu jung und zu kurz dabei, um Einblick in die Verhältnisse der Vorstände untereinander zu haben, aber die zweite Kraft von Herrn Dr. Werner, Frau Neudorf, scheint mir die Richtige zu sein, um Ihren Charme ins Rennen zu bringen."
„Das heißt?"
„Das heißt, wir trennen uns. Ich nehme mir Frau Brösstler noch einmal vor, und Herrn Kleber möchte ich, falls und heute die Zeit dazu reicht, auch noch einmal befragen. Sie sprechen mit Frau Neudorf. Machen Sie ein bisschen auf die ‚Wir kommen ohne vertraulichere Informationen nicht Weiter'-Tour."
„Alles klar, Chefin. Treffen wir uns in einer Stunde im Parkhaus?"
„Genau, dann tauschen wir uns auf dem Heimweg darüber aus. Viel Glück, Isidor!
„Dito!"

Schnappschüsse

„Feierabend?“, grinste die Nachbarin blöde, als sie gemeinsam auf den Fahrstuhl warteten. Was für ein dämliches Wort. Zu feiern gab es schon längst nichts mehr. Sich mühsam beherrschend, entgegnete sie der Frau ein paar hohle Floskeln, die langen Arbeitstage betreffend. Immer freundlich, immer höflich, eben so, wie man sie seit Jahren kannte. Mit einem Seufzer schloss sie die Tür hinter sich. Sie warf ihre Handtasche achtlos auf den kleinen Hocker im Flur. Den ganzen Tag über hatten sie die Gedanken und Erinnerungen an Frank gequält. Die gemeinsame Zeit mit ihm drängte sich bei allem, was sie tat, auf wie ein Schatten. Einzelne Worte eines Textes, mit dem sie sich beschäftigte, die er früher auch gerne benutzte, konnten sein Bild in ihr ebenso erscheinen lassen wie die Werbung für die Marke seines Lieblingskaffees im Radio oder ein Magazin am Kiosk, das er auch gerne gelesen hatte. Dann spielte sie zum tausendsten Mal durch, wie er sie verlassen hatte, und stellte sich die bohrende Frage: Warum? Warum habe ich das gemacht? Ihr Kopf schmerzte, klopfend bahnte sich die Migräne an. Dazu kam das unerträglich schrille Sirren ihres Ohrgeräusches. Bohrend, zermürbend und immer lauter werdend. Srrr, warum? Ssssrrrr, warum? Srrrrrrrrr, warum?

Sich mit dem Album zu befassen, würde sie heute nicht ertragen, sie wollte so gerne einfach nur schlafen. Endlich einmal wieder tief und traumlos schlafen. Weit weg sein von Leid, Schmerz und der Tristesse, die ihren Alltag ausmachten. Ihre Sehnsucht nach Schlaf war so groß. Es wäre

ihr auch egal, wenn sie daraus nicht wieder aufwachen würde.
Im Vorübergehen wollte sie das Album schließen, bekam aber nur dessen Kante zu fassen und schob es zu weit an den Rand des Tisches. Mit einem lauten Platschen schlug es auf das Parkett, drumherum verstreuten sich einige der Fotos, die lose daringelegen hatten. Mit einem Seufzer beugte sie sich hinunter. Ihr Körper fühlte sich träge und kraftlos an, die Beine waren schwer, als seien sie aus Blei. Auf dem Boden kniend machte sie sich daran, alles aufzuheben. Nur flüchtig streifte sie dabei aus den Augenwinkeln die einzelnen Bilder. Vor ihren Blick schoben sich zunehmend die leeren Stellen, und die grellen Blitze der Migräne. Dieses Phänomen kannte sie nur zu gut. Das Sehen veränderte sich dabei so, als würde man eine Zeitung mit vielen kleinen ausgestanzten Löchern gegen die Sonne halten und lesen wollen. Erschwerend kam hinzu, dass diese Löcher ihre Form laufend veränderten und sich, wie schwebend, zu bewegen schienen. Sie klaubte grob das letzte der Polaroidbild auf. Beinahe wäre es unter den Teppich gerutscht. Jäh richtete sie sich auf, konnte nicht glauben, was sie sah. In der Hand hielt sie den Ausdruck der Ultraschallaufnahme ihres Ungeborenen. Jetzt wurde es mit einem Schlag schwarz vor ihren Augen. Sie musste sich übergeben.

Ablage

„Fehlanzeige!“, rief Isidor schon von Weitem, als er sie an die Beifahrertür ihres Dienstwagens gelehnt stehen sah.
„Bei mir auch, leider“, sagte Alexandra müde. „Sie haben den Schlüssel, Isidor. Fahren Sie?“
„Klar, kein Problem. Ich gehe nur noch schnell den Parkschein bezahlen. Wusste nicht, dass Sie schon da sind.“
Während Alexandra wartete, fiel ihr der fehlende Ohrring wieder ein. Sie begann, sorgfältig danach zu suchen. Es befand sich rein gar nichts Persönliches in dem Fahrzeug, nicht einmal ein Schnipselchen Papier und schon gar kein Ohrring. Typisch Dienstwagen, dachte sie. So steril wie neu aus der Fabrik.
Isidor war zurück. Er schob sich den Rest einer Karotte in den Mund und startete den Wagen. „Sie zuerst“, nuschelte er kauend.
„Tja, die gute Frau Brösstler scheint zwar alles und jeden hier zu kennen, aber einen brauchbaren Hinweis konnte ich dem ganzen Tratsch nicht entnehmen. Die Geschäftspolitik scheint nicht so sehr ihr Thema zu sein, vielmehr der Klatsch, aber es bleibt dabei: Herr Dr. Werner scheint ein wirklich angenehmer und bei den Mitarbeitern beliebter Mann gewesen zu sein.“
„Und die anderen Herren? Hat sie etwas darüber gesagt, wie die Stimmung unter den Vorständen war?“
„Nicht wirklich. Nur, dass dieser Herr Göbel wohl hinter jedem Rock her ist, den er sieht. Das scheint sein Ventil für die Zahlen-Daten-Fakten-Haltung zu sein. Mit seinen Versuchen, die frisch eingestellten Auszubildenden bei der jährlichen Betriebsfeier abzuschleppen, sorgt er immer

wieder für regen Gesprächsstoff. Außerdem nutzt er jede Gelegenheit, die sich bietet, um auf Geschäftsreise zu gehen. Gerne lässt er sich auch dabei begleiten, wobei ihm die jeweilige Begleitung nicht jung genug sein kann. Insofern ist es kein Wunder, dass er auch am Tattag abwesend war. Mehr habe ich nicht erfahren."

„Bei mir war es ähnlich. Laut Frau Neudorf hat besonders Herr Tillmann mit seinem Verhalten dafür gesorgt, dass in der Bank über ihn hinter vorgehaltener Hand getuschelt wird. Tratschen ist vermutlich eine Eigenschaft, die man bei einer Vorstandssekretärin nicht primär findet. Frau Neudorf bemühte sich anfangs sehr, mir einiges über die Strategien der Bank und ihre Bilanz zu erzählen, natürlich nur, was man auch sonst in Erfahrung bringen könnte. Sie verhielt sich diskret und loyal gegenüber ihrem Arbeitgeber. Dennoch konnte sie es sich am Schluss unseres Gespräches nicht verkneifen, mir noch zu erzählen, dass sie früher Assistentin in der Versicherungsagentur der Bank war und Herr Tilmann dort mehrfach Anlass zum Tratsch und Spott gab. Stellen Sie sich das mal vor, Chefin: Er wollte dort für sich privat eine Hausratversicherung abschließen. Als die Angestellte ihn fragte, wie viel sein Hausrat etwa wert sei, wollte er nicht spontan antworten, sondern vertröstete sie auf die nächste Woche. Prompt kam er ein paar Tage später mit einem handgeschriebenen Register zurück, in dem er seinen ganzen Hausrat aufgezeichnet hatte. Vom Suppenlöffel bis zur Schöpfkelle, vom Hausanzug bis hin zur Nachtwäsche seiner Gattin war jedes Stück penibel handschriftlich notiert, dazu mit dem Anschaffungspreis und sogar dem Datum des Kaufes versehen. Frau Neudorf beschrieb mir die Szene so lebendig, als hätten die Angestellten der Versicherung die ganze

Woche über diese Zwangsaktion gelacht. Dazu scheint er auch extrem geizig gewesen zu sein. Diesbezüglich erzählte sie mir noch einen Insider aus ihrer Zeit in der Agentur. Herr Tillmann musste seiner Versicherungsagentur einen Schaden melden. Seiner Frau hatte man die Handtasche geraubt. Es handelte sich bei der Tasche um ein teures Designermodell und etliche kostspielige Kosmetikutensilien. Herr Tillmann hatte wiederum alles, bis hin zu dem Päckchen Papiertaschentücher, akribisch aufgelistet. Die Versicherung ersetzte ihm den Schaden auch korrekt entsprechend ihrer Bedingungen. Lediglich, das in der Tasche zum Zeitpunkt des Raubs vorhandene Bargeld, nämlich 50 Euro, galt als nicht versichert und wurde von der Gesamtschadensumme abgezogen, die Herr Tillmann wiederum genauestens zusammengestellt hatte. Darüber geriet er in Rage. Er wurde laut und sagte unter anderem, das sei bitter. Damit machte er sich zum Gespött der Abteilung. Die Angestellten konnten nicht fassen, dass er sich in Anbetracht seines Vorstandsgehaltes nicht entblödete, den Abzug von 50 Euro als bitter zu bezeichnen."
Isidor schüttelte grinsend den Kopf.
„Lediglich ein Punkt, den Frau Neudorf andeutete, könnte in unserer Hinsicht interessant sein. Dabei geht es um den Besitz von riskanten Papieren, die ein Mitarbeiter eigenmächtig und über seine Kompetenzen hinaus erworben hatte. Der Umgang damit führte zum Streit zwischen Dr. Werner und den anderen Vorständen. Außer Dr. Werner waren sich alle darüber einig, dass diese Papiere an die Hauskunden weiterverkauft werden sollten. Herr Dr. Werner musste sich daraufhin dem Willen der anderen beugen. Frau Neudorf deutete an, man habe Dr. Werner oft eher belächelt, als in der Sache ernst genommen."

„Und der Mitarbeiter?"
„Der gehörte zum Ressort von Dr. Göbel. Er bekam eine Abmahnung."
„Weiter nichts?"
„Nein, leider."
„O. k., wir werden morgen mit dem Back-Office Ihre Ermittlungen abgleichen. Die sollen sich den Eigenhandel der Bank genauer vornehmen. Dann schauen wir mal, was Herr Dr. Kleber dazu einfällt, er war vorhin in einer Sitzung außer Haus. Für heute ist es genug, Isidor."
„Nur einen Moment noch, Chefin."
Er stoppte den Wagen an derselben Stelle im Wald, wo sie neulich gehalten hatte.
„Steigen Sie mal aus, Chefin, ich will Ihnen etwas zeigen", sagte er und wies auf die Aussichtsstelle, von der man einen herrlichen Blick auf die Stadt hinunter hatte.
„Aha, da bin ich aber gespannt."
„So, Chefin", mit einer weit ausholenden Geste zeigte er in Richtung der unter ihnen liegenden Stadt. „Jetzt stellen Sie sich mal vor, all diese Wesen da unten, das wären von Ihnen erschaffene Geschöpfe. Liebevoll und sorgfältig hätten Sie jeden Einzelnen als Ihr eigenes Abbild mit enormen Fähigkeiten und Talenten ausgestattet, ihnen ein Gehirn mit unvorstellbaren Kapazitäten und wunderbare Sinne mitgegeben. Drumherum erschufen Sie eine an Schönheit nicht zu übertreffende Natur. Sie hätten damit in genialer Weise reichlich für alles, was diese Wesen benötigen, gesorgt." Er machte eine Pause, wartete. Längere Zeit beobachtete er sie, bevor er fragte: „Sind Sie so weit?"
Sie musste grinsen. „Ja, ich bin so weit, Isidor, und ich habe ein Déjà-vu."
„Nicht mehr lange", sagte er sich seiner Sache sicher.

„Jetzt müssen Sie sich noch vorstellen, Sie würden über die phänomenale Fähigkeit verfügen, all Ihre Geschöpfe gleichzeitig und jederzeit beobachten zu können."
„O. k., das hab ich auf dem Schirm."
„Gut, dann schauen Sie sich doch mal an, was daraus geworden ist: Da vorne wird gerade ein Kind zu Tode geprügelt, dort, im selben Moment, eine Frau brutal vergewaltigt. Gleich daneben setzt sich ein Junkie den goldenen Schuss; weiter drüben stiehlt ein Kerl seiner Freundin die Ersparnisse." Er holte Luft.
„Schon gut, Isidor. Worauf wollen Sie hinaus?"
„Nicht so schnell, Chefin, ich wollte noch global werden, die einunddreißig Kriege, die gerade toben, ansprechen, und die achtzig Millionen Menschen, die jährlich verhungern. Dazu kommen Atom- und andere Waffen, die unverdrossen gebaut werden; Minen, die gelegt werden, tonnenweise Gift, das sich schleichend und sickernd überall in der Natur verbreitet."
Sie blickte ihn fragend an.
„Da kann man doch beim besten Willen nicht behaupten, dass einem diese Kreaturen Freude machen, oder? Es ist doch vielmehr so, dass einen der nackte Zorn packt, wenn man diesem Treiben tatenlos zusehen muss. Hätten Sie als Gott in Anbetracht des Elends nicht auch große Lust, den Fehlgriff Ihrer Schöpfung mit zum Beispiel einem kleinen Schubser gegen den Planeten wieder zu beheben und noch mal von vorne anzufangen? Durch so einen kleinen Ruck würden die Ozeane überschwappen und mit Brachialgewalt alles hinwegspülen. Ähnlich der alttestamentarischen Sintflut."
Sie schwieg, sah ihm weiter in die Augen.
„Das ist, glaube ich, wie Gott sich fühlt."

„Glauben Sie das wirklich, Isidor?“
„Manchmal schon“, antwortete er und ging langsam zum Wagen zurück.
Sie stieg betroffen ein. Er fuhr los. Das Schweigen lastete schwer zwischen ihnen. Jetzt vermisste sie geradezu, dass er zum Spaß eine seiner etymologischen Weisheiten zum Besten gab.
„Isidor, könnte es sein, dass Sie frustriert sind, weil wir in dem Fall nicht weiterkommen?“, fragte sie nach einer Weile.
„Auch das“, antwortete er lapidar.
„Und was noch?“
„Eben genau das, was jetzt wieder im Fall Werner passiert ist. Anscheinend ist er ein wirklich anständiger Kerl gewesen und was hat er jetzt davon? Er liegt tot in der Gerichtsmedizin. Wo bleibt denn da die Gerechtigkeit?“
„Wir arbeiten doch daran, der Gerechtigkeit Geltung zu verschaffen.“
„Nein, Chefin. Wir arbeiten daran, dass Mörder hinter Gitter kommen, aber gerecht werden wir deshalb Herrn Werner und seinen Kindern nicht. Er ist immer noch tot und seine Kinder wachsen ohne ihren Vater auf. Wir stellen eine Art Ordnung her: Wer gegen die Regeln verstößt, wird erwischt und bestraft, aber wir verändern damit gar nichts. Es geht immer weiter mit dem Mord und Totschlag.“
„Isidor, jetzt klingen Sie, als hätten Sie gar keine Hoffnung mehr, dass sich etwas verbessert.“
„Richtig. Und ich bin nicht der Einzige, dem es so geht. Viele glauben, der Auftrag, den die Bergpredigt der Menschheit stellt, sei überhaupt nicht erfüllbar.“

Ach so, daher weht der Wind, dachte Alexandra. Er hat sich wieder in der Bibel verheddert.

„Isidor, ich finde, das sehen Sie jetzt zu negativ. Nur weil es nicht jeder schafft, bedeutet das noch lange nicht, dass es nicht zu schaffen ist."

„Von wegen, nicht jeder schafft es. Die wenigsten schaffen es! Früher habe ich auch gedacht, es sei doch gar nicht so schwierig. Man hält sich an die zehn Gebote und fertig. Aber so einfach ist es eben nicht. Und überhaupt: Wer kann denn heute noch die zehn Gebote aufzählen?"

„Das bekomme ich hin."

„Ja, Sie vielleicht schon, aber gehen Sie mal auf die Straße und fragen Sie die Leute danach. Mit Glück bringen die meisten vielleicht noch drei oder vier zusammen, aber dann sind sie mit ihrem Latein am Ende, ganz zu schweigen von anderen Aspekten, die sich im Zusammenhang mit den zehn Geboten ergeben, Ethik, Moral, Anstand. Es ist nicht damit getan, sie zu kennen, ihre Umsetzung ist gefragt. Und wenn ich erst an die Konsequenzen denke, die sich aus der Bergpredigt ergeben. Das praktiziert doch kein Mensch. Nur zum Beispiel, Chefin: Man soll sich nicht um das Morgen kümmern; soll sich nicht darum kümmern, ob man Kleidung hat ... Da langt sich doch jeder an den Kopf. Gerade diese Bankfritzen, die sich eine goldene Nase damit verdienen, dass sie die Leute dazu anhalten, für die Zukunft zu sparen und sich eine Altersversorgung aufzubauen, oder diese Modeheinis, die so tun, als wäre es das Wichtigste auf der Welt, ihre Klamotten zu tragen."

„Ach, Isidor, das dürfen Sie doch nicht so wörtlich nehmen. Es geht doch nur darum, dass man nicht vor lauter Sorge um die Zukunft oder vor lauter Eitelkeit vergisst, im Hier und Jetzt zu leben."

„Na, für meinen Geschmack ist das ganz schön heftig formuliert. Und was ist mit der Sache, dass man seinem Feind auch noch die andere Wange hinhalten soll? Das ist doch im wirklichen Leben gar nicht machbar."

„Tja, da ist mein Latein auch zu Ende. Es klingt dennoch einleuchtend. Mit Gewalt erreicht man doch nur immer mehr Gewalt. Allerdings; wenn man selbst betroffen ist, immer noch so zu denken, ist wirklich eine Herausforderung. In diesem Zusammenhang stehen auch die Vorschriften für uns Ermittler im Falle der Befangenheitsproblematik. Sobald wir auch nur einen persönlichen Kontakt innerhalb der Ermittlungen haben, müssen wir den Fall abgeben. Man scheint seitens der Justiz nicht so sehr an die Möglichkeit der Überwindung eigener Interessen und Gefühle zu glauben."

„Richtig", nickte er. „Und das ist auch gut so. Es ist nämlich gar nicht möglich, sich derart von eigenen Belangen frei zu machen. Diese Befangenheitsproblematik gibt es in vielen Berufen. Denken Sie nur an die ganzen Juristen und Richter, Psychiater und Ärzte. Kein Chirurg würde sein eigenes Kind operieren. Das ist doch der Beweis schlechthin, dass die Ansprüche an die Menschen, die innerhalb der Bergpredigt gestellt werden, gar nicht erfüllbar sind."

„Vielleicht haben Sie Recht, Isidor. Vielleicht ist es nicht möglich. Vor allem, wenn man es so radikal betrachtet, dass man wirklich die andere Wange hinhalten muss. Aber vielleicht ist es so gemeint, dass man sich darum bemühen sollte, den anderen zu verstehen und ihm zu vergeben."

„Ja, ja, Chefin. Und dann heißt es: ... hat sich stets bemüht. Das reicht mir nicht."

„Ich glaube, wir sollten das einmal in Ruhe zusammen mit unserem Freund aus dem Kloster St. Blasien, bei einem schönen Abendessen besprechen. Pater Pirmin ist sehr talentiert darin, solche Dinge in einen vernünftigen Zusammenhang zu bringen."
„Sehen Sie, Chefin, jetzt sind Sie auch überfordert. Genau das meine ich."
„Vielleicht darf man nicht denken, dass es einfach ist." Alexandra zwinkerte ihm aufmunternd zu.
Sie waren zu Hause. Isidor stoppte den Wagen.
„Lassen Sie den Kopf nicht hängen, Isidor. Es fügt sich manchmal doch noch alles."
„Schon gut, Chefin, bis morgen."

Schnappschüsse

Halb benommen vom Kopfschmerz und der Übelkeit taumelte sie in ihr Schlafzimmer. Seit Frank weg war, ertrug sie es kaum mehr, hier zu schlafen. Zu schmerzhaft war die Wirkung des verwaisten Ehebetts. Seine „Hälfte" hatte sie mit unzähligen Kissen und einer filigran bestickten Decke zur Tagescouch umfunktioniert, um dem Sog seiner Abwesenheit zu entgehen. Doch es half nicht. Abends, wenn sie das Schlafzimmer betrat, strafte ihre eigene Kreation sie Lügen. Morgens beim Aufwachen wandte sie automatisch den Blick nach rechts, um als Erstes nach ihm zu sehen, wie früher, was sie dann umso bitterer mit der Realität konfrontierte. Größtenteils verbrachte sie deshalb ihre unruhigen Nächte im Wohnzimmer, neuerdings über dem Album dösend. Meist fand sie den Weg ins Bett erst gegen Morgen, wenn sie fröstelnd vor Kälte und mit steifem Rücken von der Toilette kam. Manchmal, wenn sie sich vor den Anforderungen des heraufdämmernden Tages fürchtete, ging sie direkt in die Küche und brühte sich einen starken Kaffee auf, der wie flüssiger Teer in die Tasse floss. Doch heute war ihr die Leere des Zimmers egal – die Migräne war stärker. Mit schlafwandlerischer Sicherheit zog sie die Schublade ihres Nachtschränkchens auf und entnahm ihm die Packung mit dem rettenden Medikament. Ohne nachzudenken, drückte sie aus dem Blister gleich mehrere Tabletten und schluckte sie gierig, ohne Wasser hinunter. Behutsam, schnelle Bewegungen vermeidend, zog sie das Kissen zu sich heran. Sie lehnte sich dagegen, das kühle Leinen im Nacken zu spüren, tat ihr gut. Die Tränen liefen ihr in Strömen über die Wangen.

Zusätzlich zu den höllischen Schmerzen wogte jetzt auch noch ein Meer aus Selbstmitleid über sie hinweg. Sie fühlte sich davon erdrückt. Um die Qualen zu besänftigen, atmete sie ganz flach und wartete auf die Wirkung des Medikaments. Mit dem Schmerz um die Wette hämmernd setzte sich ein Gedanke in ihrem Kopf fest. So kann es nicht weitergehen! Nach einer viertel Stunde, die sich zur Ewigkeit ausgedehnt hatte, wurde der Schmerzimpuls flacher. Sie konnte jetzt auch die Beine auf das Bett legen. Aus dem Raum, den der Schmerz freigab, stiegen weitere Gedanken in ihrem Bewusstsein auf. Ich muss wieder auf die Beine kommen, dann beginne ich ein neues Leben. Plötzlich spürte sie ein wenig der Kraft von früher in sich aufkeimen. Sie hörte sich selbst murmeln: „Ich schwöre, wenn der Schmerz aufhört, werde ich alles ändern." Danach fiel sie, einer Ohnmacht ähnlich, endlich in den lang ersehnten, heilsamen Schlaf, gegen den der Wecker nichts auszurichten vermochte.

Satte sechzehn Stunden später erwachte sie erfrischt und voller Energie. Vor ihren Augen stand ganz klar das Bild ihres kleinen Bruders, der leider nur ein knappes Jahr leben durfte. Sie hatte sich ihm immer nahe gefühlt, obwohl er nicht mehr da war. Dass er ihr jetzt so präsent war, wirkte wie eine Mahnung. Ihm gegenüber war sie es sich schuldig, ihr Leben nicht zu vergeuden und sich nicht unterkriegen zu lassen.

Mit einem knappen Anruf meldete sie sich bei ihrer mitfühlend klingenden Kollegin krank und begann – den dampfenden Becher mit schwarzem Kaffee hatte sie neben sich bereitgestellt– im Internet nach Last-Minute-Reiseangeboten zu stöbern. Erst einmal ganz weit weg zu sein vom tristen Alltag, Abstand zu schaffen, war ihre selbst ausgegebene Devise. Sie musste sich wieder frei bewegen können, reisen, Erfahrungen sammeln, Neues entdecken und das ohne Frank. Dann würde sich schon alles Weitere ergeben. Geradezu euphorisch klickte sie sich durch die verschiedenen Reiseanbieter, machte sich Notizen, verglich und kreiste systematisch die passend erscheinenden Ziele ein. Der Tag verging dabei wie im Fluge. Erst als das Licht so schlecht wurde, dass sie Mühe hatte, die blumigen Reisebeschreibungen zu lesen, und ihr Magen aufdringlich knurrte, ging sie in die Küche, um sich zu stärken. Stehend vertilgte sie gleich zwei dicke Scheiben Brot, belegt mit Salami und einem Scheibenkäse, den sie immer zu Hause hatte. Dazu aß sie ein ganzes Glas saure Gurken. Im Geiste packte sie dabei bereits ihren Koffer. Wo ist der eigentlich, fragte sie sich. Eilig begann sie, in der Wohnung danach zu suchen. Auf dem Schrank, wo sie früher die Koffer aufbewahrt hatten, lagen nur ein paar alte Sporttaschen und ihre Schnorchel-Ausrüstung. Möglicherweise hatte Frank ihren Koffer bei seinem Auszug mitgenommen, um darin seine Sachen zu transportieren. Sie ärgerte sich. Früher wäre sie dankbar dafür gewesen, dass sie einen Grund hätte vorweisen können, Frank anzurufen, um wenigstens seine Stimme zu hören und ihn wiederzusehen, wenn sie darum gebeten hätte, dass er ihr den Koffer zurückbringt. Inzwischen war sie durch unzählige bittere Erfahrungen dieser Art gescheiter geworden. Die Treffen mit ihm waren immer ins Gegenteil des Erhofften umgeschlagen. Sobald sie ihn wiedersah, brach der Schmerz aufs Neue über sie herein. Sie konnte dann dem Wunsch, ihn zurückzuerobern, nicht widerstehen. Mit allen Mitteln versuchte sie zu erreichen, dass er seinen Entschluss, mit der anderen Frau zu leben, ändern würde.

Diese Szenen, in denen er ihr beteuerte, er habe es sich nicht anders überlegt, spielten sich mehr oder minder immer gleich ab. Zum Schluss blieb sie alleine zurück. Statt der ersehnten Zweisamkeit löste das Wiedersehen ein bohrendes Gefühl von Verlassenheit und Verzweiflung in ihr aus, das schlimmer war als zuvor. Das wollte sie nicht noch einmal erleben. Dann kaufe ich mir eben morgen einen neuen Koffer, dachte sie trotzig und begann im Flur, an der Wand entlang, kleine Abteilungen von Reiseutensilien aufzureihen. Die Flossen und die Schnorchel-Maske mit den Badeanzügen und den Strandkleidern kamen zuerst dran. Passend dazu folgten Sonnen- und Mückenschutzmittel. Dann der obligatorische Lesestoff – immer gab es einen Stapel, der unbedingt noch zu lesenden Büchern in ihrem Regal und das trotz des E-Book-Readers, den sie von ihrer Schwester zum letzten Geburtstag bekommen hatte. Zufrieden betrachtete sie ihr Werk. So jetzt kam noch die Reiseapotheke, darauf verwendete sie immer sehr viel Sorgfalt. Sie kontrollierte genau die Verfalldaten ihrer Medikamente und stellte fest, dass auch noch ein Gang zur Apotheke und zum Arzt nötig sein würde. Überraschend zufrieden mit dem, was sie an diesem Tag erreicht hatte, holte sie noch ein paar Shirts und Unterwäsche aus dem Schrank, die sie ebenfalls im Flur zurechtlegte. Morgen geht es weiter, dachte sie, bevor sie ins Bad ging, um sich für die Nacht fertig zu machen. Sie würde noch einmal ganz von vorne beginnen – ein völlig neues Leben anfangen. Jawohl!

Zufall

Alexandra erzählte Hermann beim Frühstück von der gestrigen Szene mit Isidor. Am Abend zuvor war sie zu müde dafür gewesen und wollte nur noch ins Bad und schnellstmöglich in ihr Bett. Hermann stellte ihr für den kommenden Morgen seinen selbst gemachten French-Toast in Aussicht, was ihr das Aufstehen erheblich versüßte. Davon gut gestärkt, beendete sie ihren Bericht mit der Bemerkung: „Hoffentlich wird der Gute über unseren Job nicht depressiv. Er wäre nicht der Erste."
Hermann bestätigte ihr, dass man einen stabilen Charakter brauche, um tagaus/tagein mit Verbrechen konfrontiert zu sein. „Wir sehen ausschließlich die dunklen Seiten der Menschen, das kann einen schon manchmal vom Glauben abfallen lassen."
„Vielleicht sollten wir wirklich bald einmal einen gemütlichen Abend mit Pater Pirmin und Isidor verbringen", schlug sie vor.
„Das ist eine gute Idee. Du meinst, weil Pirmin die Qualität hat, fast jeden zu bekehren oder zumindest im Glauben zu bestärken", sagte Hermann, der sich bereits sein Jackett überzog, weil er zu einem Pressetermin mit einem Journalisten in der Psychiatrie verabredet war.
Isidor war, ganz entgegen ihren Befürchtungen, jedoch bestens gelaunt, als sie zu ihm in den Wagen stieg. Er wünschte ihr strahlend einen guten Morgen, biss krachend in eine Karotte und fragte tatendurstig nach dem heutigen Ziel.
„Zuerst fahren wir ins Präsidium, Isidor", sagte sie.
„Super, wir fahren über Herrischried und genießen den

fantastischen Alpenblick. Die Fernsicht ist heute nämlich gigantisch."
In dem Moment läutete ihr Handy. Aus ihrem konzentrierten Zuhören schloss Isidor, dass der Chef am anderen Ende der Leitung war. Sie entgegnete ihrem Gesprächspartner schließlich knapp: „Bis gleich, Herr König", und legte auf. Isidor grinste. „Hab ich doch gleich gewusst, dass Heinrich dran war." Untereinander nannten sie ihren vorgesetzten Staatsanwalt Heinrich König gerne verschwörerisch bei seinem Vornamen Heinrich.
„Wir müssen den Fall in Freiburg abschließen, Isidor. In Waldshut wurde heute Morgen ein weiblicher Torso gefunden."
„Das kommt doch nur in Krimis vor", witzelte er.
„Das hätte ich auch gesagt, aber laut Heinrich hat die Feuerwehr den Fund zuerst gemeldet bekommen und bereits überprüft. Der Körper scheint wohl seit einigen Tagen in einer Plastiktüte gelegen zu haben. Ein Frühsportler hat sie gefunden und wegen ihres grässlichen Geruchs der Feuerwehr gemeldet."
„Ach, du meine Güte", Isidor schluckte. „Und jetzt?"
„Jetzt werden wir zusammen mit den Freiburger Kollegen daran arbeiten. Der Fall ist so brisant, dass er den kollegialen Austausch umkehrt. Das Kommando haben wir. Heinrich bemerkte noch süffisant, es handele sich hierbei wohl kaum um einen Selbstmord. Vermutlich haben ihn die ergebnislosen Obduktionen von Frau Albiez und Herrn Dr. Werner genervt. Ich höre förmlich seine Litanei bezüglich der Kosten, die er wegen uns zu rechtfertigen hat."
„Klar", knurrte Isidor. Er beschleunigte den Wagen.
Alexandras Handy läutete erneut. Heinrich konnte ihre Ankunft nicht abwarten, weil eine Pressekonferenz, die er

leiten musste, anberaumt worden war. Isidor hörte mit, wie er seine Chefin herumkommandierte. Sie wurden angewiesen, sich für diesen Tag aufzuteilen. Alexandra sollte den Fall in Freiburg abschließen, die Leiche von Herrn Dr. Werner freigeben und die nötigen Formalitäten erledigen. Isidor sollte sich mit den Freiburger Kollegen in Waldshut treffen und die Umstände am Fundort analysieren. Missmutig konzentrierte er sich auf den Verkehr. Er parkte schwungvoll ein und sie liefen im Stechschritt zum Haupteingang.

Im Präsidium ging es hektisch zu. Kollegen, Sekretärinnen, Zeugen, Feuerwehrmänner, Presseleute, alle wuselten durcheinander. Als Alexandra und Isidor das Büro des Chefs betraten, stand Heinrich am Fenster. Nervös versuchte er, unter Zuhilfenahme der spiegelnden Scheibe seine Fliege neu zu binden.

„Endlich", zischte er gereizt. „In vierzehn Minuten beginnt die Pressekonferenz. Man ist heutzutage schon im Fernsehen, bevor man selbst überhaupt weiß, was passiert ist. Natürlich hatte der Finder der Tüte nichts Besseres zu tun, als sofort die Zeitung anzurufen. Es ist zum Mäusemelken." Immer hektischer nestelte er an der Fliege herum. Isidor grinste. Der Chef liebte eigentlich den großen Auftritt in der Öffentlichkeit, vorausgesetzt er hatte brauchbare Ermittlungsergebnisse vorzuweisen. Davon konnte im Moment allerdings nicht die Rede sein. Er würde improvisieren müssen. Endlich war es ihm gelungen, die Fliege in eine halbwegs passende Form zu bringen. Er schimpfte weiter: „Wir haben eine Ikea-Plastiktüte, einen reichlich verwesten Frauenkörper, ziemlich übel zugerichtet, so viel kann man erkennen, und einen Haufen gieriger Pressegeier. Was soll ich denn dazu sagen?"

„Genau das können Sie doch sagen, und natürlich, dass Sie Ihre besten Leute darangesetzt haben.“ Alexandra nickte ihm aufmunternd zu.
„Dann streuen Sie geschickt noch ein paar Floskeln ein, von wegen Obduktion abwarten, Spuren auswerten, Zeugen vernehmen, und schon haben Sie die Sache im Sack“, ergänzte Isidor. Der Staatsanwalt streckte sich, wippte ein paar Mal auf seinen Schuhen auf und ab und warf einen prüfenden Blick auf den Sitz der Fliege. Man konnte ihm förmlich ansehen, wie er sich innerlich auf seinen Auftritt vorbereitete. Eitel wie ein Pfau, dachte Alexandra. So war er schon immer. Es machte ihn berechenbar, wenn man es zu nutzen wusste.
„Ja, ja, Sie haben gut reden. Sie müssen nicht Ihren Kopf hinhalten da draußen. Apropos Kopf. Den sollten wir schleunigst finden. An die Arbeit, Frau Rau“, er wiederholte sich, „Sie schließen den Fall in Freiburg heute noch ab, geben die Leiche von diesem Herrn Dr. Werner frei und erledigen den Papierkram. Das kriegen Sie doch alleine hin, oder?“ Dies war eine rein rhetorische Frage, dennoch nickte Alexandra freundlich.
„Isidor, Sie treffen sich in einer Stunde mit den Freiburger Kollegen am Fundort der Tüte. Und keine Pannen, Herrschaften.“
Isidor nickte säuerlich. Er mochte es gar nicht, wenn er ohne Alexandra losmusste. Kaum hat man ihm dabei geholfen, seinen Auftritt zu schaukeln, kommandiert er schon wieder herum, dachte er.
Alexandra warf Isidor einen vielsagenden Blick zu, griff nach dem Schlüssel des Dienstwagens und verließ, Aktivität ausstrahlend, den Raum. Sie wusste, neben seiner Eitelkeit war das ein weiterer Punkt, mit dem man Heinrich

beruhigen konnte. Wenn er das Gefühl hatte, dass alle arbeiteten, entspannte er sich zusehends.
Als sie im Wagen saß, fröstelte sie. In der Nacht hatte es geregnet, und ein kühler Wind verhieß einen trüben, nasskalten Tag. Sie fuhr auf die B34. Der Verkehr war dicht, wie immer um diese Zeit. Obwohl sie sich sehr darauf konzentrieren musste, war ihr, als säße das kleine Mädchen der erhängten Frau neben ihr auf dem Beifahrersitz. Ihr schneidend vorwurfsvoller Blick bohrte sich erneut tief in ihre Seele. Sie rief sich zur Ordnung. Was ist nur mit mir los, fragte sie sich, doch sie wusste es bereits. Sie würde persönlich mit Frau Werner sprechen müssen, ihr sagen, dass sie die Leiche ihres Mannes freigeben würde und dass sie nicht weiter bezüglich den Umständen seines Todes ermitteln würde. Bei der Vorstellung, wie sie Frau Werner gegenübertreten würde, zog sie den bürokratischen Teil der Arbeit vor, obwohl sie den Papierkrieg zutiefst verabscheute.
Leise aufseufzend schaltete sie das Radio ein. Augenblicklich dröhnte eine plärrende Stimme los. Das war Isidors Musikgeschmack! Genauso scheußlich wie sein Tee. Sie hatte keine Lust, nach einem anderen Sender zu suchen, und schaltete das Gerät wieder aus. Von daher gab es keine Aussicht auf bessere Stimmung. Also bringe ich es hinter mich, dachte sie resigniert. Manchmal war es das Beste, sich einfach in sein Schicksal zu fügen. Den Rest der Fahrt nutzte sie dazu, die Fakten im Zusammenhang mit dem Tod von Herrn Dr. Werner noch einmal genau zu analysieren. Der Stand ihrer Untersuchung ergab keinen Sinn, aber sie entdeckte beim besten Willen auch keinen Ansatzpunkt für weitere Ermittlungen in diesem Fall. Als sie die Ausfahrt Freiburg Mitte erreichte, stellte sie eine

Verbindung zum Gerichtsmedizinischen Institut her und meldete sich dort an. Der Pathologe war selbst am Apparat. „O. k., ich mache ihn fertig“, sagte er knapp und: „Das hab ich mir schon gedacht.“
Alexandra wollte sich nicht lange aufhalten. Dennoch dauerte es fast zwei Stunden, bis sämtliche Unterlagen bereit waren. Sie unterschrieb die Papiere, danach fuhr sie ins Präsidium. Zügig machte sie dort zunächst ihren Bericht fertig, unterschrieb noch mehr Papiere, plauderte ein wenig mit einem Kollegen, der sie auf den grausigen Fund in Waldshut ansprach, und holte sich schließlich einen Kaffee aus dem Automaten. Appetit hatte sie nicht – der Gang zu Frau Werner lag ihr schwer im Magen. Mit einem schnellen Blick auf die Uhr stellte sie fest, dass der Termin nicht mehr länger hinauszuschieben war. Schon viertel vor drei, sie musste Frau Werner jetzt anrufen.
„Werner“, meldete sich die Frau nach dem zweiten Rufzeichen leise. Alexandra bemühte sich um einen gefassten Ton.
„Guten Tag, Frau Werner. Hier ist Alexandra Rau. Ich würde gerne einen Moment mit Ihnen sprechen.“
Sofort kräftigte sich die Stimme der Frau ein wenig. Vermutlich hoffte sie, Alexandra könnte ihr ein Ermittlungsergebnis präsentieren, das ihr mehr Klarheit über den rätselhaften Tod ihres Mannes verschaffen würde.
„Soll ich zu Ihnen ins Präsidium kommen?“, fragte sie höflich.

„Nein, nein, ich komme bei Ihnen vorbei, vorausgesetzt, es ist Ihnen recht.“ Alexandra wollte danach direkt weiter über Ebnet und Kirchzarten nach Hause fahren. Es hatte inzwischen aufgeklart und sie freute sich auf den Heimweg durch den Wald. Wenn sie unterwegs das Fenster ein wenig öffnete, würde die sauerstoffreiche Waldluft ihr sicher guttun.

„Ja, natürlich, ich erwarte Sie", entgegnete Frau Werner.

Der Klingelton schwebte noch in der Luft, als Alexandra den Summton der Entriegelung hörte. Frau Werner erwartete sie an der Haustür. Alexandra konnte kaum glauben, dass es sich hier um die gleiche Frau handelte, die sie erst vor ein paar Tagen kennengelernt hatte. Von der stattlichen Person, die vor Lebenskraft nur so zu strotzen schien, war nichts mehr zu erkennen. Leicht nach vorne geneigt, hielt sie sich an der Tür fest, als drohte sie jeden Moment zu stürzen. Die durchgängig schwarze Kleidung bildete einen starken Kontrast zur durchsichtigen Blässe ihrer Haut. Nase und Wangenknochen der bleichen Frau traten spitz aus dem verhärmten Gesicht hervor. Unter ihren stumpf gewordenen Augen zeigten sich dunkle Schatten.

Alexandra erschrak. Du meine Güte, die Frau hat keine Minute geschlafen, seit ihr Mann tot ist, war ihr spontaner Eindruck. Frau Werner reichte ihr die Hand. Sie war eiskalt. „Kommen Sie doch herein", sagte sie matt und schloss die Tür hinter ihr. Alexandra rang innerlich nach Worten. Dass es schwierig werden würde, hatte sie gewusst, aber den Zustand der Frau hatte sie sich in ihren schlimmsten Erwartungen nicht so vorgestellt.

„Frau Werner", begann sie, „ ich wollte Sie persönlich darüber informieren, dass der Leichnam Ihres Mannes von der Staatsanwaltschaft freigegeben wurde." Die Frau saß reglos vor ihr. Alexandra brachte es nicht fertig, ihren Entschluss umzusetzen und dazu zu sagen, dass auch die Ermittlungen damit vorläufig eingestellt waren. „Frau Werner“, sagte sie sanft, „haben Sie verstanden? Sie dürfen Ihren Mann jetzt beerdigen.“

„Ja, das habe ich verstanden“, entgegnete die gespenstisch wirkende Frau tonlos. „Oh, Verzeihung, ich habe Ihnen gar nichts zu trinken angeboten“, setzte sie nach, „wie unhöflich von mir. Die Konzentration, wissen Sie, ich schlafe nicht so gut in letzter Zeit.“

„Das ist schon in Ordnung, Frau Werner, ich bin nicht durstig. Es war mir sehr wichtig, selbst mit Ihnen zu sprechen. Haben Sie jemanden, der Sie in diesen Dingen unterstützt?“

„Ja, die Schwester meines Mannes ist gleich gekommen, als sie erfahren hat ...“, sie brach mitten im Satz ab. Nach ein paar tiefen Atemzügen fuhr sie fort: „Jetzt gerade ist sie mit den Kindern im Pfarrhaus. Unser Pfarrer hat seine Hilfe auch sofort angeboten.“

„Das ist gut, Frau Werner. Gut, dass Sie nicht alleine sind.“

Alexandra rang mit sich. Endlich schien sie eine passende Formulierung gefunden zu haben.

„Es tut mir leid, Ihnen sagen zu müssen, dass wir keine weiteren ermittlungsrelevanten Hinweise haben, denen wir nachgehen können.“

Der Blick der Frau war ins Leere gerichtet. Das Fünkchen Hoffnung, das sie gehabt hatte, war jäh erloschen. Die Sinnlosigkeit würde ihr nicht genommen, das Geschehene würde nicht verständlicher werden.

Alexandra dachte, sie sollte jetzt eigentlich gehen, konnte sich aber nicht den entsprechenden Impuls geben.

Die Frauen saßen sich schweigend gegenüber. Die Kommissarin wünschte sich wirklich von Herzen, sie hätte der Frau etwas anderes sagen können. Sie dachte an Hermanns Worte: „Manchmal können wir nicht mehr tun, als es miteinander auszuhalten." In diesem Moment meinte sie, den durchdringenden Blick des Kindes vom Dachsberg wieder auf sich gerichtet zu spüren. Zum Glück hörte sie jetzt auch Geräusche, die aus dem Flur hereindrangen. Anscheinend waren die Kinder zusammen mit ihrer Tante zurückgekommen.

Alexandra stand auf. „Frau Werner, ich muss jetzt gehen. Ich wünsche Ihnen viel Kraft und alles Gute."

Als sie ihren Wagen erreicht und aufgeschlossen hatte, blieb sie noch einen Moment sitzen, um sich zu sammeln, bevor sie losfuhr.

Sie atmete tief durch. In diesem Moment fiel ihr Blick auf den einzelnen Ohrring, den sie an der Öse ihrer Handtasche befestigt hatte. Ach du Schreck, durchfuhr es sie. Ich wollte doch Frau März noch anrufen und fragen, ob er vielleicht in der Bank gefunden worden ist. Zuletzt hatte ich ihn vermutlich noch, als wir zum Tatort nach Freiburg gefahren sind. Im Büro von Herrn Dr. Werner war ich an diesem Tag immerhin eine ganze Weile beschäftigt. Sie warf einen schnellen Blick auf ihre Armbanduhr. So ein Mist. Sie schlug mit der flachen Hand gegen das Lenkrad. Viertel nach sechs. Die Bank hat jetzt garantiert nicht mehr geöffnet. Falls man ihn gefunden hatte, wäre es sicher gut, zeitnah danach zu fragen. Sie startete verstimmt den Wagen. Den ganzen Tag hatte sie sich um alles Mögliche gekümmert, nur an ihre eigenen Sachen dachte sie immer zuletzt.

Als sie von der Einfahrt der Villa Werner in die Kartäuserstraße einbog, hatte sie eine Idee. Sie erinnerte sich. Diese Frau März wohnt doch in Kirchzarten. Das liegt direkt an meiner Strecke. Wieder einmal half ihr das regelmäßige Training ihres fotografischen Gedächtnisses. Sie vergegen-

wärtigte sich aus der Akte Werner die Daten der Chefsekretärin: Loretta März, Höfener Str. 37, 79199 Kirchzarten. Na also, geht doch, freute sie sich. Sie folgte ihrem Impuls. Da fahr ich doch einfach mal schnell vorbei, vielleicht hat sie ihn sogar selbst gefunden und weiß gar nicht, wem er gehört. Es wird ja hoffentlich keinen Kohlenkeller da geben. Grimmig dachte sie an ihre Erfahrung vom Dachsberg zurück. Die geprellten Rippen schmerzten sie noch immer.
Direkt vor dem Haus mit der Nummer 37 gab es eine Parkmöglichkeit. Alexandra griff nach ihrem Handy. Sie tippte eine Nachricht an Isidor ein. „Alles erledigt in Freiburg – mache mich auf den Heimweg – stoppe nur für einen kurzen Besuch bei Frau März – Wie ist es bei Ihnen gelaufen?“

Schnappschüsse

Die Frau war bei bester Laune. Sie strotzte geradezu vor Energie. Ihr Urlaubsziel stand seit dem Frühstück fest. Es würde eine Single-Reise nach Thailand werden. Genau das Richtige, exotisch, tropisch und so fremd, dass bestimmt für genügend Ablenkung gesorgt war. Mit der Buchung hatte sie zudem ein Last-Minute-Schnäppchen gemacht. Und ganz nebenbei konnte sie dort auf andere, reiselustige Singles treffen. Sie war sehr auf diesen zusätzlichen Aspekt gespannt. Vielleicht konnte Jemand ihr Interesse wecken. Falls ihr einer der Urlauber zu nahe kam und auf die Nerven ging, würde es ihr leichtfallen, ihn sich vom Hals zu halten. Diplomatisches Abwimmeln von Bittstellern aller Art war in ihrem Beruf ihr tägliches Brot. Dort, bei ihrem Arbeitgeber hatte sie sich gerade eben telefonisch gemeldet. Mit dem Leiter der Personalabteilung pflegte sie seit Jahren ein freundschaftliches Verhältnis. Sie berief sich auf ihre vielen Überstunden, beschrieb ihm einige Symptome von Überarbeitung, die sie an sich wahrgenommen hatte, und schlug schließlich vor, ihren anstehenden Jahresurlaub kurzfristig dazu zu verwenden, sich endlich wieder einmal richtig zu erholen. Es hatte geklappt. Sie hatte sogar den Eindruck, es passe ihm gut ins Konzept, sie zunächst auf diese Weise versorgt zu wissen. Am Ende des Gesprächs klang Richard jedenfalls so, als wäre es allein seine Idee gewesen, sie in den Urlaub zu schicken. Beschwingt von diesem Erfolg duschte sie eilig, wählte danach eines der gewagteren Kleidchen und verließ das Haus, um ihre Besorgungsliste abzuarbeiten. Drogerie, Apotheke und Kaufhaus konnte sie zügig abhaken.

Nur für den Koffer brauchte sie dann ein wenig länger. Sie konnte sich nur schwer zwischen den vielen Modellen entscheiden. Zum Schluss siegte ihre Vorliebe für das Praktische. Möglichst leicht laufende Rollen und viele verschiedene, leicht zugängliche Einschubtaschen gaben den Ausschlag zum Erwerb eines schwarzen Samsonite-Koffers. Nachdem sie ihn bezahlt hatte, verstaute sie alle übrigen Einkäufe darin, somit hatte sie die Hände wieder fei. Sie war hungrig geworden. In einem Café direkt neben dem Münster bestellte sie sich einen Salat. Sie fühlte sich so großartig wie seit Jahren nicht. Zum Abschluss gönnte sie sich noch einen Espresso und eine Kugel Haselnusseis wie in alten Zeiten. Ihre To-do-Liste der Besorgungen war abgearbeitet, also konnte es zu Hause ans Packen gehen. Sie zählte ein paar Münzen ab und winkte dem Kellner. Auf dem Heimweg ging sie ihre Garderobe in Gedanken durch. Als sie den neuen Koffer geöffnet vor sich liegen hatte, beschloss sie vorsichtshalber erst einmal, die Badesachen anzuprobieren. Es war doch schon eine Weile her, seit sie das letzte Mal im Einsatz waren. Beherzt griff sie nach dem ersten knappen Teil, das ganz oben auf dem vorbereiteten Stapel lag. Sie zog sich aus und schlüpfte hinein. Eine ganze Weile stand sie in dem kanariengelben Bikini vor dem Spiegel und betrachtete kritisch die geschwungene Silhouette ihrer Hüften, als ein Klingelton sie schrill aus ihren Träumen von Sonne, Strand und Palmen riss. Zunächst bezog sie das metallisch klingende Sirren gar nicht darauf, dass jemand sie besuchen wollte. Das Geräusch nervte sie nur. Dann dämmerte ihr, dass es sich dabei um ihre Türglocke handelte. Mechanisch griff sie zum Hörer der Sprechanlage und sagte ungehalten: „Wer ist da?“

„Guten Abend, Frau März, hier ist Rau, bitte drücken Sie mal auf.“ Alexandra hatte mit diesem Satz schon so oft Türen geöffnet, an denen ihre Kollegen gescheitert waren. Der Polizei wird nicht immer gerne geöffnet. Mit diesem Trick erreichte sie oft sofort das gewünschte Ziel. Man musste den Menschen nur im richtigen Ton sagen, was sie tun sollten. Sie grinste, als sie den Summer hörte. Im nächsten Moment stand sie im Flur und bediente den Fahrstuhl. Die Frau in der Wohnung war irritiert. Mit dem Bikini äußerst spärlich bekleidet stand sie hinter dem Spion ihrer Wohnungstür und starrte angestrengt nach draußen, darauf wartend, dass sich die Fahrstuhltür öffnete und den Besucher offenbarte. Die Erkenntnis traf sie wie ein Schlag ins Gesicht, als sie die Besucherin aus dem Fahrstuhl treten sah. Das war doch diese Kommissarin. Was wollte die denn hier? Ihr Magen rebellierte, sie würgte trocken. Das durfte nicht wahr sein. Ihr wurde schwarz vor Augen. Extreme Hitze explodierte förmlich in ihrem Inneren und schlagartig wurde ihr ganzer Körper schweißnass. Die Beine fühlten sich an, als seien sie aus Gummi und drohten, ihren Dienst zu versagen. Sie hielt sich mühsam aufrecht indem sie sich gegen die Tür stemmte. Die Klingel gellte erneut auf. Weg hier, dachte sie in ihrer Verzweiflung, nur weg. Sie rannte wie von Sinnen auf nackten Füßen in den der Tür am entferntesten gelegenen Raum ihrer Wohnung. Es war Franks ehemaliges Büro. In ihrer Not dachte sie zunächst, sie könne vortäuschen, nicht zu Hause zu sein. Aber nein, sie hatte sich an der Anlage gemeldet, so ein Mist. Der Schweiß auf ihrer Haut war inzwischen eiskalt. Aus ihrer Sicht stand fest, dass die Kommissarin hier war, konnte nur eins bedeuten. Sie hatte alles herausbekommen. Ihre Gedanken rasten. Wenn die den

Koffer und all das im Flur vorbereitete Gepäck sah ... Oh Gott. Sie atmete schwer, gleichzeitig fühlte sie, wie die Adern an Hals und Stirn pochten. Ihr Herz raste.
Mit sich überschlagender Stimme rief sie: „Moment bitte!"
Sie stürzte aus Franks Büro ins Bad. Dort riss sie sich den Bikini vom Leib und wickelte ein Frotteehandtuch um sich. So würde es aussehen, als habe sie gerade geduscht. Sie stolperte in den Flur und versuchte in Windeseile, die herumliegenden Sachen in den Koffer zu stopfen und ihn dann ins Schlafzimmer zu bugsieren. Da die Tür verschlossen war, sie aber beide Hände für den überquellenden Koffer benötigte, versuchte sie, mit dem Ellenbogen die Klinke herunterzudrücken. Dabei glitt ihr der Koffer aus der Hand. Eine schwere Packung mit Mundwasser fiel mit der Ecke voraus auf ihren nackten Fuß, direkt auf die sensible Stelle hinter den Zehen. Sie stöhnte gequält auf. Ihre ganzen Sachen lagen jetzt noch schlimmer verstreut im Flur als vorher. Derweil schellte es erneut. Ihr Kopf schien von dem Geräusch zu platzen. Sie war jetzt nicht mehr Herr ihrer Sinne. Wie von wilden Furien gehetzt stürzte sie zur Eingangstür, riss sie mit einem Ruck auf und schrie der verdatterten Kommissarin mit dabei hervorquellenden Augen ins Gesicht: „Ja, verdammt. Ich war es!"
Alexandra wich erschrocken einen Schritt zurück. Sie wusste nicht, wie ihr gerade geschah. Die ausgestreckte Hand mit dem einzelnen Ohrring darin schwebte noch in der Luft. Der Atem, mit dem sie erklären wollte, dass sie hauptsächlich deshalb gekommen sei, entwich. Verblüfft starrte sie die aufgelöste Person an, die gar nichts mehr ausstrahlte von der routiniert agierenden Chefsekretärin, die sich ihnen in der Bank präsentiert hatte. Alexandra schaltete in Sekundenbruchteilen um, von der arglosen

Privatperson, die nur ihren Ohrring suchte, auf die präzise ermittelnde Kommissarin.
„Sie waren es", sagte sie mit einer Sicherheit in ihrer Stimme, als hätte sie es von Anfang an gewusst. Dazu nickte sie mehrmals bekräftigend mit dem Kopf. Frau März senkte ihren Blick. Sie gab einen lang gezogenen Laut von sich. Ihr Körper krümmte sich und kippte nach vorn. Ob sie tatsächlich die Tür freigeben wollte oder sich nur ein wenig seitlich drehte, weil sie sich daran abstützen wollte, war nicht ganz klar.
Alexandra wertete es geschickt für sich nutzend als Aufforderung, zu ihr hereinzukommen. Sie legte den Arm um die Schulter der vom Weinen bebenden Frau und sagte: „So, Frau März, jetzt beruhigen Sie sich erst einmal und dann erzählen Sie mir alles."
Gemeinsam betraten die beiden Frauen den nächsten vom Flur abzweigenden Raum und gelangten damit in das Wohnzimmer. Alexandra war das Chaos im Flur nicht entgangen, sie beschloss zunächst, nicht darauf einzugehen. Mit einem schnellen Blick in die Runde erfasste sie die Räumlichkeit. Vorsichtshalber vergewisserte sie sich, dass keine waffenartigen Gegenstände in Reichweite der Frau waren und auch kein geöffnetes Fenster, durch das sie sich stürzen könnte. Es wäre nicht das erste Mal, dass so etwas bei einer Festnahme geschah. Sie bemerkte dabei auch das aufgeschlagene Fotoalbum auf dem Tisch.
Willenlos ließ sich die Geständige auf das Sofa sinken. Sie zog die Beine dicht an ihren Körper heran. Zusammengekauert wie ein verängstigtes Kind lehnte sie in der Ecke.
Alexandra nahm die leichte Wolldecke von dem Sessel, auf den sie sich ihr gegenüber setzen wollte, und legte sie der Frau um die nackten Schultern. Sie wartete aufmerksam,

dabei ließ sie die Atmosphäre der Wohnung auf sich wirken. Die Einrichtung des Wohnzimmers bestand aus gut aufeinander abgestimmten Einzelstücken, vermutlich Designermöbel. Obwohl man sich damit bestimmt viel Mühe gegeben hatte, strahlte der Raum keine Behaglichkeit aus. Irgendwie unbeseelt stellte Alexandra fest.

Sobald der Atem der Frau weniger stoßweise kam, schaltete Alexandra das Diktiergerät ihres Handys ein, legte es auf den Tisch und begann, der Frau ihre Rechte, insbesondere ihr Recht auf Aussageverweigerung zu erklären. „Falls Sie dennoch mit mir sprechen wollen, muss ich Sie darauf hinweisen, dass ich verpflichtet bin, dieses Gespräch aufzuzeichnen. Verstehen Sie das?"

Die Frau nickte. Leise sagte sie: „Ja, das verstehe ich." Ihr Blick war starr gegen die Wand gerichtet. „Machen Sie sich darauf gefasst, es ist eine lange Geschichte."

„Ich werde Ihnen zuhören", versicherte Alexandra ihr ruhig. Der Blick der Frau verklärte sich. Erneut versank sie in der Vergangenheit. Sie begann zu erzählen:

„Markus Werner und ich kennen uns schon seit einer halben Ewigkeit und schon lange bevor ich bei ihm in der Bank gearbeitet habe. Wir wohnten im selben Stadtteil und nahmen Stunden bei der gleichen Geigenlehrerin. Oft begegneten wir uns dort im Vorzimmer. Als Teilnehmer eines Wettbewerbs für Jugend musiziert haben wir sogar zusammen geübt. Ich spielte besser als er, es lag mir einfach im Blut, aber Markus meinte, ich hätte mehr Disziplin beim Üben und vor allen Dingen mehr Geduld als er. Dann haben wir uns für ein paar Jahre aus den Augen verloren. Ich lernte Frank kennen, machte meine Ausbildung und heiratete. Markus studierte und begann seine Karriere als Trainee bei der Bank. Wiedergesehen haben wir uns erst auf seiner Hochzeit. Ganz offiziell eingeladen hat er mich dazu. Vom Geige spielen wollten wir damals beide nichts mehr wissen, aber wir wurden Mitglied im selben Fitnessstudio. Markus fragte mich, ob ich das Rückgrat empfehlen könnte. Eigentlich wollte er lieber zu Kieser-Training gehen, aber ich glaube, wegen mir hat er es sich anders überlegt. Von da ab sahen wir uns immer am Dienstagabend im Yoga. Und dann ergab sich ein komischer Zufall. Ich verlor meine Stelle bei Micronas gerade zu der Zeit, als Markus die Vorstandsposition bei der Volksbank in Aussicht hatte. Markus war total begeistert, als ich ihm erzählte, dass mein Arbeitsplatz gefährdet sei. Er sagte, das passe doch perfekt. Er habe mich sowieso fragen wollen, ob ich mir einen Job als Chefsekretärin bei ihm vorstellen könne. Er brauche unbedingt eine Vertrauensperson auf diesem Posten und jemanden mit der Disziplin, wie sie mir zu Eigen sei. Natürlich müsse ich zunächst den normalen Bewerbungsweg gehen, aber er könne dann die Auswahl entsprechend steuern. Ich habe das alles natürlich auch ausgiebig mit Frank, meinem Mann, besprochen. Es war auf jeden Fall mit Überstunden zu rechnen, wenn ich die Stelle bekam, aber für ihn war das soweit o. k. Frank musste in dieser Zeit selbst oft Überstunden machen. Danach habe ich meine Bewerbungsunterlagen ganz offiziell bei der Volksbank eingereicht."

Frau März schloss die Augen und stöhnte leise, dann fuhr sie fort. „Zwei Wochen später habe ich erfahren, dass ich schwanger bin. Ich war schockiert. Es war ein Pillenunfall. Eine Magengrippe hatte mir das eingebrockt. Frank konnte ich davon nichts erzählen. Ich wusste, wie er reagieren würde. Er liebte Kinder. Ich traf mich mit Markus. Ganz offen sprach ich die unerwartete Schwangerschaft an. Ich sagte ihm, dass ich ihm vertraue. Einem anderen Chef hätte ich davon sicher erst mal noch nichts gesagt. Ich erklärte Markus, dass ich mir mein Leben noch nicht als ausschließlich kinderwagenschiebende Windelwechslerin vorstellen konnte und dass ich mit Frank zusammen bestimmt einen Weg finden würde, der mir Kind und Beruf ermöglichte.

Aber Markus war ganz anderer Meinung. Er sagte, gerade deshalb, weil wir vertraut seien, müsse er mir das so direkt sagen. Es sei ganz falsch, auf diese Weise ein Kind aufzuziehen, und es sei so auch gar nicht machbar. Kinder bräuchten Zeit, Zuwendung und Nerven. Sie würden den Alltag bestimmen, hätten ihren eigenen Rhythmus und dazu kämen die vielen kleinen und großen Wehwehchen und die Kinderkrankheiten. Er wisse, wovon er spreche, schließlich habe er selbst Kinder. Seine Frau sei am Abend fix und fertig. Aus seiner Sicht war es undenkbar, dass sie arbeiten gehen würde.

Ich fühlte mich, als würde ich in einer Falle sitzen. Die Erinnerung an die Zwillinge, die ich als Kind hüten musste, flammte auf. Ich argumentierte mit Tagesmüttern, Kinderhorten und Haushaltshilfen, aber Markus war nicht zu überzeugen. Er fand es unmöglich, wie ich mir das vorstellte. Wörtlich sagte er: ‚Wenn du dich nicht darum kümmern willst, frage ich mich, wozu du dann ein Kind möchtest.‘

Ich glaube, dieser Satz hat mir den Impuls für meine Entscheidung gegeben. Markus gab sich noch viel Mühe mir zu erklären, dass er selbst mit der Berufung in den Vorstand vor neuen Herausforderungen stand und dass er gerade zu Beginn dieser Aufgabe jemanden brauche, der ihm uneingeschränkt zur Verfügung stehe und der extrem be-

lastbar sei. Dies sei überhaupt keine Kritik an meinen Fähigkeiten, nur, er traue einer Schwangeren und später frischgebackenen Mutter absolut nicht zu, die volle Leistung als Vorstandssekretärin zu bringen.
Da hörte ich ihm schon gar nicht mehr zu. Ich war nach dem Gespräch mit ihm völlig verzweifelt. Meine Ängste vor dem Ausgeliefertsein, die ich von früher kannte, als ich die adoptierten Geschwister hüten musste und damit völlig überfordert war, brachen erneut über mich herein. Mit Frank konnte ich nicht darüber sprechen, für ihn wäre allein der Gedanke, dass ich bereit sein könnte, sein Kind abzutreiben, unerträglich gewesen und hätte uns entzweit. Ich sah keinen Ausweg und fühlte mich gefangen wie in einer Falle.
Dann bin ich einfach durchgedreht. Ich habe einen Termin mit einer Abtreibungsklinik in Holland vereinbart. Frank gegenüber habe ich gelogen, dass ich für ein paar Tage eine Freundin besuchen wolle und gleichzeitig, noch bevor ich überhaupt in Holland war, habe ich Markus darüber informiert, dass ich das Kind verloren hätte. Ich wollte mir damit selbst den Rückweg versperren, denn das Gefühl, dass ich diese Entscheidung bereuen würde, hatte ich damals schon." Sie schwieg und blickte zu Boden.
Alexandra wartete. Sie sah auf dem Display ihres Handys den eingehenden Anruf von Isidor. Du wirst dich wundern, wenn ich dir das erzähle, dachte sie. Frau März schwieg weiter. Alexandra warf einen schnellen Blick auf ihre Armbanduhr. Zwanzig Minuten nach sechs. Vermutlich war Isidor auf dem Nachhauseweg, hatte ihre Nachricht gelesen und wollte ihr berichten, wie sein Tag verlaufen war.
„Frau März, geht es wieder?", fragte sie, um den Kontakt zu der Frau abermals aufzunehmen.

„Ja, schon gut. Ich erzähle weiter. Ich habe dann die Stelle als Markus' Sekretärin bekommen, das wissen Sie ja. Ich stürzte mich auf die Arbeit wie eine Wilde, um nicht über das, was hinter mir lag, nachdenken zu müssen. Markus und ich waren ein gutes Team. Wir ergänzten uns perfekt. Ich nahm ihm so viel wie möglich von seinen Verpflichtungen ab, organisierte sein Büro perfekt und schirmte ihn so gut es ging nach außen ab.

Dennoch konnte ich nicht verhindern, dass er den Job beinahe wieder verlor. Er war überfordert, fühlte sich von den anderen Vorständen gemobbt und hatte moralische Bedenken bei den meisten Entscheidungen, die er treffen musste. Quasi in letzter Minute wandte er sich Hilfe suchend an einen Freund, den er aus seiner Studentenzeit kannte. Er hat mich darüber ins Vertrauen gezogen, es blieb ihm auch nichts anderes übrig. Ich musste im Sekretariat für ihn geradestehen, wenn er nicht erreichbar war, weil er sich therapeutisch behandeln ließ. Das alles haben wir damals zusammen durchgestanden. Danach kam eine richtig gute Zeit. Markus hatte sich eingearbeitet, das Geschäft lief erfreulich ruhig, dennoch entwickelten sich die Zahlen gut und Markus‘ Familie wuchs, wie er sich das immer gewünscht hatte. Seine Frau bekam quasi ein Kind nach dem anderen.

Als sein drittes Kind getauft wurde, beschlossen Frank und ich, es sei auch langsam an der Zeit, für uns die Familienplanung in Angriff zu nehmen. Ich setzte die Pille ab und wartete. Die ersten paar Monate dachte ich gar nicht weiter darüber nach, dass ich eigentlich schwanger werden wollte.

Mit der Zeit fing ich aber doch an, mein Augenmerk darauf zu legen. Nach über einem Jahr wurde es anstrengend. Ich hatte das Gefühl, dass Frank mich beobachtet. Richtiggehend belauert, fühlte ich mich. Als ich ihn darauf ansprach, wollte er es zuerst nicht wahrhaben, dann erzählte er mir doch, dass er bei einem Urologen gewesen war. Ohne Befund. Mehr sagte er dazu nicht. Dennoch stand dieses ‚An mir liegt es nicht' zwischen uns. Durch den Druck, der sich mit jedem Monat mehr aufbaute, war unsere Beziehung enorm belastet. Von da an habe ich wirklich alles probiert, um doch noch schwanger zu werden. Zig Hormonbehandlungen habe ich über mich ergehen lassen. Zum Schluss war ich ein Nervenbündel, das beim geringsten Anlass in Tränen ausbrach. Ich bekam unkontrolliert Wutanfälle, quoll auf wie ein Hefekloß und heulte dauernd. Trotz der Strapazen stellte sich keine Schwangerschaft ein. Als die Werners ihr viertes Kind tauften, wäre ich in der Kirche beinahe ohnmächtig geworden. Die Trauer darüber drückte mir den Magen zusammen und die Wut kochte in mir hoch.

Meine Schwester Stephanie unterstützte mich in dieser Zeit sehr. Sie begleitete mich zu den verschiedenen Ärzten und wollte unbedingt, dass ich mich auch homöopathisch behandeln lasse. Sie arbeitete als Helferin in einer homöopathischen Gemeinschaftspraxis in der Stadtmitte und wollte dort einen Termin für mich und Frank vereinbaren. Aber damit hatten wir nichts am Hut. Wenn ich mal krank war, was selten vorkam, ließ ich mir ein paar richtige Medikamente verschreiben und war schnell wieder auf den Beinen. Frank strotzte ohnehin vor Gesundheit. Alternative Medizin war überhaupt kein Thema für uns.

Eines Abends ist es deshalb zum Streit zwischen Frank und Stephanie gekommen. Sie wollte ihn in dem Gespräch richtiggehend bekehren. Beim Essen erzählte sie wie beiläufig eine Geschichte nach der anderen über die gesundheitlichen Probleme der Patienten in ihrer Praxis und wie gut ihnen geholfen werden konnte. Immer eindringlicher erwähnte sie, dass gerade solche Leute zu ihnen kämen, die im Zusammenhang mit ihrem Kinderwunsch schon alles Mögliche ohne Erfolg probiert hätten. Sie hatte uns sogar Bücher über die Anwendung der Homöopathie mitgebracht.

Frank fühlte sich in die Enge gedrängt. Vermutlich hörte er auch heraus, dass Stephanie ihm die Verantwortung für unsere Kinderlosigkeit in die Schuhe schieben wollte. Ich habe den beiden an diesem Abend hauptsächlich zugehört. Wegen meines schlechten Gewissens wollte ich mich nicht an dem Gespräch beteiligen. Mir war damals schon lange klar, dass alles meine Schuld war. Nur ich allein wusste, dass wir wegen der Abtreibung kein Kind hatten.

Dann wurde die Diskussion laut. Frank sagte ziemlich schroff, sie solle ihn endlich mit diesem Hokuspokus verschonen. Stephanie nahm das persönlich und legte sich erst recht ins Zeug. Sie engagierte sich enorm. Frank hielt dagegen. Er vertrat die Meinung, dass die Homöopathie keine nachweisbaren Wirkstoffe enthalte und man könnte mit nichts auch nichts bewirken. Aufgebracht erzählte sie uns, dass es schließlich Studien darüber gäbe, die belegten, dass die Medikamente sehr wohl wirkten und dass Frank gerne mal einen Tag in die Praxis kommen könne und sich Patienten ansehen, die zum Beispiel im Rahmen einer Erstverschlimmerung am ganzen Körper Ausschlag hätten. Es sei doch merkwürdig, dass dieses Nichts solche greifbaren Ergebnisse zeige. Sie redete wie ein Wasserfall über das Phänomen der Erstverschlimmerung. Ohne

Punkt und Komma zählte sie einen Fall nach dem anderen auf. Wie zum Beispiel, dass auch Migräne sich manchmal erst drastisch verschlimmerte, bevor die Besserung eintrat und vieles mehr.

Ich konnte sehen, dass Franks Geduld am Ende war und hätte eingreifen sollen, aber ich war zu sehr mit mir selbst beschäftigt. Frank sagte ihr, er wolle sich den Quatsch nicht mehr länger anhören.

Da wurde Stephanie richtig sauer und nannte ihn einen Ignoranten, wenn er weiter abstritt, was sie jeden Tag in der Praxis erlebte. Bei depressiven Menschen könnte mit homöopathischem Gold sogar der Selbstmord ausgelöst werden, schrie sie ihn fast an.

Frank war schließlich so genervt, dass er sich nicht anders zu helfen wusste, als Stephanie ziemlich unfreundlich aufzufordern, endlich nach Hause zu gehen. Sofort stand sie auf und ging, ohne noch ein einziges Wort zu sagen.

Sie ist nach diesem Abend nie mehr zu uns gekommen."

Wieder blickte Frau März schweigend und traurig auf ihre nackten Füße. Sie schien auf einmal ganz abwesend zu sein, als sei sie zurückversetzt worden in die gerade von ihr beschriebene Szene.

Alexandra versuchte, sich einen Reim darauf zu machen, was ihr die Frau erzählte, aber es gelang ihr nicht. Sie sah einen weiteren Anruf von Isidor auf ihrem Handy eingehen und gleich danach noch einen von Hermann. Sie stand auf und streckte ihre Muskeln.

Im Zimmer war es mittlerweile dämmrig geworden. Sie dachte: Was hat das mit dem Mord zu tun, hoffentlich kommt sie jetzt mal bald zum Punkt. Ich kann doch nicht die ganze Nacht hierbleiben.

„Frau März, könnte ich ein Glas Wasser haben?"

„Ja, natürlich. Entschuldigung." Das Badetuch vor ihrer Brust zusammenraffend, stand sie auf, um aus der angrenzenden Küche zwei Gläser und eine Flasche Sprudel zu holen.
„Vielen Dank, ich mache das." Alexandra nahm ihr die Flasche ab und schenkte das Wasser ein.
Frau März hatte sich wieder auf die Couch gesetzt.
„Und was ist dann passiert?", fragte Alexandra.
„Nichts ist passiert, eben gar nichts. Wir lebten einfach weiter. Ich glaubte, dass auch Frank sich damit abgefunden hatte, dass wir keine Kinder bekommen konnten. Bis zu dem Tag, als er mich vor vollendete Tatsachen stellte."
Alexandra horchte auf.
„Sie vor vollendete Tatsachen stellte?", wiederholte sie, eine klassische Verhörtechnik anwendend.
„Ja", sagte Frau März und verschränkte die Arme vor ihrer Brust.
„Genau vor einem Jahr und zwei Wochen war es."
„Ich kam am Freitagnachmittag wie immer aus dem Sekretariat nach Hause. Das Erste, was ich sah, nachdem ich die Wohnungstür aufgesperrt hatte, waren die im Flur stehenden Koffer. So naiv war ich, dass ich dachte: Nanu, hat Frank eine Überraschung für uns geplant." Sie schlug sich die Hand vor die Stirn.
„Eine Überraschung war es dann auch, aber eine ganz andere. Frank stand in der Küche. Er begrüßte mich nicht wie üblich, sondern sagte nur: ‚Setz dich!'
Was er dann noch alles sagte, habe ich nicht verstanden, ich hörte nur Freundin und schwanger. Dann ging er, die beiden Koffer nahm er mit."
Erneut sah Alexandra die Anrufe von Isidor und Hermann eingehen, aber das musste warten.

„Ihr Mann Frank hat Sie verlassen, weil eine andere Frau schwanger von ihm war?“
„Ja.“
„Frau März, ich verstehe, dass das sehr schwer für Sie sein muss.“ Alexandra überlegte fieberhaft. Was hat das mit dem Tod von Herrn Dr. Werner zu tun? Und wie soll diese zierliche Person den großen Mann aus dem Fenster geworfen haben. Sie fragte sich, ob die Frau, die ihr gegenübersaß, möglicherweise vor Kummer verwirrt war.
„Schwer“, die Frau schluckte trocken. „Schwer, dass ich nicht lache.“ Jetzt schrie sie: „Mein Leben hat er ruiniert! Und dann erzählt mir dieser selbstzufriedene Mistkerl freudestrahlend, dass seine Frau schon wieder schwanger ist.“
Alexandra trank einen Schluck Wasser. Sie wollte Zeit gewinnen und ihre Gedanken ordnen. Das erste außereheliche Kind, wegen dem ihr Mann sie verlassen hatte, musste ein Schock für sie gewesen sein und jetzt bekam er ein zweites?
Die Frau sprach hektisch weiter. Sie weinte dabei.
„Das fünfte Kind bekam der und ich? Ich hatte nichts mehr. Dabei war doch alles seine Schuld. Wegen ihm habe ich damals die Abtreibung gemacht. Weil der feine Herr sich nicht vorstellen konnte, wie ich es mit Kind schaffen sollte, ihm die Kastanien aus dem Feuer zu holen. Der hat mich benutzt, verstehen Sie? Ohne mich hätte er sich in der Bank gar nicht halten können. Auf meinem Rücken hat er sich sein Leben aufgebaut, die dicke Kohle dafür eingestrichen und fünf Kinder in die Welt gesetzt. Ich hätte alles ausgehalten, wirklich, das müssen Sie mir glauben. Ich hatte mich damit abgefunden, dass wir keine Kinder bekamen. Aber als Frank mich verlassen hat und mich einfach ausgetauscht hat wie eine billige Glühbirne, konnte

ich die Wut nicht mehr ertragen. Während der vielen einsamen Abende hatte ich genug Zeit, mir auszudenken, wie ich mich rächen konnte."
So ergab das einen Sinn. Jetzt verstand Alexandra: Die Werners bekamen ihr fünftes Kind. Alexandra hatte endlich gefunden, wonach sie und Isidor gesucht hatten. Ein Motiv!
„Und dafür wollten Sie sich an Herrn Dr. Werner rächen?"
„Ja, der Dreckskerl sollte dafür bezahlen."
Aber wie, dachte Alexandra. Wie hat sie das gemacht? Ganz bewusst provokativ formulierte sie ihre Frage.
„Sie behaupten, Herrn Dr. Werner aus Rache getötet zu haben."
„Ja, das habe ich und Sie wären nie darauf gekommen, wie ich das gemacht habe."
Alexandra schwieg, obwohl es ihr schwerfiel. Nur nichts Falsches sagen jetzt. Die vielen Verhöre, die sie geführt hatte, und ihre Menschenkenntnis zahlten sich beruflich wie privat immer mehr aus. Sie wartete.
„Hin und her habe ich mir überlegt, wie ich ihn dafür bestrafen könnte. Eines Abends fiel es mir förmlich von selbst in den Schoß. Ich fand nämlich zufällig das Buch wieder, das Stephanie, meine Schwester, hier vergessen hatte an dem Abend, als Frank sie hinauswarf. Ich erinnerte mich, dass sie etwas darüber gesagt hatte, dass bei bestimmten Menschen durch die Verabreichung von homöopathischen Arzneien bei unsachgemäßer Verordnung und falscher Dosierung sogar ein Suizid ausgelöst werden könnte. Mir kam das damals ziemlich unwahrscheinlich vor. Ich dachte, sie wollte Frank beeindrucken und dazu bewegen, dass wir auch in die Praxis kämen. Doch jetzt hatte ich so viel Zeit. Also begann ich, darin zu lesen und

entsprechend zu recherchieren. Und tatsächlich, ich fand heraus, dass es wirklich Fälle gegeben hat, die nach der Behandlung mit Aurum metallicum das Verlangen hatten, von einem hohen Gebäude zu springen. Hier in der MATERIA MEDICA VIVA können Sie es selbst nachlesen."
Sie zeigte mit dem ausgestreckten Finger auf das Bücherregal.
„Darin ist ausführlich beschrieben, wie die Struktur der Menschen beschaffen ist, die auf hohe Potenzen dieses Mittels so extrem reagieren. Das passte alles haargenau zu Markus. Ich wusste ja, wie ehrgeizig und empfindlich er war."
Alexandra war perplex. Diese Frau behauptete allen Ernstes, sie habe mit einem homöopathischen Medikament jemanden ermordet. Vermutlich war ihr die Überraschung anzusehen, denn Frau März redete hektisch weiter.
„Ich habe Ihnen doch von meiner Schwester Stephanie erzählt, die als Arzthelferin arbeitet. Es war kein Problem, sie in der Praxis zu besuchen und den günstigen Moment abzuwarten, bis sie mit einer Patientin ins Labor musste. So konnte ich an den Medikamentenschrank gehen und mir das Gold in der hohen Potenz, die ich brauchte, herausnehmen. Zum Glück war in dem Schrank alles gut sortiert. Aurum stand ganz vorne. Es genügen drei Körnchen pro Gabe. Ich habe vorsichtshalber jeweils fünf genommen. Ganz schnell ließ ich sie in die kleine Plastikhülle rollen. In so einem Fläschchen sind Hunderte davon. Das fiel überhaupt nicht auf. Ab dem Moment lief alles nach meinem Plan. Über vier Tage habe ich jeweils eine Dosis in die Wasserflasche von Markus gegeben. Gleichzeitig habe ich dafür gesorgt, dass er nicht mehr ruhig schlief und sich nicht mehr sicher fühlte. Am ersten Tag bin ich, gleich nachdem er ins Büro kam, zu ihm hineingegangen und

habe ihm erzählt, ich hätte vertraulich von meiner Kollegin aus dem Sekretariat von Dr. Göbel munkeln hören, dass man an seinem Stuhl säge. Ich habe es so dargestellt, als müsse er davon wissen, und ich sei aus Sorge um meinen Arbeitsplatz zu ihm gekommen. Das war ein Volltreffer. Er wurde ganz blass und lief im Kreis herum wie ein Tiger im Käfig. Natürlich fiel er aus allen Wolken. Er wusste nichts, konnte auch gar nichts wissen. Ich nahm ihm das Versprechen ab, darüber zunächst Stillschweigen zu bewahren, und erklärte mich bereit, vorsichtig zu recherchieren und Genaueres in Erfahrung zu bringen. Die Globuli hatte ich zuvor in die Wasserflasche gegeben. Als ich sein Büro verließ, sah ich, wie er zu der Flasche griff. Ich sorgte sicherheitshalber auch für schlechte Stimmung bei Dr. Göbel. In meiner Mittagspause traf ich mich mit dem blutjungen Mädchen, das sich der Göbel direkt nach ihrer Ausbildung in sein Sekretariat geholt hatte. Durch die Blume und ganz im Vertrauen erzählte ich ihr, dass mein Chef eine äußerst kritische Haltung zu Herrn Göbel habe. Insbesondere die Geschichte mit den faulen Papieren sei noch nicht ausgestanden. Nachdem ich sie ausdrücklich zum Stillschweigen verpflichtet hatte, deutete ich an, dass ich glaubte, mein Chef wisse einiges über Herrn Göbel, was dieser sicher lieber für sich behalten hätte. Ich merkte, wie die Kleine unter dem Tisch mit den Füßen scharrte, weil sie nicht schnell genug zurückkommen konnte, um ihrem Chef davon zu berichten. So würde das am Nachmittag sicher eine nette Vorstandssitzung werden.“ Sie grinste boshaft.

„Am zweiten Tag, das war auch der Tag als die rothaarige Frau 500 Euro bekam, habe ich eine Gelegenheit genutzt, die sich mir über die Titelseite der Tageszeitung bot. Die Un-

terbringung der Flüchtlinge in Freiburg machte dort Schlagzeilen. Als ich die Zeitung auf Markus' Schreibtisch legte, erzählte ich ihm, ich hätte von einem Freund, der im Bauausschuss tätig ist, unter der Hand läuten hören, man plane vonseiten der Stadt, ein Flüchtlingsheim in direkter Nachbarschaft zu seiner Villa zu errichten. Ich habe ihm natürlich das Gefühl gegeben, dass es mir für ihn außerordentlich leidtue. Nicht allein, dass damit der Wert seines Grundstückes gemindert würde, habe ich entsprechend betont, sondern ich habe ihm dazu etliche Szenarien heraufbeschworen, die damit verbunden sein könnten. Ich habe gesagt, das sind Gruppen von unbeschäftigten, dunkelhäutigen Männern, die in der Gegend herumlungern und dabei nichts Gutes im Schilde führen. Eine Menge verzweifelter Menschen, die kein Geld, aber vermutlich Schulden bei ihren Schleppern haben. Und das spielt sich quasi in seinem Vorgarten ab. Zum Schluss erwähnte ich noch, das würde mir Anlass zur Sorge um die Sicherheit seiner Kinder geben. Wie entsetzt er mich dabei anschaute, hat mir ganz besonders gutgetan." Ihre Augen verengten sich zu hasserfüllten Schlitzen. „Als ich hinausging, um die Post zu holen, habe ich ihm ein Glas Wasser eingeschenkt."
Alexandra warf einen schnellen Blick auf ihr Handy, um zu prüfen, ob das Gerät diese ungeheuerliche Geschichte noch aufzeichnete.
„Am Morgen des dritten Tages sah ich ihm gleich an, als er morgens ins Büro kam, dass er kein Auge zugetan hatte in der letzten Nacht. Die Wasserflasche stand auf seinem Schreibtisch bereit. Ich wartete nur einen kurzen Moment, dann bin ich zu ihm hineingegangen. Ich wollte nicht, dass er sich mit seiner Arbeit von den Sorgen ablenkte. Verschwörerisch informierte ich ihn darüber, dass ich mit der

Kollegin von Herrn Dr. Göbel am Vortag leider nur ganz kurz sprechen konnte, aber so viel hätte ich schon einmal herausgehört, dass es bezüglich der Kritik an ihm anscheinend mit darum ginge, dass er des Öfteren in der Mittagspause in der Kirche gesehen werde. Das sei manchen Leuten schon lange ein Dorn im Auge und könnte sich ihrer Meinung nach hinsichtlich der Öffentlichkeitswirkung nachteilig auf das Image der Bank auswirken. Weil sein Gesicht ganz grün vor Empörung wurde und ich fürchtete, er würde gleich zu Dr. Göbels Büro stürzen, beschwor ich ihn, meine vertraulich gewonnenen Kenntnisse nicht zu missbrauchen und abzuwarten, was ich noch herausfinden könnte. Er sicherte mir zu, ruhig zu bleiben, und sah, um den Schein zu wahren, ein, dass er sich mit mehr Informationen besser auf derartige Vorwürfe, die ihn erwarteten, vorbereiten könnte. Ich versprach ihm, mich weiter umzuhören. Dann stellte ich die Wasserflasche in sein Sichtfeld, öffnete das Fenster und ging hinaus. Ich war mir ziemlich sicher, dass er danach nicht mehr in der Verfassung war, sich auf seine Arbeit zu konzentrieren."
Triumphierend blickte sie Alexandra an.
„Und den Rest kennen Sie. Der vierte Tag war ein Freitag. Oft kam er zum Wochenende mit dem Rad ins Büro. Ich war vorbereitet. Er würde durstig sein, wie immer. Das Wasser hatte ich für ihn bereitgestellt und das Fenster war geöffnet. Als ich kurz nach seiner Ankunft zu ihm ins Büro gehen wollte, reagierte er nicht auf mein Klopfen. Also bin ich einfach reingegangen. Er war nicht mehr da. Es war richtig unheimlich. Das Fenster bewegte sich im Luftzug wie von Geisterhand. Ich wusste in diesem Moment, dass mein Plan funktioniert hatte, aber ich traute mich nicht, aus dem Fenster zu schauen."

Die Kommissarin vermerkte innerlich, dass damit ihre Frage bezüglich des angelehnten Fensters beantwortet war. Diese Frau verfügte über Täterwissen. Sie fasste das bisher Gesagte zusammen: „Sie geben an, dass sie über vier Tage hinweg heimlich ein homöopathisches Medikament in das Trinkwasser von Herrn Dr. Werner gegeben haben. Dazu haben Sie ihn mit falschen Gerüchten, seine Existenz betreffend, psychisch belastet und Sie haben das Fenster seines Büros mit der Absicht geöffnet, es würde ihn dazu verleiten, hinauszuspringen."
„Ja, das habe ich und ich bereue es nicht. Ehrlich gesagt habe ich mich selbst gewundert, dass mein Plan so schnell funktioniert hat. Von der Homöopathie hatte ich bisher keine Ahnung. Als Sie an dem Morgen in die Bank kamen und sagten, er läge unten auf der Straße, konnte ich kaum glauben, dass er wirklich gesprungen war."
Das ist doch nicht zu fassen, dachte Alexandra. Ein Mord mittels Homöopathie. Geht das denn überhaupt? Was mache ich jetzt damit? Sie versuchte, sich zu konzentrieren. Unvermittelt meinte sie wieder den Blick des Mädchens vom Dachsberg zu spüren. Das Gefühl war so stark, dass sie meinte, das Kind sei im Raum anwesend.
Sie hörte sich selbst sagen: „Frau März, ich muss Sie jetzt bitten, sich anzuziehen, und bitte packen Sie ein paar persönliche Sachen zusammen. Ich nehme Sie fest wegen des Verdachts, Ihren Vorgesetzten Herrn Dr. Werner, ermordet zu haben."
„Ja, am Packen war ich sowieso", antwortete sie bitter und dann mit brechender Stimme: „Ich wollte ein ganz neues Leben anfangen."
Plötzlich begann sie wieder, haltlos zu schluchzen.
Im Zimmer war es fast ganz dunkel geworden. Alexandra

stand auf und betätigte den Lichtschalter. Die unwirkliche Atmosphäre von vorhin, als sie glaubte, die Anwesenheit des Mädchens zu spüren, verblasste.
„Frau März, ich muss das Protokoll Ihres Geständnisses an den Staatsanwalt senden. Möchten Sie noch etwas hinzufügen?“
„Er hat es verdient!“, schrie sie unvermittelt heftig. „Mein ganzes Leben hat er kaputt gemacht, einfach alles hat er mir kaputt gemacht. Ich habe alles verloren. Mein Kind, meinen Mann und jetzt auch noch meinen Beruf.“ Sie atmete angestrengt. Ihr Gesicht war dunkelrot angelaufen und die Augen quollen unnatürlich daraus hervor.
Alexandra blieb stehen. Sie nahm das Handy vom Tisch und stoppte die Aufnahme. Eigentlich sollte sie die Datei sogleich an Heinrich König weiterleiten. Auf keinen Fall durfte die Aufzeichnung verloren gehen und wenn es darum ging, den Antrag auf einen Haftbefehl auszustellen, zählte jede Stunde. Ich muss zuerst dafür sorgen, dass die Geständige ins Präsidium gebracht wird. Der Atem der Frau rasselte asthmatisch. Hoffentlich brauchen wir keinen Notarzt, dachte Alexandra und blickte sich in der Wohnung um. Wenn Frau März regelmäßig Medikamente einnahm, müsste sie auch daran denken und sie sollte wenigstens ihre Zahnbürste mitnehmen. Wo war eigentlich das Badezimmer?
„Frau März, geht es?“, fragte sie.
„Ja.“
„Ziehen Sie sich etwas an und packen Sie Ihre Toilettensachen und ein paar Kleidungsstücke ein, ich rufe eine Streife, dann helfe ich Ihnen gerne.“
„Ich muss dringend zur Toilette ...“
Alexandra steckte das Handy ein.

„Bitte haben Sie Verständnis dafür, dass ich mir den Raum ansehen muss."
Die Frau zuckte gleichgültig mit den Schultern. Ungelenk stand sie auf und ging humpelnd aus dem Wohnzimmer.
„... und mein Bein ist eingeschlafen."
Alexandra folgte ihr. Sie checkte den kleinen Toilettenraum. Es gab darin kein Fenster und keinen Gegenstand, der geeignet gewesen wäre, um die Tür zu verrammeln. Den Schlüssel, der innen an der Tür steckte, zog sie ab.
„Okay, Frau März, die Tür muss offen bleiben Ich stecke den Schlüssel von außen in das Schloss."
„Ja, schon gut." Sie nickte und ging hinein. Die Tür zog sie hinter sich zu.
Alexandra stand davor und wählte die Nummer der Zentrale. Sie wollte einen Streifenwagen anfordern. Der Anschluss war besetzt. Sie würde es gleich noch einmal versuchen. Ein Blick auf die Uhr ließ sie erschrecken. Oh je, 20.30 Uhr. Sie tippte eine WhatsApp-Nachricht an Hermann, damit er sich keine Sorgen über ihren Verbleib machte. Um sie herum war es ganz still. Sie lauschte. Aus dem Inneren des Toilettenraumes drang kein Laut. Ein ungutes Gefühl machte sich bemerkbar. Sie besann sich darauf, ruhig zu bleiben. Ohne Verzögerung folgte sie ihrer langjährigen Erfahrung. Mit ein paar raschen Schritten ging sie leise durch den Flur und öffnete intuitiv die Wohnungstür einen Spalt breit. Immer wieder wurde in den internen Berichten bemängelt, dass die Einsatz-und Rettungskräfte unnötig lange von verschlossenen Eingangstüren aufgehalten wurden. Dann ging sie zurück und klopfte an die Tür der Toilette.
„Frau März, ist alles in Ordnung?" Sie erhielt keine Antwort.
„Oh verdammt", murmelte sie und schob die Tür auf.

Isidor

Das war vielleicht ein verrückter Tag, dachte Isidor. Er befand sich auf dem Weg nach Hause und philosophierte vor sich hin. Am Morgen meinte man noch, es ginge um einen toten Mann in Freiburg und noch vor Mittag geht es dann plötzlich um eine tote Frau in Waldshut, deren Geschichte man sich Puzzleteilchen für Puzzleteilchen würde zusammenrecherchieren müssen. Beginnend mit der Frage ihrer Identität, sprich ihrer Geburt, bis hin zu den Umständen ihres Todes. Im Falle dieser Frau zweifellos ganz fürchterlichen Umständen.

Isidor befand sich alleine im Wagen und war seiner Fantasie ausgeliefert. Die Vorstellung, ER könnte derart verstümmelt und verpackt in einer Abfalltüte einfach weggeworfen werden, beschäftigte und deprimierte ihn gleichermaßen. Er wünschte sich, seine Chefin wäre mit ihm unterwegs. Dann könnte er sich mit ihr austauschen und dann würde das Verbrechen nicht mit solcher Macht Besitz von seinem Denken einnehmen können. Er versuchte, sich zusammenzureißen und sich ganz auf die Fakten des Falles zu konzentrieren. Die Ermittlungen am Tatort waren vorläufig abgeschlossen. Zunächst musste die Obduktion abgewartet werden, danach würden als Erstes die Vermisstenmeldungen mit den bekannten Parametern der Leiche abgeglichen werden. Polizeiarbeit eben. Die Ampel sprang auf Rot. Isidor stoppte den Wagen und blickte auf sein Handy. Es blinkte.

Das war eine Nachricht von der Chefin. Er las. Aha, um zwanzig nach sechs war sie noch in Kirchzarten ... jetzt ist

es kurz nach sieben. Na, dann könnte sie jetzt fast zu Hause sein.
„Boss anrufen", rief er dem iPhone laut zu und schon startete es den Wählvorgang. Das Anrufzeichen leuchtete auf, aber es kam keine Verbindung zustande. „Immer dasselbe hier mit diesen Funklöchern", murmelte er enttäuscht vor sich hin.
Die Ampel schaltete um, und er beschleunigte seinen Wagen wieder. Eine knappe halbe Stunde später stoppte er an der Tankstelle in Todtmoos. Während das Benzin in den Tank lief, versuchte er erneut, Alexandra zu erreichen. Ohne Erfolg. Das ist komisch, dachte er.
An der Kasse unterhielt er sich noch ein paar Minuten mit dem Besitzer. Als er den Shop verließ, widerstand er dem Drang, einen weiteren Wahlversuch zu machen. Stattdessen stieg er in den Wagen. Nach nur 300 Metern parkte er ihn erneut. Über dem Parkplatz leuchtete die Reklame von Schmidt's Markt. Die Zeit ließ sich gut nutzen, um noch ein paar Besorgungen zu machen. Er hasste es, einkaufen gehen zu müssen. Entsprechend schnell war das erledigt. Ohne sich nach rechts oder links umzusehen, griff er ins Regal mit den Nüssen. Dann holte er sich ein paar von den Bioäpfeln und einen Bund Karotten von der Frischetheke. Das sollte reichen. An der Kasse musste er warten. Genervt zahlte er, als er endlich drankam, und stürmte aus dem Geschäft.
Den Rucksack mit den Einkäufen in seiner einen Hand haltend, sein Mobilphone in der anderen, ging er zurück zu seinem Wagen. Unterdessen war eine gute Viertelstunde vergangen. Wieder wählte er Alexandras Nummer. Sie beantwortete auch diesen Anruf nicht. Gereizt schmiss er den Rucksack auf den Beifahrersitz, stieg ein und fuhr los.

Einsatz

Frau März saß auf dem Toilettendeckel. Sie wirkte apathisch. Es klang schaurig, wie sie den Atem unnatürlich lange und pfeifend einsog. Ein Handtuch klaffte über ihren nackten Schenkeln auseinander. Ein feines rotes Rinnsal lief an ihrem Bein entlang. Am Boden hatte sich bereits eine kleine Blutlache gebildet. Alexandra sah auch die Narben neben dem Schnitt, den sich die Frau gerade erst zugefügt hatte. In ihrer rechten Hand hielt sie eine Rasierklinge.

„Frau März, was machen Sie denn?", sprach Alexandra sie an. Sie erhielt keine Antwort.

„Frau März, hören Sie mich?" Alexandra wurde lauter. Jetzt zuckte die Frau zusammen. Ihr Blick zentrierte sich.

„Ja, Sie brauchen mich nicht anzuschreien."

„Ich möchte Sie nicht anschreien. Mir schien nur, Sie hätten mich eben nicht gehört."

Die Frau schwieg. Alexandra überlegte fieberhaft, wie sie die Situation unter ihre Kontrolle bringen konnte.

„Frau März, Sie bluten. Wir sollten das verbinden. Wo bewahren Sie Ihr Verbandszeug auf?"

„Ich möchte tot sein."

„Sie haben sich verletzt. Es ist nicht das erste Mal, dass das passiert, sehe ich das richtig?"

„Ja, seit Frank weg ist, schneide ich mich, wenn ich nicht mehr atmen kann."

„Ist es mit dem Atmen besser?"

„Ja." Tatsächlich schien der Atem der Frau jetzt weniger zu rasseln.

„Bitte geben Sie mir die Rasierklinge."

„Nein."
„Frau März, es kommt alles wieder in Ordnung. Legen Sie die Klinge weg und lassen Sie uns darüber sprechen."
„Ich möchte tot sein." Alexandra folgte ihrer Intuition. Sie sagte: „Das mit dem Totsein ist nicht so einfach."
„Das Leben auch nicht."
„Da haben Sie recht. Sie müssen sich für Ihre Tat verantworten. Man wird die Umstände, unter denen Sie gehandelt haben, berücksichtigen. Sie können, wenn Sie wollen, in einer Therapie aufarbeiten, was auf Ihnen lastet."
„Ich möchte, dass es aufhört. Wenn ich tot bin, ist endlich Schluss."
Es klang schon weniger entschlossen. Jetzt versuchte es Alexandra mit Humor. Sie ärgerte sich, dass es ihr noch nicht gelungen war, die Kollegen zu verständigen.
„Zum Totsein haben Sie noch so lange Zeit." Sie lächelte die verzweifelte Frau freundlich an. „Schauen Sie, Ihr Bein braucht Hilfe."
„Im Spiegelschrank auf der rechten Seite ist Verbandsmaterial", kam prompt die kleinlaute Antwort.
„Zuerst brauche ich die Klinge." Alexandra streckte die Hand aus und tatsächlich ließ sich die Frau die Klinge aus den Fingern nehmen.
Das wäre geschafft, dachte Alexandra. Jetzt verarzte ich den Schnitt notdürftig und dann ruf ich augenblicklich die Streife. Sie öffnete den Allibert-Toilettenschrank und entnahm ihm eine Packung Pflaster, Schere und Verbandsmull.
„Haben Sie etwas zum Desinfizieren da?"
„Ja, auf der anderen Seite."
Die Kommissarin entnahm dem Schrank eine Flasche Octeniderm. Davon sprühte sie etwas auf die Wunde, die sie

danach sorgfältig mit dem sterilen Mull bedeckte und begann, das Pflaster abzuschneiden.
„Wie sind Sie eigentlich auf mich gekommen?“, fragte Frau März.
„Ich bin gar nicht auf Sie gekommen“, antwortete Alexandra wahrheitsgemäß.
„Ich wollte Sie nur fragen, ob Sie meinen Ohrring gefunden haben. Ich habe ihn an dem Tag getragen, als wir das Büro von Herrn Dr. Werner untersucht haben. Allerdings hat mich die Frage nach dem geschlossenen Fenster auch beschäftigt.“
„Ihren Ohrring“, murmelte die Frau, und weiter: „Ach so!“
Im nächsten Moment, Alexandra klebte gerade den letzten Pflasterstreifen fest, traf sie ein Schlag gegen die Schläfe. Sie sank zunächst auf die Knie, dann kippte sie zur Seite. Halb benommen registrierte sie, wie die Frau die Holzskulptur, mit der sie zugeschlagen hatte, auf das Regal unter das Waschbecken zurückstellte. Im nächsten Moment sprang sie auf. Sie machte einen großen Schritt um Alexandra herum und ging auf den an der Tür hängenden Bademantel zu. Mit einem schnellen Griff zog sie den dazugehörigen Gürtel rasch aus den Schlaufen. Bevor Alexandra wieder einen klaren Gedanken fassen konnte, fühlte sie, wie ihre Hände ergriffen und auf den Rücken gedrückt wurden. Sie registrierte, dass sie gefesselt wurde. Schmerzhaft drückte der Fuß der Toilettenschüssel gegen ihr Jochbein.
„Frau März ... Sie ...“, sie versuchte, trotz der rasenden Kopfschmerzen, mit ihr zu sprechen, „... was soll das?“
„Keine Angst, Ihnen passiert nichts. Sie müssen nur hierbleiben, bis ich in Sicherheit bin. Morgen Abend schicke

ich jemanden her, der Sie befreit. Ich muss verhindern, dass Sie schreien. Aber wie mache ich das?"
Alexandra starrte sie entsetzt an. Sie machte sich Vorwürfe. Hätte sie doch nur die Streife verständigt oder wenigstens das Geständnis an Heinrich gesendet. Stattdessen hatte sie der blöden Kuh erste Hilfe geleistet. In ihrem Kopf hämmerte es. Mit jedem Herzschlag meinte sie zu spüren, wie ihr Gehirn gegen die Schädelwand gequetscht wurde. Ihr war schwindelig. Aber sie musste unbedingt nachdenken.
Unterdessen holte ihre Peinigerin eine weitere Mullbinde aus dem Toilettenschrank und begann, damit auch ihre Füße zu fesseln. Dabei murmelte sie vor sich hin: „Wenn ich nicht so blöd gewesen wäre, zu denken, Sie hätten alles herausbekommen, wäre das nicht passiert. Jetzt sind Sie eben selbst schuld. Kommen wegen eines Ohrrings hierher, so etwas Bescheuertes. Das darf man doch keinem erzählen. Ich war zu überrumpelt. Niemals wäre herausgekommen, dass ich mit dem kleinen Mittelchen dafür gesorgt habe, dass dieser Saubermann seine Strafe bekommt. Es war alles perfekt geplant und jetzt das." Sie zog die Enden der Binde fest zusammen und verknotete sie umständlich.
Alexandra versuchte, sich zu konzentrieren. Leise fragte sie: „Frau März, was haben Sie vor?"
„Ich werde meine Reise antreten, wie geplant, nur mit einer kleinen Änderung. Der Rückflug entfällt. Ich werde untertauchen. Manchmal haben Frank und ich uns ausgemalt, wie es wäre, wenn wir unser Erspartes nehmen und weit weg, in der Wärme ein schönes ruhiges Leben führten. Andernfalls ...", sie schien zu überlegen, „... andernfalls müsste ich Sie zum Schweigen bringen und verschwinden

lassen. Also, seien Sie lieber still. Jetzt habe ich noch eine Menge zu erledigen." Sie nahm eine weitere Binde aus dem Badezimmerschrank.
Ich werde Ihnen etwas Mull in den Mund stecken und das Ganze mit Paketband fixieren. So wird es bis morgen gehen. Vorher gebe ich Ihnen noch zu etwas trinken."
„Sie werden nichts dergleichen tun." Die beiden Frauen erschraken gleichermaßen. „Stehen Sie ganz langsam auf und legen die Hände auf Ihren Kopf." Isidor stand mit gezogener Dienstwaffe im Türrahmen und blinzelte Alexandra zu. Er hatte die letzten Sätze mitgehört. Frau März hatte ihn nicht kommen sehen, genauso wenig wie Alexandra. Jetzt erinnerte sie sich daran, dass sie vorhin die Wohnungstür geöffnet hatte. Allerdings aus ganz anderen Gründen.
„Isidor, Sie?" Mehr kam ihr nicht über die vor Erleichterung bebenden Lippen.
Kurzerhand befestigte er einen Ring der gezückten Handschellen an der Heizung, den anderen um das Handgelenk der erstaunten Sekretärin.
„Zu Ihnen komme ich später", sagte er grimmig. Er beugte sich zu Alexandra, die hilflos am Boden lag, und begann, ihre Fesseln zu lösen.
„Meine Güte, Chefin, geht es? Soll ich einen Arzt rufen?"
„Ja, es geht schon wieder. Ich glaube nicht, dass ein Arzt nötig ist. Lassen Sie mich erst mal wieder auf die Beine kommen. Isidor, wie gut, Sie zu sehen."
„Mir scheint, ich bin im richtigen Moment gekommen." Er grinste.
„Das kann man wohl sagen. Sie heißen nicht nur so, Sie sind wirklich ein Geschenk Gottes", sagte sie und richtete sich mit einem unterdrückten Schmerzlaut auf. Er strahlte.

„Chefin, Sie kennen die Bedeutung meines Namens. Das freut mich.“
Von der Heizung her fauchte es: „Gott, dass ich nicht lache. Haben Sie das noch nicht kapiert? Der Mensch ist ein Monster und, wenn es einen Gott gibt, der ihn erschaffen hat, so kann das nur ein noch schlimmeres Monster gewesen sein. Wer würde sich denn sonst eine Welt voller Qual und Schmerz ausdenken.“
Alexandra drehte sich um, damit sie der Frau in die Augen sehen konnte.
„Sie werden vermutlich viel Zeit haben, darüber nachzudenken.“ Zu Isidor sagte sie: „Bitte rufen Sie die Streife. Frau März ist wegen des dringenden Verdachts des Mordes an Herrn Dr. Werner festgenommen. Ihr Geständnis liegt mir als Handyaufzeichnung vor. Ich muss es gleich an Heinrich senden.“
Sie wollte ins Wohnzimmer, um sich zu setzen. Vorsichtig ging sie ein paar Schritte. Der Schmerz im Kopf ließ nach. Erneut setzte sie sich in den Sessel gegenüber der Couch. Sie übermittelte als Erstes die Datei an Heinrich. Um sicherzustellen, dass er sich der Sache gleich annahm, wählte sie seine Nummer.
Es läutete bereits zum achten Mal.
Er wird doch nicht schon zu Bett gegangen sein, überlegte Alexandra. Es wäre nach dem heutigen Tag allerdings kein Wunder.
Dann hörte sie wie er mit einem knappen „König“ antwortete.
„Herr König, ich bin es, Alexandra Rau. Entschuldigen Sie bitte die späte Störung. Wir benötigen einen Antrag auf Haftbefehl, ausgestellt auf Frau Loretta März. Wir, Isidor

Rogg und ich, haben sie soeben festgenommen. Sie ist geständig, Herrn Dr. Werner ermordet zu haben."
Am anderen Ende der Leitung blieb es einen Moment still. Dann entgegnete der Staatsanwalt: „Ich kümmere mich darum. Aber wie …?"
Alexandra unterbrach ihn: „Die Datei mit der Sprachaufnahme des Geständnisses habe ich Ihnen soeben übermittelt. Die persönlichen Daten von Frau März schickt Ihnen Isidor zu, sobald wir den Personalausweis eingesehen haben."
„Gute Arbeit, Frau Rau." Und dann knapp: „Sie sollten ja den Fall in Freiburg zum Abschluss bringen. Bis morgen."
Das war höchstes Lob, dachte Alexandra grinsend. Mehr war von Heinrich nicht zu erwarten.
„Danke, ich gebe es an Isidor weiter. Bis morgen." Sie legte auf.
Danach checkte sie ihre entgangenen Anrufe und die Nachrichteneingänge. Hermann fragte darin an, ob er auf sie warten solle. Sie antwortete ihm, das sei nicht nötig, weil es wegen einer Festnahme zu spät würde. Zudem wollte sie nicht, dass er die Beule an ihrem Kopf sah. Bis morgen würde die Schwellung dann hoffentlich schon etwas zurückgegangen sein.
Isidor erschien im Wohnzimmer mit einer Reisetasche. Offensichtlich hatte er die Zeit genutzt, um für Frau März das Nötigste zu packen. Gerade rief er ins Bad: „Welches Album meinen Sie? Das auf dem Tisch?"
„Ja", kam es knapp von dort.
Isidor legte es auf die anderen Sachen, die er schon in die Tasche geräumt hatte und sagte: „Hoffentlich sind die Kollegen gleich da, damit wir nach Hause können, oder sollen

wir doch noch in die Klinik und nach Ihrem Kopf sehen lassen."
„Auf gar keinen Fall, Isidor. Aber ich glaube, ich lasse meinen Wagen hier stehen und fahre mit Ihnen."
„Das ist eine gute Idee, Chefin, dann können Sie mir endlich erzählen, was hier los war."
„Und Sie erzählen mir, wieso Sie mich gefunden haben." Sie lächelte ihn dankbar an.
Unterdessen hörten sie Stimmen im Flur. Endlich, die Kollegen waren eingetroffen.
„Guten Abend, Frau Rau. Sie haben einen Übernachtungsgast fürs Präsidium?", fragte der junge Uniformierte grinsend.
„Genau, der Staatsanwalt ist bereits informiert", antwortete die Kommissarin.
Alexandra ließ es sich nicht nehmen, die beiden zu Frau März zu führen und die Handschelle eigenhändig vom Heizkörper zu lösen. Sie legte sie um das andere Handgelenk der Festgenommenen. Dabei sagte sie: „Ach, Frau März, was ich Sie noch fragen wollte: Haben Sie zufällig einen roten Korallenohrring gefunden."
Sie bekam keine Antwort.
Die beiden Beamten verschlossen die Wohnung sorgfältig und führten Frau März zum Lift. Alexandra versiegelte die Tür. Im Flur stand eine Nachbarin vor ihrer Wohnungstür und gaffte sie hemmungslos, mit offen stehendem Mund an.
„Feierabend, du blödes Luder", blaffte Frau März sie an, bevor sie mit den uniformierten Beamten den Fahrstuhl betrat.

Nachtschicht

Heinrich König saß im Bademantel am Schreibtisch. Tatsächlich war er auf dem Weg ins Bett gewesen, als das Läuten des Telefons ihn beim Zähneputzen gestört hatte. Nach dem Telefonat öffnete er die Datei, die ihm seine Hauptkommissarin geschickt hatte, und hörte sich das aufgezeichnete Geständnis an. „Du meine Güte“, sagte er leise zu sich selbst. Das war zweifellos das merkwürdigste Geständnis seiner ganzen Laufbahn. Er holte sich einen Whisky. Konnte man das überhaupt als Geständnis bezeichnen?

„Dafür soll ich jetzt einen Haftbefehl beantragen?“, murmelte er. Solche Situationen waren ihm verhasst. Er schätzte eindeutige Sachlagen, hieb- und stichfeste Beweise und einwandfreie Untersuchungsergebnisse. In diesem Fall hatte er die Befürchtung, sich mit der Ausstellung des Haftbefehls lächerlich zu machen. Er schaltete seinen PC ein. Über zwei Stunden verbrachte er allein damit, sich über die Wirkungsweise der Homöopathie zu informieren. Es brachte ihn nicht entscheidend weiter. Er begann, sich mit den intriganten Machenschaften dieser Frau zu befassen. Schließlich recherchierte er im Bereich Verleumdung, Manipulation und seelischer Gewalt. Er suchte nach vergleichbaren Fällen. Zwischendurch holte er sich einen weiteren Drink. Seine Gedanken schweiften ab. Wohlwollend erinnerte er sich an seinen alten Juraprofessor, Benedikt Reichgraf. Ein kleiner Herr mit kugelrundem Kopf und ebensolchem Bauch. Das Ungewöhnliche an ihm war sein wacher Blick, der einen durchdringen konnte wie ein Dolch. Und sein Gedächtnis war phänomenal. Generationen von Studenten nannten ihn ehrfürchtig „den Paragraphen". Bislang war es noch keinem der Kommilitonen gelungen, ihn mit einer Frage in Verlegenheit zu bringen. Entsprechend hoch war sein Anspruch gegenüber den Prüflingen. Er kannte kein Pardon, wenn er einen Studenten verdächtigte, es mit dem Lerneifer nicht so genau zu nehmen. Wenn er jemand deshalb auf dem Kieker hatte, verwickelte er ihn zunächst in ein ganz harmloses Gespräch, um ihn dann, nach allen Regeln der Kunst, auf immer dünner werdendem Eis richtiggehend tanzen zu lassen. An guten Tagen pflegte er sein schauspielerisches Talent und er unterhielt seine Studenten mit kuriosen Geschichten, wie sie in den Gerichtssälen zuhauf vorkamen. Dabei nahm er verschiedenste Rollen ein. Besonders Frauen konnte er treffend imitieren. Heinrich trank einen Schluck. In Gedanken sagte er: Auf dein Wohl. Der Mann war wirklich ein begnadeter Lehrer und Heinrich verdankte ihm viel. Komplizierte juristische Sachverhalte, die den Studenten die Köpfe heiß werden ließen, vermittelte der Professor immer im Zusammenhang mit Fällen, die er selbst verhandelt oder eben, in seiner Eigenschaft als Haftrichter, abgelehnt hatte. Heinrich erinnerte sich. Da war zum Beispiel die Frau, die sich selbst angezeigt hatte, weil sie ihrem Mann im Zorn gewünscht hatte, der Blitz möge ihn treffen, was dann auch wirklich fast unmittelbar geschah, als der Mann das Haus verließ, um ins Wirtshaus zu gehen. Dieses Geständnis war natürlich nicht als solches zu verwerten. Die Frau hatte nicht einmal eine einfache Wahrscheinlichkeit gehabt ihre Drohung in die Tat umzusetzen, und das war eine wesentliche Voraussetzung für eine Verurteilung. Er meinte förmlich, wieder die Stimme seines damaligen Lehrers zu hören: „Halten Sie sich an die Fakten, analysieren Sie die Fakten, bewerten Sie die Fakten. Wenn Sie keine Fakten vorliegen haben, dann besorgen Sie sich welche." Dann ging ihm ein weiterer Fall des Professors durch den Kopf. Es handelte sich um einen Mann, der behauptete, schlafwandlerisch, also schuldlos, seine Frau ermordet zu haben. Der gerichtlich bestellte Gutachter, es war der medizinische Leiter eines Schlaflabors, untersuchte ihn und hielt das für ausgeschlossen. Na bitte, ja, er schlug sich auf den Schenkel. Das war die Lösung. Es gab zu allen offenen Fragen Gutachter. Also, was hatte er hier: einen Toten, ein Geständnis, ein Medikament – zugegeben ein homöopathisches – , ein Motiv. Na also. Sollte sich doch der Haftrichter damit herumschlagen. Energisch rückte er seinen Stuhl wieder näher an den Schreibtisch heran und begann, den Antrag auf Ausstellung eines Haftbefehls auszufüllen. In Anbetracht der, zugegeben komplizierten, Umstände ordnete er sogleich die Bestellung eines Pflichtverteidigers an. Mit sich und der Welt zufrieden löschte er eine halbe Stunde später das Licht. Morgen würde er einen genauen Bericht von Alexandra und Isidor verlangen, wie es zu dieser Festnahme gekommen war.

Nachlese

Als Alexandra sich auf den Beifahrersitz setzte, knurrte ihr Magen laut.
„Ich habe Hunger", sagte sie sich entschuldigend.
„Das ist ein gutes Zeichen", entgegnete Isidor. „Dann ist es mit Ihrem Kopf wirklich nicht so schlimm?"
„Ach so, das, nein. Da habe ich wirklich Glück gehabt. Es genügt fürs Protokoll, dass ich morgen im Präsidium schnell zu Dr. Klemm gehe."
„Wenn Ihnen übel geworden wäre, hätte ich aber darauf bestanden, dass Sie es in der Klinik abklären lassen."
„Damit ich mir den Rest der Nacht dort um die Ohren geschlagen hätte mit Röntgenaufnahmen und endlosem Warten, bis jemand Zeit hätte, sich die Bilder anzusehen. Das brauche ich jetzt nicht auch noch. Es ärgert mich sowieso, dass mir das passiert ist. Weil ich darauf konzentriert war, die Wunde am Bein der Frau zu verbinden, konnte ich den Schlag nicht abfangen. Ein Glück, dass sie nicht weit ausholen konnte und die Figur aus Holz war."
„Wir müssen sie trotzdem als Beweismittel sichern."
„Ja, ich werde bei meinem Bericht daran denken. Es ist ein geschnitztes Männeken Pis. Das gereicht mir nicht zum Ruhm."
Isidor grinste.
„Ich erzähl es keinem. Aber jetzt möchte ich endlich wissen, wie Sie auf die Sekretärin gekommen sind."
„Das wollte Sie auch von mir wissen, Isidor, deshalb hab ich mir den Schlag gefangen. Der Witz ist, ich bin überhaupt nicht auf sie gekommen."
Isidor fuhr los.

„Das müssen Sie mir aber jetzt erklären."
„Gleich, Isidor. Schade, dass es hier nicht einen Imbiss oder so etwas Ähnliches gibt. Jetzt einen Döner zu essen, könnte ich mir auch vorstellen."
„Um Gottes willen, Chefin, das ist doch das pure Gift." Isidor war entsetzt. „Und dazu kommt die Hygiene. Mein Freund arbeitet beim WKD. Sie wollen gar nicht wissen, was er mir alles über diese Art von Essen erzählt hat. Hier", er griff hinter sich und holte seinen Rucksack vom Rücksitz, „ich war vorhin noch einkaufen. Voilà, ganz frische Karotten. Sie müssen grün essen und Licht in Ihren Körper lassen."
„Danke, ich füge mich, Isidor."
Er holte auch die Nüsse und Äpfel heraus. Alexandra hätte zu gerne etwas Warmes in den Magen bekommen, aber dafür war es zu spät.
Sie nahm sich eine Handvoll von den Nüssen und sagte: „Ich habe das Geständnis mit dem Handy aufgezeichnet, das spiele ich gleich für Sie ab. Und der oberflächliche Grund, warum ich zu Frau März gefahren bin, ist schnell erzählt. Ich habe vermutlich am ersten Tag, an dem wir in der Bank ermittelt haben, einen Ohrring verloren. Weil ich gerade in der Nähe ihrer Wohnung war, als ich wieder daran dachte, wollte ich sie nur schnell danach fragen."
Isidor griff in seine Brusttasche.
„Meinen Sie diesen hier?" In der Hand hielt er ihren Ohrring.
„Das ist ja super, danke! Wo haben Sie ihn gefunden?"
„Auf dem Parkplatz vor der Bank. Ich wollte Ihnen den Ring gleich geben, aber dann ist es mir entfallen."
Sie hängte das Schmuckstück an ihre Handtasche zum anderen.

„Und, Chefin, ich finde, es sieht im Bericht an Heinrich besser aus, wenn Sie erwähnen, dass Sie Frau März noch einmal zu dem angelehnten Fenster im Büro von Herrn Dr. Werner befragen wollten, oder?“

Alexandra lachte. „Isidor, Sie sind ein Schlingel. Und Sie haben recht. Das mit dem angelehnten Fenster ist mir ja gleich aufgefallen. Es hat sich nicht von alleine geschlossen. Vermutlich hätte ich sie noch darauf angesprochen, aber zunächst brachte mich der fehlende Ohrring auf die Idee, bei ihr vorbeizugehen, ist das nicht merkwürdig? Frau März erwähnt das Fenster in ihrem Geständnis. Als sie das Büro betrat, löste sie Zugluft aus. Das passt genau. Die Spurensicherung hat ein offenes Oberlicht im Flur erwähnt – die Klimaanlage des Gebäudes wurde nämlich genau in der Woche gewartet.“ Sie biss in einen Apfel.

„Das ist nichts Neues, dass Sie einen Fall quasi nebenbei aufklären“, sagte Isidor mit einem breiten Grinsen.

„Das geht aber nur, wenn man gut ausgeschlafen ist“, feixte sie zurück. „So, sind Sie jetzt bereit, die Aufzeichnung zu hören? Ich bin nämlich gespannt, was Sie dazu sagen.“

„Ich kann es kaum erwarten. Die Dame hat uns bei der ersten Vernehmung ganz schön was vorgemacht, von wegen: ‚Herr Werner ist noch nicht im Haus.‘ Das habe ich ihr voll abgenommen. Sie scheint mit allen Wassern gewaschen zu sein.“

„Allerdings. In der Bank hat sie die Überraschte perfekt gespielt und uns auf die falsche Spur mit Frau Albiez gebracht“, entgegnete Alexandra. Sie rief die Datei ihres Handys auf und lehnte sich zurück. Gemeinsam hörten sie sich die ungeheuerliche Geschichte von Frau März an. Isidor fuhr langsamer als sonst. Alexandra beobachtete ihn. Immer wieder schüttelte er den Kopf.

Obwohl die Aufnahme bereits vor einigen Minuten geendet hatte, schwieg er.
„Hat es Ihnen die Sprache verschlagen?“, wollte Alexandra wissen.
„Ehrlich gesagt, ja. Das ist doch Wahnsinn. Diese Frau treibt ihr Kind heimlich ab und gibt die Schuld dafür einem anderen. Ich fasse es nicht. Und dann ersinnt sie einen derart perfiden Racheplan. Eiskalter Mord ist das. Unglaublich. Das hätte ich ihr nicht zugetraut.“
„Ja, wir erleben so manche Überraschung. In unserem Beruf tut man wirklich gut daran, mit allem zu rechnen. Man sieht den Leuten nicht an, welche Abgründe sie in sich tragen. Nur wenn man gut zuhören kann, bekommt man manchmal ein kleines Zipfelchen davon zu fassen. Erinnern Sie sich daran, wie Frau März sich darüber aufgeregt hat, dass die Vorstände sich bei Beschwerden großzügig zeigen? Da steckte etwas von ihrer Wut auf Herrn Dr. Werner drin. Ich glaube, diese Szene blieb in mir lebendig und hat letztlich den Ausschlag gegeben, dass ich zu ihr gefahren bin. Sie erlebte ihren Chef als übermächtig – so übermächtig, dass er ihr Leben zerstört hat.“
„Ja, klar. Er hatte die Macht in der Bank, hatte die Macht, ihr einen Job zu geben, hatte die Macht, sie zur Abtreibung zu veranlassen, und alle Folgen lastete sie ihm an.“
„Genau. Aber sagen Sie mal, Isidor, die Anwendung von homöopathischer Arznei quasi als Gift? Können Sie sich so etwas vorstellen? Ist es möglich, dass man jemanden mit einem homöopathischen Mittel so weit bringen kann, dass er sich umbringt?“
„Ja, warum nicht? Es hilft ja auch. Da muss ich nur an meine Nichte denken. Sie galt mit nur zwei Jahren schon als chronisch krank. Der Arzt in der Uniklinik sagte zu mei-

ner Schwester, sie solle sich darauf einstellen, dass die Kleine immer wieder schwere Harnwegsinfekte bekommen würde und somit eine Dauerpatientin auf seiner Station bliebe. Zum Glück ist meine Schwester dann mit dem Kind zu einem homöopathischen Arzt gegangen."
„Und?"
„Weg! Sie hat seit Jahren keine Beschwerden mehr."
„Ja sicher, ich kann mir durchaus vorstellen, dass ein homöopathisches Medikament hilft, bei meinem Mann ist es sogar die letzte Rettung gegen seine Migräne. Aber es heißt doch, die Homöopathie ist eine sanfte Heilmethode. Wie soll sie denn so etwas Schlimmes wie bei Herrn Dr. Werner auslösen?"
„Keine Ahnung, davon verstehe ich nicht genug, Chefin. Vielleicht fällt es unter das Phänomen der Erstverschlimmerung. Oder es hat was mit dem inneren Gleichgewicht zu tun. Man sagt ja auch, dass sich homöopathische Medikamente auf die Psyche auswirken. Gerade Kinder, die unruhig oder störrisch sind, scheinen dadurch entspannter und gefügiger zu werden. Freunde von mir haben ein ADHS-Kind. Am Anfang der Behandlung ist der Kleine so abgegangen, dass sie ihn am liebsten an die Wand geklatscht hätten. Das könnte doch auch einem Erwachsenen passieren, eben, dass jemand durch das Medikament überreagiert und ausflippt. Wie auch immer es funktioniert, in jedem Fall lässt sich davon später an der Leiche nichts nachweisen. Das ist dann sozusagen der perfekte Mord. Hoffentlich kommen nicht noch mehr Leute auf diese Idee."
„Hören Sie auf, Isidor. Das fehlt uns gerade noch."

„Na klar. Wenn Sie Frau März nicht überrascht hätten, wäre der arme Mann wahrscheinlich als Selbstmörder beerdigt worden."
„Ja, sehr wahrscheinlich."
„Aber was mich viel mehr an dem Fall aufregt, ist die Frage, wie kommt diese Frau dazu, ihren Chef für ihr eigenes Verhalten verantwortlich zu machen? Er hat sie doch nicht dazu gezwungen, das Kind abzutreiben."
„Ja, wenn sie das einmal erkennt, möchte ich nicht in ihrer Haut stecken", entgegnete Alexandra.
„Richtet nicht, auf das ihr nicht gerichtet werdet", zitierte Isidor.
Alexandra beeilte sich, ihn abzulenken. Die Bergpredigt mitsamt Isidors endlosen Ausführungen dazu würde sie heute Nacht nicht auch noch über sich ergehen lassen.
„Jetzt sagen Sie mir aber endlich, wieso Sie mich überhaupt gefunden haben."
Isidor holte hörbar Luft.
„Tja, Chefin. Ein guter Polizist verfügt eben über Intuition."
„Dass Sie ein guter Polizist sind, ist mir schon lange klar. Aber trotzdem. Sie waren doch in Waldshut beschäftigt."
„Tja, und auf dem Nachhauseweg habe ich Sie vermisst." Er grinste verlegen.
„Nein, Quatsch. Sie haben mir doch eine Nachricht geschrieben, dass Sie noch schnell zu Frau März gehen, und dann konnte ich Sie nicht auf Ihrem Handy erreichen. Das kam mir spanisch vor. Ich dachte mir, da schaue ich lieber mal nach. Als ich dann gesehen habe, dass Ihr Wagen vor dem Haus der März steht, war ich auf alles gefasst. Die Nachbarin, die gerade heimkam, ließ mich ins Haus und zum Glück war die Wohnungstür offen."
„Das ist meiner Intuition geschuldet." Alexandra lachte.

„Als Frau März in der Toilette keinen Muckser von sich gab, habe ich sie sicherheitshalber geöffnet."
„Man beachte die Dienstvorschrift. Gut gemacht, Chefin."
„Ja, manchmal ist die Dienstvorschrift tatsächlich hilfreich ... Eigentlich glaube ich nicht, dass mir Frau März ernsthaft etwas angetan hätte. Wobei ich finde, die ganze Nacht und den nächsten Tag gefesselt und geknebelt in ihrer Toilette verbringen zu müssen, wäre übel genug geworden."
„Wieso eine Nacht und den nächsten Tag?"
„Sie hatte plötzlich vor, den geplanten Urlaubsflug zu nutzen, um sich dauerhaft ins Ausland abzusetzen. Zunächst sagte sie, dass sie jemanden zu meiner Befreiung verständigen würde, wenn sie in Sicherheit sei. Eine Weile später formulierte sie die Idee, sie könne mich zum Schweigen bringen und verschwinden lassen. Damit wäre ihr ursprünglicher Plan, nur einen Urlaub zu machen, wieder möglich geworden. Ich war der einzige Mensch, der jetzt wusste, dass sie Dr. Werner ermordet hat. Eigentlich war sie in einer Ausnahmesituation seit ich, nichts ahnend, vor ihrer Türe gestanden habe. Dadurch, dass sie sich davon überrumpelt fühlte und mir alles gestanden hat, ist ihr die ganze Sache endgültig über den Kopf gewachsen. Eine Geiselnahme war nie von ihr geplant und so etwas passt überhaupt nicht zu ihr. Aber nachdem ich dann eben da war, musste es auch irgendwie mit mir weitergehen. Aber wie? Ich nehme an, das wären für beide von uns die zentralen Fragen in dieser Nacht geworden."
„Jesus, Maria." Isidor war entsetzt. Trocken sagte er: „Am Ende hätte sie Ihnen noch etwas Homöopathisches gegeben."
Darüber mussten sie lachen und konnten ein wenig von dem Stress der vergangenen Stunden abbauen.

Als Isidor den Wagen vor Alexandras Wohnung stoppte, lachten sie immer noch.
„Mensch, Isidor.“ Alexandra holte Luft „Jetzt haben wir noch gar nicht über den neuen Fall gesprochen.“
„Meine Mutter würde sagen: Ich habe am alten genug! Nein, Quatsch, Chefin, da läuft alles. Polizeiarbeit, Sie wissen schon.“
„Na gut, Isidor, dann noch einmal vielen Dank und gute Nacht. Morgen früh holen Sie mich ab wie immer?“
„Jawohl. Gute Nacht.“

Schnappschüsse

Man hatte sie aufs Revier gebracht. Einem festgelegten Plan folgend reichte man sie von einer Stelle zur nächsten. Richtiggehend abgewickelt fühlte sie sich von den Beamten wie eine Ware, die man in den Versand bringt. Zuerst wurden ihre persönlichen Daten aufgenommen, dann ging es weiter zu dem Tisch mit den Utensilien zur Abnahme ihrer Fingerabdrücke. Sie musste sich von drei Seiten fotografieren lassen und wurde dann hinter einen Wandschirm geführt. Dort musste sie sich ausziehen, ihre Tasche zunächst abgeben und sich bis in den letzten Winkel ihres Körpers durchsuchen lassen. Dies diene ihrer Sicherheit, erklärte die Justizwachtmeisterin. Es war beschämend. Die Beamtin war sogar bei der Frage, ob sie Angehörige hätte und wen man über ihre Festnahme verständigen solle, so unnahbar und kalt wie ein Eisberg. Loretta März antwortete ihr nicht darauf. Ein Mann voraus, eine Frau hinter ihr her gingen sie mit ihr zu dieser Zelle. Man bedeutete ihr, neben der Tür zu warten, bis der Beamte sie entriegelt hatte. Die schwere Tür öffnete sich, für Loretta ganz ungewohnt, nach außen. Augenblicklich schlug ihnen daraus ein penetranter Geruch nach Desinfektionsmitteln entgegen, der die Botschaft aller in diesem Raum schon vorhanden gewesenen Ausdünstungen und Körperflüssigkeiten in sich trug. Loretta atmete flach. Sie musste diese Zelle betreten und hinter der Schwelle stehen bleiben. Die Beamtin gab ihr einen Hinweis auf die neben der Tür angebrachte Notrufeinrichtung, danach wurde sie in dem winzigen Raum eingeschlossen. In diesem Moment realisierte Loretta die nächste Besonderheit der Tür, die darin bestand, dass sie nur von außen mit einer Klinke versehen war. Nachdem die Tür von den Wärtern geschlossen worden war, verwandelte sie sich deshalb augenblicklich selbst zu einer Wand. Schrecklich, Loretta stand verdutzt, wie angewurzelt auf der Stelle. Einzig den Kopf wagte sie zu bewegen. Sie betrachtete stumm die ehemals weißen Wände, die mittlerweile übel zugerichtet waren. Die Zelle war damit optisch zu einem Raum ohne Ausgang geworden. Loretta fühlte sich darin wie lebendig in einem überdimensionierten Sarg begraben. Panik stieg in ihr auf. Sie wollte schlucken, aber es gelang nicht. Ihr Mund, nein, der ganze Rachen war staubtrocken. Eine stählerne Klammer schloss sich um die Bronchien. Sie spürte den wachsenden Druck der drohenden Gefahr in ihrem Inneren. Jeden Moment konnte die Explosion erfolgen, die ihr Selbst in tausend Trümmer spalten würde. Mit aller Kraft kämpfte sie dagegen an. Lass es, ermahnte sie sich, sieh nicht hin! Endlich, langsam, wie ferngesteuert, bewegte sich ihr Körper. Mit steifen Schritten drehte sie sich um und ging auf die Pritsche zu. Distanziert beobachtete sie sich selbst, als befände sie sich in einem Film. Dabei suchte sie fieberhaft nach einem Halt. Sie suchte nach irgendetwas, mit dem sie sich ablenken konnte. Da entdeckte sie die Tasche. Wenigstens hatte sie, bevor man sie hierherbrachte, ihre Tasche zurückbekommen. Es war noch alles drin, was der Polizist für sie eingepackt hatte. Zuoberst lag das Fotoalbum. Sein Anblick war das einzig Tröstliche. Der Druck ließ nach. Sie vermied sorgfältig, auch nur einen weiteren Blick auf ihre scheußliche Unterkunft zu richten. Vorsichtig setzte sie sich auf das schmale Bett und griff nach dem Album. Das Spiel konnte wieder beginnen. Sie öffnete es mit geschlossenen Augen auf einer Seite, etwa in der

Mitte. Ihre Umgebung nahm sie schon nicht mehr wahr. Wie gebannt betrachtete sie die sorgfältig eingeklebten Fotografien. Da, gleich auf dem ersten Bild im Hintergrund, das war doch das Gebäude, in dem die Grundschule untergebracht war, die sie als Kind besucht hatte. Augenblicklich tauchten allerhand Szenen und Personen aus ihrer Schulzeit vor ihrem inneren Auge auf. Zusammenhängend mit der erniedrigenden Einlieferung in diese Zugangszelle erinnerte sie sich sofort an den peinlichsten Moment ihres Lebens, den sie als Drittklässlerin erlebt hatte. Das Unterrichtsfach, in dem es passiert war, nannte man damals Heimatkunde. Weil ihre Lehrerin krank war, unterrichtete der Rektor die Klasse darin vertretungsweise. Zugegeben, sie hatte wieder einmal geträumt und aus dem Fenster geschaut, als die harte Lehrerstimme in ihr Bewusstsein drang. Aber sie deshalb so zu demütigen, wäre nicht nötig gewesen. „Loretta, du liest den nächsten Abschnitt", blaffte er sie rude an. Sie schrak auf. Mit einem schnellen Blick zu ihrer Tischnachbarin überprüfte sie, welcher Abschnitt aus dem Buch gemeint war. Bianca hatte die Angewohnheit, beim Lesen mit dem Finger die Zeilen nachzufahren. Das hatte ihr schon oft aus der Klemme geholfen, wenn sie in eigene Gedanken versunken versäumte, dem Unterricht zu folgen. Mit einem umständlichen Räuspern ließ sich die kleine Zeitspanne überbrücken, die sie dazu brauchte, sich zu orientieren. Die fett gedruckte Überschrift des Kapitels hieß: Die Landwirtschaft auf der Insel Reichenau. Das zu lesen, traf sie wie ein Schlag ins Gesicht. So eine Gemeinheit, ausgerechnet sie dazu aufzurufen. Ihr Kopf schien zu explodieren. Die Worte Reichenau und Klapsmühle drehten sich darin mit irrer Geschwindigkeit umeinander. Und dann, obwohl ihr das Blut dabei in den Adern gefror, begann sie, der Klasse den Abschnitt mit fester Stimme vorzulesen. Auf keinen Fall würde sie ihnen gönnen, sich an ihrer Schande zu weiden, indem sie beim Vorlesen stotterte oder gar zu weinen anfing. Sie benötigte dafür ihre ganze Kraft. Wie durch Zauberei schien sie sich dabei in drei verschiedene Personen zu verwandeln. Eine Loretta las vor, eine andere hörte zu, wie es klang, und beobachtete die Klasse, die dritte Loretta, und das war der schwerste Part, überlegte sich verzweifelt, weshalb der Rektor so gemein zu ihr war. Der Rektor wusste genau Bescheid darüber, dass sie gestern ihren Vater mit dem Krankenwagen abgeholt hatten, um ihn auf die Reichenau, in die Klapsmühle, zu bringen. Das ganze Dorf wusste es.

Die Erfahrung, dass Erinnerungen dieser Art nahtlos in einen Albtraum übergingen, war für Loretta nicht neu.
Erst nachdem das Tablett mit dem kargen Frühstück auf einen winzigen Tisch am Fußende ihres Lagers gestellt wurde, registrierte sie wieder, wo sie sich jetzt befand. Frierend und ganz dicht an die Wand gedrängt, seitlich auf einer Pritsche liegend, befand sie sich in einem Raum, der die Abmessungen einer besseren Schuhschachtel hatte. Aufmerksam betrachtete sie die Toilette aus Edelstahl und das direkt daneben befindliche, aus ein und demselben kalten Material gefertigte Waschbecken. Daran setzte sich sicher nichts Menschliches dauerhaft fest. Langsam versuchte sie, sich aufzurichten. Ihr Rücken schmerzte von dem ungewohnten Lager. Der rechte Arm kribbelte, als wären Legionen von Ameisen darin unterwegs. Sie versuchte, ihre tauben Finger zu bewegen. Sogleich kribbelte es auch darin. Als das Blut wieder zirkulierte, stand sie auf.

Das Album legte sie dabei vorsichtig zur Seite. Schließen mochte sie es an dieser Stelle noch nicht. Hinter der Fassade dieser Schule lauerten noch weitere Gespenster. Jetzt erst sah sie das dicke Laken, mit dem sie sich hätte zudecken können.
Sie benutzte das kalte Metall der Toilette. Mit den Händen wusch sie sich, so gut es an dem Miniwaschbecken eben ging, und aß dann langsam das ganze Frühstück auf. Ein dünner Kaffee und zwei Scheiben Graubrot. Während sie die Gitterstäbe vor ihrem Fenster betrachtete, kam eine merkwürdige Heiterkeit in ihr auf. Ein Gefühl grenzenloser Erleichterung breitete sich wie eine wärmende Decke in ihrem Inneren aus. Sie erkannte: Zum ersten Mal in ihrem Leben musste sie, weil sie hier war, nichts machen, sich um nichts kümmern, war für nichts mehr verantwortlich. Hier wurde sie versorgt, wie für ein Vögelchen im Käfig gesorgt wurde. Sie hatte ein Bett, bekam zu essen und zu trinken und war nicht mehr zuständig für die Organisation von Terminen, zahllose Besorgungen, dem Begleichen von Rechnungen und schon gar nicht für die komplizierten Befindlichkeiten anderer Leute. Abgesehen von dem ganzen sonstigen Berg an Verpflichtungen, den der Alltag für einen bereithielt. Befreit – endlich war sie von allem befreit! Der Druck auf ihre Brust ließ nach. Unvermittelt brach das Lachen aus ihr heraus. Sie krümmte sich förmlich vor Lachen, dabei liefen ihr die Tränen in Strömen über die Wangen. Der Beamte, der seiner Kontrollpflicht nachkommend durch die Observationsöffnung blickte, schüttelte den Kopf. Er fragte sich, was diese Person wohl eingenommen hatte.

Noch mehr Polizeiarbeit

Hermann hatte das Licht im Flur extra für sie angelassen. Das tat er immer, wenn er schlafen ging, bevor sie zu Hause war. Bemüht leise schloss Alexandra die Tür auf und betrat die Wohnung. Den vertrauten Geruch ihrer Privatsphäre empfand sie nach dem Stress des Tages als besonders wohltuend. Sie atmete tief durch. Endlich zu Hause. Sie befand sich in ihrem geschützten Raum. Die Verbrechen blieben draußen. Sorgsam verriegelte sie das Sicherheitsschloss. Mit dem Abnehmen der Dienstwaffe fing das Privatleben an. Sie verschloss den Tresor, in dem sie die Waffe vorschriftsgemäß zu Hause deponierte. Ihre Handtasche und den Schlüsselbund legte sie auf das Regal im Flur, wie immer, neben Hermanns Schlüssel. Die beiden Ohrringe, die noch an der Handtasche hingen, hakte sie aus der Lederschlaufe. Sie schlüpfte aus ihren Stiefeletten und ging in die Küche. Dort deponierte sie den Schmuck direkt neben den Tassen, die Hermann zum Frühstücken aufgedeckt hatte. Er sollte sie gleich sehen, wenn er herunterkam morgen früh. Dann beeilte sie sich, im Bad fertig zu werden, und schlüpfte leise seufzend unter ihre Decke. Eigentlich konnte sie es kaum abwarten, Hermann alles zu erzählen. Mit diesem Gedanken fiel sie in einen tiefen, traumlosen Schlaf.

Als der Radiowecker plärrend einen rechtsdrehenden Joghurt anpries, fühlte sie sich zwar erfrischt, aber es kam ihr vor, als wären inzwischen nur einige Minuten vergangen. Aus der Küche hörte sie die Geräusche der Kaffeemaschine. Das war das Signal. Mit einem Satz sprang sie aus dem Bett. Zerzaust, wie sie war, ging sie direkt in die

Küche. Hermann saß schon am Tisch. In den Tassen duftete der Kaffee. Als er sie hereinkommen sah, hob er die Ohrringe hoch und fragte: „Wo hast du ihn gefunden?“ Sie küsste ihn. Dann setzte sie sich und trank einen kräftigen Schluck von dem Milchkaffee, den er für sie zubereitet hatte.

„Das ist eine lange Geschichte. Für dich gebe ich die Kurzfassung.“ Sie erzählte ihm, während sie sich hungrig über ihr Müsli hermachte, einen Abriss der Ereignisse des vergangenen Tages. Die Sache mit dem Schlag gegen ihren Kopf ließ sie ganz aus. „Beim Verbinden ihres Beines hat mich die Frau überrumpelt“, umschrieb sie diesen Teil der Geschichte.

Als sie geendet hatte, sagte Hermann spontan: „Kurios!“

„Das kann man wohl sagen. Den Rest erzähle ich dir später, wenn wir Zeit haben.“

„Was steht heute auf deinem Programm?“

„Isidor holt mich gleich ab. Zuerst müssen wir uns im Präsidium sehen lassen. Heinrich will sicher sofort seinen Bericht. Also, erst mal wartet eine Menge Papierkram. Vermutlich am späteren Mittag werden wir noch einmal nach Freiburg fahren. Dort erwartet uns noch mehr Papierkram. Vielleicht wird die Leiche von Herrn Dr. Werner unter diesen Umständen doch noch nicht freigegeben. Und dann würde ich noch gerne persönlich bei Frau Werner vorbeifahren. Zum Schluss muss ich den Wagen, der noch bei Frau März steht, abholen.“

„Das ist eine ganze Menge. Hoffentlich wird es nicht wieder so spät.“

„Das hoffe ich auch. Was machst du heute?“

„Ich unterrichte heute Vormittag in Sachen Tatortsicherung. Später schaue ich mir noch einmal die Akten der

neuen Teilnehmer meiner Studiengruppe durch. Machst du eigentlich wieder mit?"
„Ja, natürlich. Ich bin gespannt, welche Teilnehmer es dieses Mal sind."
„Wir haben zum Glück am Wochenende keine Verpflichtung. Wenn bei dir nichts dazwischenkommt, können wir in Ruhe darüber sprechen."
„Steht der Beginn schon fest?"
„Noch nicht genau. Vermutlich findet die erste Gruppensitzung am 01.10. statt. Warum fragst du?"
„Ach, ich dachte gerade an Frau März."
„Als Teilnehmerin?"
„Ja."
„So viel du mir bis jetzt dazu erzählt hast, scheint sie nicht besonders geeignet für die Studie zu sein. Es ist doch prima facie so, dass sie ganz bewusst einen Mord geplant hat, um sich zu rächen. Noch dazu aufgrund einer ziemlich verblendeten Schuldzuweisung."
„Ja, eben deshalb dachte ich an sie. Eine Therapie könnte sie dahin führen, sich ihrer eigenen Verantwortung über die Abtreibung bewusst zu werden."
„Das schon. Nur ändert es nichts daran, dass sie den Mord mit Berechnung geplant und, sagen wir mal, umgesetzt hat. Von daher meine ich, sie hätte, falls es überhaupt zu einer Verhandlung kommt, keine Aussichten auf Strafminderung."
„Du glaubst nicht, dass es zu einer Verhandlung kommt?"
„Das habe ich nicht gesagt. Ich sagte, falls es dazu kommt. Du musst zugeben, die Umstände sind ziemlich ungewöhnlich. Und auch wenn sie vor Gericht kommt, ist alles offen. Und du weißt ja, was es im Volksmund über den Ausgang vor Gericht heißt."

„Ja, du meinst, man ist vor Gericht wie auf hoher See in Gottes Hand. Aber ist das nicht übertrieben? Es ist doch nur ein Sprichwort. Immerhin gibt es Gesetze."
„Ja, die gibt es. Und die Volksweisheiten gibt es auch. Wusstest du, dass ein nicht unwesentlicher Teil von Freuds Erkenntnissen darauf beruht, dass er dem einfachen Volk auf den Mund geschaut hat?"
„Nein, das ist spannend." Sie warf einen raschen Blick auf die Uhr. „Ach du Schreck, ich muss los. Isidor ist bestimmt schon unten." Mit einem schnellen Kuss verabschiedete sie sich und stürmte aus der Küche. Hermann hörte sie eine Weile hektisch im Bad agieren und dann die Wohnungstür hinter ihr laut ins Schloss fallen.
Eilig öffnete sie das Gartentor. Isidor war bester Dinge. Er stand an den Wagen gelehnt und las Zeitung. Als er sie bemerkte, öffnete er ihr galant die Beifahrertür.
„Guten Morgen, Chefin, wünsche wohl geruht zu haben", rief er grinsend.
„Guten Morgen, Isidor. Sie haben gut lachen. Sie haben gestern alles richtig gemacht."
„Und Sie etwa nicht?"
„Nach dem Gespräch eben mit meinem Mann bin ich mir nicht so sicher."
„Oh je, hat er die Beule gesehen?"
„Nein, das nicht. Er fragt sich, ob Frau März verurteilt wird."
„Das will ich aber meinen. Sie hat gestanden, Chefin, schon vergessen? Das Geständnis: Etymologisch herzuleiten von zu einer Sache stehen."
„Nur weil einer gesteht, muss das nicht bedeuten, dass er auch vor Gericht kommt."

„Ja, sicher. Aber sie hat doch genau beschrieben, wie sie Herrn Dr. Werner vergiftet hat."
„Das ist der Punkt, Isidor. Das Gift. Ist es eins oder ist es keins."
„Ach, Chefin, das haben wir gestern doch schon besprochen. Ich glaube hundertprozentig, dass sie Herrn Dr. Werners Tod herbeigeführt hat."
„Tja, Isidor, Sie glauben das. Und ich habe auch erlebt, dass homöopathische Mittel helfen. Zuletzt wie gesagt meinem Mann gegen eine üble Migräneattacke. Aber bedenken Sie, man kann ein homöopathisches Mittel gar nicht überdosieren."
„Wie meinen Sie das?"
„Wenn Sie mehr Globuli nehmen, als Sie sollen, passiert nichts."
„Das vielleicht nicht. Also jedenfalls nicht so wie mit – sagen wir mal – Schlaftabletten. Aber es geht meines Erachtens nicht darum, ob ein homöopathisches Medikament überdosiert werden kann, sondern, ob es richtig angewendet wird."
„Das ist eben der Punkt. Und darüber kann man streiten."
Alexandra seufzte. „Zum Glück müssen wir das nicht entscheiden."
Isidor überlegte eine Weile. Schließlich fragte er: „Was hat eigentlich Heinrich dazu gesagt?"
„Er kam nicht dazu, viel zu sagen, es war ja schon spät."
„Und Sie haben ihm nichts erzählt?"
„Nein, ich habe ihm die Datei mit dem Geständnis geschickt und gesagt, dass wir den Haftbefehl beantragen."
„Da bin ich mal gespannt, in welcher Stimmung wir ihn finden."
„Isidor, malen Sie den Teufel nicht an die Wand."

Er schwieg. Erst als sie den Parkplatz hinter dem Präsidium gleichzeitig mit Heinrich König erreichten, murmelte er: „Da haben Sie es, als hätte er uns gehört."
„Nicht doch, Isidor. Sie mit Ihrem Aberglauben. Das ist doch nur ein Zufall."
Alexandra stieg aus. Sie war auch gespannt darauf, wie Heinrich die Details der Festnahme aufgenommen hatte. Bemüht, möglichst neutral aufzutreten, um entsprechend reagieren zu können, ging sie geradewegs auf den Staatsanwalt zu, der in Richtung der Gebäude unterwegs war.
„Guten Morgen, Herr König."
So angesprochen drehte dieser sich augenblicklich um. Alexandra registrierte erleichtert, dass der Chef zufrieden lächelte, als er sie sah.
„Frau Rau, Herr Rogg, guten Morgen. Na, da war was geboten gestern, was?"
„Allerdings", antworteten Alexandra und Isidor wie aus einem Mund.
„Na, dann kommen Sie doch gleich mal mit in mein Büro und erzählen Sie, wie Ihnen das gelungen ist."
Alexandra kniff Isidor hinter Königs Rücken in die Seite und zwinkerte ihm aufmunternd zu. Seine Miene signalisierte, dass er sich noch nicht sicher war, ob Heinrich zufrieden sei.
Eine halbe Stunde später, nach einigen spitzen Bemerkungen über Scharlatanerie und dergleichen, die sich König trotz allem nicht hatte verkneifen können, befanden sie sich in ihrem eigenen Büro und machten sich daran, ihre Berichte zu verfassen. Isidor war sauer.
„Die Bemerkung, dass Hokuspokus für eine Mordkommission im Ergebnis immer noch besser sei als Selbstmord,

hätte er sich sparen können. Wir können uns nicht aussuchen, wie die Leute ihre Verbrechen begehen."
„Ach, kommen Sie, Isidor. Sie kennen ihn doch. Für seine Verhältnisse war er richtig fröhlich. Lassen Sie uns den Schreibkram fertig machen und dann nichts wie raus hier."
„Übrigens wissen Sie woher Hokuspokus stammt?" Bevor Alexandra antworten konnte fuhr er fort: „Vermutlich stammt das Wort aus dem Mittelalter. Bei der Wandlung sagten die Priester ‚Hoc est corpus' (Dies ist der Leib) und daraus hat der Volksmund Hokuspokus gemacht."
Alexandra lächelte ihrem Assistenten kurz aufmunternd zu.
„Ach was, das ist ja interessant."
Konzentriert arbeiteten sie den Rest des Vormittags daran, ihre Berichte zu verfassen. Alexandra war zuerst damit fertig. Sie stand auf und ging ans Fenster.
„Ich lasse mal ein wenig frische Luft herein. Soll ich Ihren Text schon mal gegenlesen?"
Isidor blickt auf.
„Ja, ich hab's auch gleich und mir knurrt der Magen."
„Wenn wir mit dem Abgleich fertig sind, holen wir uns schnell was zu essen in der Kantine und danach fahren wir gemütlich nach Freiburg."

Juristen

In Gedanken versunken saß sie auf ihrer Pritsche. Das Album lag aufgeschlagen neben ihr. Sie hatte zunächst nicht bemerkt, dass die Tür geöffnet worden war. Die Beamtin wurde laut: „Hallo Frau März, hören Sie, Sie haben Besuch. Kommen Sie mit."

„Was? Besuch?" Es dauerte einen Moment, bis sie sich orientiert hatte. Sie stand auf und blickte die Beamtin fragend an.

„Kommen Sie mit." So wie man sie am Vortag in die Zelle geführt hatte, brachte man sie nun den Gang hinunter. Ein Beamter ging vor ihr her und die Beamtin lief hinter ihr wie bei einem gefährlichen Tier. Der Flur endete an einem Treppenhaus. Sie gingen in ein höher gelegenes Stockwerk und dann einen weiteren Flur entlang. Vor einer dunkelgrau gestrichenen Tür blieb der Beamte stehen. Er klopfte an. Ein uniformierter Beamter öffnete.

„Ich übernehme", nickte er ihren Begleitern zu und bedeutete ihr, einzutreten.

In dem fensterlosen Raum befand sich nichts anderes als ein schäbiger Holztisch, an dem sich zwei Stühle gegenüberstanden. Ein weiterer Stuhl stand neben der Tür. Eine lange Neonröhre, die mitten an der Decke angebracht war, spendete grellweißes Licht.

„Bitte", sagte der Beamte knapp und sie nahm Platz. Der Uniformierte setzte sich ebenfalls. Sein Platz war neben der Tür. Kurz darauf klopfte es erneut. Ohne eine Reaktion abzuwarten, trat ein gedrungener kahlköpfiger Mann ein.

„Guten Tag, mein Name ist Ludger Streeb, ich bin Ihr Pflichtverteidiger", stellte er sich vor. Die Hand, die er ihr

wie einen Dolch entgegenstreckte, fühlte sich schwammig und feucht an. Er setzte sich ihr gegenüber. Wichtigtuerisch legte er seine Aktentasche vor sich hin und begann, einen Stift und einige Papiere daraus hervorzuholen.
„Ihre Akte wurde mir heute Morgen zugestellt", sagte er zu der Frau in einem Ton, als läge die Entscheidung über Gedeih und Verderb ihres Schicksals in seinen Händen. Sie musterte ihn. Sein unförmiger rosa Schädel glänzte wie ein frisch gebohnerter Parkettboden. Das ganze Gesicht und seine kurzfingrigen Hände waren übersät von Sommersprossen. Nachdem er die Unterlagen endlich beieinander hatte, lehnte er sich zurück und faltete die Hände vor seinem für sein Alter, sie schätzte ihn auf höchstens 35, beachtlichen Spitzbauch. Listige blaue Augen glänzten mit seiner Glatze um die Wette und taxierten sie wie einen feilgebotenen Gegenstand. Zu dem dunklen Anzug, den er mitsamt einer dazu passenden Weste trug, hatte er sich eine rot gepunktete Fliege umgebunden, die wie ein kleiner Propeller wirkte. Auch die silberne Uhrenkette fehlte nicht, um die Accessoires dieses blasierten Juristen abzurunden. Er wartete. Offensichtlich war er der Meinung, sie müsse sich verzweifelt erklären und ihn um seine Hilfe bitten. Aber sie wartete auch. Nach einigen Minuten beendete er gereizt das Schweigen.
„Frau März, wenn ich Ihnen helfen soll, müssen Sie jetzt mit mir sprechen", redete er beschwörend auf sie ein.
Sie beherrschte sich, um nicht laut herauszulachen. „Wer sagt denn, dass Sie mir helfen sollen?"
„Ich bin Ihr Pflichtverteidiger. Verstehen Sie das? In knapp dreißig Minuten werden Sie dem Haftrichter vorgeführt. Der Staatsanwalt hat meine Anwesenheit, aufgrund der Sachlage, bereits jetzt angeordnet. Um es vorweg zu neh-

men, Sie haben gute Aussichten, in weniger als einer Stunde gemeinsam mit mir, hier als freier Mensch herauszugehen."
Sie schwieg. Er wertete dies als Einverständnis.
„Also, Frau März. Ganz eindeutig war es ein Fehler von Ihnen, sofort ein Geständnis abzugeben, aber das müsste sich widerrufen lassen. Ich schlage dazu folgende Strategie vor ..." Mit einer verächtlichen Geste wischte er einen unsichtbaren Einwand vom Tisch.
„Sie haben verwirrt und schockiert von der Tatsache, dass Ihr Chef sich suizidiert hat, für einen Moment die Wirklichkeit mit Ihren Fantasien verwechselt und sich eingebildet, Sie könnten ursächlich für das Ableben des Mannes verantwortlich sein. Sicher hatten Sie einiges an Frustrationen während der vielen Jahren in dem anstrengenden Beruf als seine Sekretärin hinzunehmen. Das belegen Sie am besten mit einigen Beispielen. Man kennt das ja, die Sekretärin muss für alles herhalten, alles ausgleichen, selbst immer bester Laune sein, dafür aber die Launen ihres Chefs ertragen, und doch spielt sie immer nur die zweite Geige. Insofern waren Sie nicht nur restlos überarbeitet, sondern auch psychisch labil, was sie eben dazu verleitet hat, sich in derartige Fantasien, von Macht und Gewalt zu flüchten. Es wird für uns ein Leichtes sein, das durch einen entsprechend geeigneten Gutachter zu belegen, falls es überhaupt zu einer Anklage kommt, was ich bezweifle."
Triumphierend blitzten seine Schweinsäuglein auf. Er fuhr fort: „In Ermangelung eines geeigneten Mordinstruments, durch den Suizid, haben Sie sich der abenteuerlichen Geschichte bedient, dafür ein homöopathisches Medikament eingesetzt zu haben. Ich denke, es bedarf hier keiner gro-

ßen Überzeugungsarbeit, um diesen Humbug zu entkräften." Erneut lehnte er sich selbstgefällig zurück, um wiederum die Hände über dem Bauch zu falten. „Ach ja, und um auch das noch zu entkräften: Von Fluchtgefahr kann in Ihrem Fall überhaupt nicht die Rede sein. Es verhält sich vielmehr so: Sie haben seit Langem keinen Urlaub mehr gemacht und wollten jetzt, da Ihr Chef Sie gezwungenermaßen nicht mehr braucht, einfach ein wenig ausspannen." Er grinste schief, als wäre ihm damit ein besonders guter Scherz gelungen. Loretta März schwieg beharrlich. Nachdem eine weitere Minute verstrichen war, begann sich der Schädel des Mannes rot zu färben.

„Frau März, es wäre wirklich hilfreich, wenn Sie mit mir sprechen und mir Ihre Sicht der Dinge schildern würden." Umständlich klaubte er die silberne Taschenuhr aus seiner stramm sitzenden Weste. „Wir haben nicht mehr viel Zeit."

Loretta amüsierte sich bestens. Er hatte seinen Auftritt gehabt. Derartige Angeber musste sie früher innerhalb der Bank ständig ertragen. Es wimmelte dort geradezu von diesen aufgeblasenen Wichtigtuern. Die Sekretärinnen würdigten sie kaum eines Blickes, wenn sie einen Termin beim Vorstand hatten, das hatte er gerade richtig beschrieben. Damit war jetzt Schluss.

„Herr Steeb", setzte sie zu einer Entgegnung an.

Augenblicklich fiel er ihr ins Wort. „Streeb ist mein Name", korrigierte er sie lautstark. „Ludger Streeb."

„Ja, dann also, Herr Streeb. Tatsächlich haben Sie sich bis gerade eben gar nicht erst für meine Sicht der Dinge interessiert und ich interessiere Sie auch nicht. Sie sind hier, weil Sie ausschließlich ihre eigenen Ziele verfolgen. Es dürfte Sie allenfalls interessieren, dass sich die Dinge, wie

sie es nennen, genauso zugetragen haben, wie ich es der Polizei geschildert habe. Ich beabsichtige nicht, das zu leugnen."
Der Anwalt schien vor ihren Augen zu schrumpfen, dabei verdunkelte sich das Rot seines Hauptes beängstigend. „Sie", er musste Atem holen, „Sie wissen ja nicht, was Sie tun!"
Loretta März blickte mitleidig in die vor Enttäuschung aufgerissenen Augen des Rechtsanwalts.
„Doch, ich weiß genau, was ich tue. Ich mache nämlich bei diesem ganzen verlogenen Affentheater nicht mehr mit. Ich steige aus, verstehen Sie! Viel zu lange habe ich daran teilgenommen. Das ist meine Sicht der Dinge. Alle wollen immer schneller, höher und weiter kommen als die anderen. Schauen Sie sich doch nur an in ihrer lächerlichen Montur. Das Abbild eines Strafverteidigers sind Sie. Nicht ein einziges Klischee, das Sie ausgelassen hätten. Ihr Auftreten spricht Bände. Viel zu lange habe ich mir solche Typen, wie Sie einer sind, in der Bank angeschaut.
Ich habe mich von ihnen herumkommandieren lassen und mich ihren abschätzigen Blicken ausgesetzt. Sie halten sich für etwas Besseres und tun alles dafür, dass die anderen Ihnen das glauben. Vor Gier nach Erfolg und Geld innerlich zerfressen, opfern Sie dabei Ihre Gesundheit und Ihre eigentlichen Überzeugungen. Um endlich einen spektakulären Fall vor Gericht zu gewinnen und an die großen Tröge zu kommen, ist Ihnen kein Argument zu blöde und jedes Mittel recht, stimmt's?" Spöttisch lächelnd fuhr sie fort: „Für ein bisschen Erfolg versuchen Sie, jeden noch so üblen Verbrecher mit juristischen Winkelzügen herauszuhauen. Aber bei mir können Sie sich das sparen. Danke für Ihre Bemühungen, aber ich brauche sie nicht. Und wagen

Sie es ja nicht, mir einen Ihrer gestörten Psychologen auf den Hals zu hetzen. Das hätte mir nämlich gerade noch gefehlt, dass ein Seelenklempner, der mit seinem eigenen Kram hinten und vorne nicht zurechtkommt, mir die Welt erklärt. Mit so einem unterhalte ich mich auf gar keinen Fall. Ich hoffe, dass Ihnen wenigstens das jetzt klar ist!"
Aufrecht saß sie dem Mann gegenüber und erwartete seine Reaktion.
Doch der Anwalt fand nicht zu seiner Sprache zurück.
Der Uniformierte blickte beinahe ebenso fassungslos auf die Gefangene wie der Anwalt. Als Justizvollzugsbeamten fehlten ihm genau noch fünf Monate und sieben Tage bis zu seiner Pensionierung. Nach über 40 Dienstjahren in verschiedenen Einrichtungen dieser Art war er eigentlich sicher, dass ihn nichts mehr überraschen konnte. Dieser Frau war es dennoch gelungen.
Die Atmosphäre im Raum hatte sich eigenartig verändert. Von der Festgenommenen ging geradezu gelöste Heiterkeit aus angesichts der Tatsache, dass er sie in fünf Minuten vor den Haftrichter führen würde.
Der Anwalt japste nach Luft.
Der Beamte stand auf, um das soeben Gehörte zu verdauen. Dann blickte er noch mal auf seine Uhr. Zu der Frau gewandt sagte er: „Bitte folgen Sie mir in den Gerichtsraum." Einen Saal konnte man diese schäbige Amtsstube, wohin er sie zu bringen hatte, wirklich nicht nennen.
Sie stand unverzüglich auf. Der Anwalt musste zuerst noch seine Sachen in die Tasche packen. Ohne ein weiteres Wort zu verlieren, stopfte er zuletzt die Akte in seine Tasche und folgte ihnen.
Über den Flur hinweg und zwei Türen weiter klopfte der Beamte energisch an einer dunklen Tür an und trat nach

einem Moment respektvollen Wartens ein. Loretta blieb stehen und blickte sich rasch um. Es war außer ihnen noch niemand anwesend. In diesem Raum gab es ihr genau gegenüber noch eine weitere Türe. Davor stand ein großer Schreibtisch. Seitlich daneben stand ein kleinerer Tisch mit einer Tastatur, einem Bildschirm und technischen Vorrichtungen zum Einstecken und Anschließen verschiedener Geräte. Neben der Türe stand ein Stuhl, der vermutlich dem Beamten vorbehalten war. Sie selbst würde sich auf die Bank setzen müssen, die direkt vor dem großen Tisch stand. Der Begriff Anklagebank nahm in ihrem Leben Gestalt an. Seitlich neben der Bank stand ein weiterer Stuhl vor einem winzigen Tisch. Der Jurist steuerte diesen an. In diesem Moment öffnete sich die ihnen gegenüberliegende Tür und ein großer schlanker Mann, das musste der Richter sein, trat gefolgt von einer bieder wirkenden Frau ein. Der Mann hatte einen Stapel Akten im Arm. Er trat hinter seinen Tisch.

Aufmerksam interessiert blickte er Loretta direkt in die Augen. Sorgfältig legte er die Akten ab und setzte sich. Mit einem schnellen Blick auf das obenauf liegende Papier vergewisserte er sich der sie betreffenden Daten. Die Schreibkraft nahm am kleinen Schreibtisch Platz und richtete sich den Computer und die Tastatur ein. Der Richter räusperte sich. Er sprach sie freundlich an: „Frau Loretta März?“

Sie nickte und er bedeutete ihr, ebenfalls Platz zu nehmen. „Ich bin Guntram Strobel, der für Sie zuständige Untersuchungsrichter. Die Staatsanwaltschaft Waldshut hat in Vertretung der Staatsanwaltschaft Freiburg den Erlass eines Haftbefehls gegen Sie, Frau Loretta März, derzeit wohnhaft in Kirchzarten, Höfener Straße 37, beantragt. Haftgrund ist der dringende Verdacht gegen Sie, Ihren Arbeitgeber, Herrn Dr. Werner, getötet zu haben. Geben Sie bitte zunächst Ihr Geburtsdatum sowie Ihren Geburtsnamen zu Protokoll.“ Loretta antwortete entsprechend.

„Frau März“, fuhr der Richter fort, „Sie verstehen, warum Sie hier sind, und dass ich hier und heute darüber entscheide, ob Sie in Untersuchungshaft verbleiben.“

Sie antwortete mit „Ja“.

Der Richter machte sich eine Notiz. Dann blickte er wieder auf. „Es ist außerdem eine Pflichtverteidigung angeordnet worden. Sie sind?“ Er blickte fragend auf den Anwalt.

„Ludger Streeb, Pflichtverteidiger“, gab dieser, mittlerweile kleinlaut geworden, an. Die Schreibkraft nickte. Die beiden Personen schienen sich zu kennen.

Der Richter blätterte weiter in der Akte. „Nachdem die Formalitäten erledigt sind, kommen wir also zur Sache. Frau März, es liegt ein Geständnis Ihrerseits vor, welches Sie vor der ermittelnden Kommissarin, Alexandra Rau, abgegeben haben. Stimmt das so?“

Loretta antwortete wiederum mit einem klaren „Ja“.

„Möchten Sie sich dazu äußern?“

„Nein.“

„Nein?“, der Richter suchte den Blick des Verteidigers. Ludger Streeb zuckte nur mit den Achseln.

Der Richter sagte: „Bitte protokollieren Sie, es gibt über das bereits abgegebene Geständnis hinaus keine weiteren Angaben vonseiten der Tatverdächtigen und der Tatgeständigen, Frau Loretta März.“

Die Schreibkraft ließ ihre Finger flink über die Tastatur gleiten. Tatendurstig blickte sie auf.

Guntram Strobel überflog ein weiteres Mal den Antrag auf Erlass des Haftbefehls und den Teil des Geständnisses, in dem die Beschuldigte beschrieb, wie sie das Medikament in das Wasser ihres Chefs gegeben hatte. Er zweifelte an der Wirksamkeit des eingesetzten Mittels keine Sekunde. Seit Generationen ließ sich seine Familie überwiegend homöopathisch behandeln und er setzte diese Tradition mit seiner eigenen kleinen Familie fort. Dass er heute Morgen so ausgeschlafen hier sitzen konnte, verdankte er in erster Linie dem homöopathischen Kinderarzt, der seinem Dreijährigen die passende Arznei gegen seinen grausamen Husten verabreicht hatte. Davor konnte bei ihm zu Hause von Nachtruhe keine Rede mehr sein. Ihm stellte sich die Frage nach der Wirksamkeit des Medikaments überhaupt nicht. Allein das Verhalten der Frau irritierte ihn. In der Regel hatte er es hier mit Beschuldigten zu tun, die ihre Verbrechen immer noch leugneten, obwohl sie unter der Last der Beweise gegen sie fast zusammenbrachen. Ist diese Frau wirklich zurechnungsfähig, fragte er sich. Letztlich würde das Gericht auch diese Frage zu prüfen haben. Er wollte ihr aber noch einmal die Chance geben, sich zu erklären. Außerdem hatte ihre ungewöhnliche Geschichte auch sein Interesse geweckt.

„Frau März, ich fordere Sie hiermit nochmals auf, falls Sie zu den Vorwürfen Stellung nehmen wollen, dies jetzt zu tun." Loretta wunderte sich ehrlich, wie freundlich der Richter sich ihr gegenüber verhielt. Sie lächelte ihn deshalb auch freundlich an und schüttelte den Kopf.

„Gut, Frau März, wie Sie wollen. Aber ich möchte, dass Sie hier kurz rekapitulieren, welche Konsequenz diese Haftprüfung für Sie hat."

„Ich verbleibe in Untersuchungshaft, bis mir der Prozess gemacht wird", antwortete sie ungerührt.

„Ja, so ist es." Richter Strobel blieb keine andere Wahl. Die Schwere des Verbrechens und der Umstand, dass die

Kripo die Frau mit quasi gepackten Koffern aufgegriffen hatte, erlaubten ihm nur den einen Weg.
„Ich erlasse den Haftbefehl gegen Sie und ordne seine Vollstreckung sowie die Verbringung in Untersuchungshaft an“, sagte er laut und deutlich, dabei den Blick der Beschuldigten erneut suchend. Sie hatte ihn verstanden. Mit seiner Unterschrift bestätigte er das karminrote Formular, legte es oben auf die Akte und nickte dem uniformierten Beamten zu.
Augenblicklich stand er auf und wandte sich an Frau März. „Kommen Sie!“
Erhobenen Hauptes, ohne ihren Verteidiger oder den Richter auch nur eines Blickes zu würdigen, folgte sie dem Beamten aus dem Raum. Wie verabredet stand bereits eine weitere Beamtin vor der Tür. Zu zweit verbrachten sie Loretta zurück in die Zugangszelle.
Bevor deren Tür sich schloss, bekam sie die Anweisung: „Packen Sie Ihre Sachen zusammen, Sie werden demnächst verlegt in die JVA Lörrach.“

Ermittlungsabschluss

Während Isidor fuhr, nutzte Alexandra die Gelegenheit, um für ein paar Minuten ihre Augen zu schließen. Sie waren gerade an Lörrach vorbei, als sie sagte: „Isidor, sobald wir die Bürokratie im Präsidium hinter uns haben, fahren wir zu Frau Werner. Vermutlich fällt sie aus allen Wolken, aber immerhin ist der augenblickliche Stand der Dinge für die arme Frau befriedigender als die Ungewissheit und die quälenden Fragen, mit denen sie sich bestimmt die ganze Zeit herumgeschlagen hat."

„Ja, Chefin. Geht es schon wieder? Aufgewacht – mitgemacht!" Er grinste. „Es bringt ihr den Mann auch nicht zurück, aber wenigstens hören die Zweifel über die Umstände, unter denen er zu Tode gekommen ist, endlich auf."

„Isidor, Sie sind ein Frechdachs. Von wegen, aufgewacht – mitgemacht. Ich habe mir nur ein paar Minuten für die Augenpflege genommen."

„Ach, Chefin, das weiß ich doch. Am liebsten machen Sie diese Augenpflege nach dem Mittagessen." Er grinste noch breiter und beschleunigte den Wagen. Um diese Zeit war die Autobahn nur mäßig befahren. Der Verkehr lief flüssig und sie erreichten das Präsidium in Freiburg erstaunlich schnell. Nachdem alle Unterlagen zum Abschluss der Ermittlungen beisammen waren, telefonierte Alexandra noch einmal mit Heinrich, um sich bezüglich der Haftprüfung gegen Frau März zu erkundigen. Sie wollte der Witwe des Opfers möglichst konkrete Ergebnisse liefern. Erleichtert nahm sie zur Kenntnis, dass der Haftbefehl ausgestellt worden war. Sie informierte Isidor. Danach machten sie sich auf den Weg zu Frau Werner. Isidor meinte, sie hätten sich anmelden sollen, aber Alexandra war es lieber, nicht am Telefon mit Frau Werner zu sprechen. In der unmittelbaren Umgebung der Villa war es merkwürdig still. Alexandra läutete. Sie warteten. Alexandra läutete erneut. Gerade als sie sagen wollte: „Wir hätten uns doch besser anmelden sollen“, wurde die Sprechanlage betätigt.

„Ja bitte, wer ist da?“, erklang die Stimme der Haushaltshilfe ein wenig verzerrt durch den Lautsprecher.

„Die Kriminalpolizei. Wir würden gerne kurz mit Frau Werner sprechen“, sagte Alexandra in Richtung Mikrofon.

Die Stimme sagte: „Einen Moment, bitte.“ Fast gleichzeitig summte der Toröffner.

An der Eingangstür stand Maria und erwartete sie mit besorgter Miene.

„Bitte kommen Sie herein.“ Sie ging voraus ins Wohnzimmer.

„Es ist hoffentlich nichts Schlimmes.“ Sie senkte die Stimme. „Frau Werner geht es nicht gut, sie hat ihr Kind verloren.“

Alexandra und Isidor tauschten einen schnellen Blick miteinander.

„Das nenne ich bitter“, sagte Isidor.

Alexandra nickte betroffen.

„Nein, es ist nichts Schlimmes, wir bleiben auch nicht lange.“

Frau Werner trat ein. Sie wirkte gefasst aber angegriffen. Dennoch begrüßte sie die Besucher freundlich zugewandt.

„Darf ich Ihnen etwas anbieten?“, fragte sie höflich.

Alexandra dachte: Das ist wieder einmal ganz typisch. Die arme Frau empfängt uns in aller Form, obwohl es ihr vermutlich schwerfällt. Im Laufe der Jahre hatte sie diese Erfahrung oft gemacht. Wer schlimmes Leid erlebt, wird bescheiden. Das ist ein weiterer Aspekt für unser geplantes Gespräch mit Pater Pirmin über die Bergpredigt. Sie erwiderte: „Vielen Dank, Frau Werner, das ist nicht nötig. Wir möchten Sie nicht lange stören. Ihre Angestellte hat uns gesagt, dass Sie Ihr Kind verloren haben. Es tut mir sehr leid."

„Danke, nehmen Sie doch Platz", sagte Frau Werner sehr leise.

Isidor wechselte das Thema.

„Wir sind gekommen, weil wir Ihnen persönlich mitteilen wollten, dass wir die Sekretärin Ihres Mannes festgenommen haben. Gegen sie wurde heute Morgen Haftbefehl erlassen."

„Die Sekretärin, sagen Sie. Gegen Frau März oder Frau Neudorf?"

„Gegen Frau März. Sie hat ein umfassendes Geständnis abgelegt."

Frau Werner schüttelte den Kopf. Sie war ehrlich überrascht. „Das ist doch nicht möglich. Frau März war die rechte Hand meines Mannes, vom ersten Tag an. Er konnte sich hundertprozentig auf sie verlassen."

„Doch, leider ..." Alexandra hob bedauernd die Schultern. „Wir dürfen keine Ermittlungsdetails preisgeben. Sie werden die Einzelheiten spätestens in der Verhandlung gegen Frau März erfahren. Es geht mich nichts an, Frau Werner, aber ich würde Ihnen dringend empfehlen, einen Anwalt einzuschalten und als Nebenklägerin aufzutreten."

„Ja, das wird wohl das Beste sein, wenn Sie das sagen. Ich bin so durcheinander. Vielen Dank dafür, dass Sie vorbeigekommen sind." Alexandra stand auf.

„Uns war es ein Anliegen, gleich zu Ihnen zu fahren. Sie sollten nicht länger im Unklaren bleiben.“
„Danke sehr.“
Isidor reichte ihr die Hand.
„Alles Gute für Sie, Frau Werner.“
Als sie draußen waren, atmete er tief durch.
„So ein Elend, und so unnötig.“
Alexandra schwieg. Sie konnte sich über diesen Ermittlungserfolg nicht freuen.
Im Geiste sah sie wieder das kleine Mädchen von Frau Albiez. Es lächelte.
„Lassen Sie uns nach Hause fahren, Isidor.“
„Ja, beschäftigen wir uns mit der Plastiktüte.“
„Was?“
„Na, unser neuer Fall, das lenkt ab. Und so geht es immer weiter.“
„Ach so, ja. Aber erst morgen.“

Schnappschüsse

Zurück in ihrer Zelle setzte sie sich auf die Pritsche. Sie wollte nicht darüber nachdenken, dass sie alleine war oder dass sie verlegt wurde. Sie wollte überhaupt nicht mehr nachdenken. Der nagende Schmerz der Einsamkeit sollte endlich verschwinden. Wie ferngesteuert griff sie nach dem Album und vertiefte sich sofort darin. Zusammenpacken brauchte sie außer ihrem Waschbeutel nichts.

Das Gebäude ihrer Grundschulzeit zog sie erneut in den Bann. Im Grunde genommen war es damals schon so, dass sie alleine gelassen wurde. Eine Episode aus den Anfängen ihrer unleserlichen Handschrift fiel ihr ein.

Sie erinnerte sich daran, wie sie in das Heft mit den vielen Linien ihre ersten Buchstaben gemalt hatte. Die Lehrerin hatte jedem Kind in seinem Heft jeweils ein großes und ein kleines a vorgegeben. Die erste Hausaufgabe ihres Lebens bestand darin, die Zeilen der Seite mit weiteren As zu füllen. Eifrig machte sie sich gleich nach dem Mittagessen daran. Doch keines gelang ihr so akkurat und schön wie der Lehrerin. Wie hatte sie das nur gemacht? Es war niemand da, den sie hätte fragen können. Die Mutter hatte zu tun und den Vater durfte man im Arbeitszimmer nicht stören. Erneut probierte sie den Buchstaben genauso zu reproduzieren, wie es die Lehrerin vorgemacht hatte. Anschließend betrachtete sie das Ergebnis kritisch. Kein Vergleich! Ihr A war zittrig und der Strich wirkte viel dünner. Vielleicht ging es mit dem kleinen a besser. Aber, oh je! Sie – sie hatte den Stift zu tief angesetzt. Jetzt hatte das a am Anfang nicht so einen schönen runden Schwung, sondern eher eine Ecke und der Bauch war viel zu klein. Ärgerlich.

Sie erinnerte sich, in der Fibel waren die Buchstaben auch abgebildet. Vielleicht ließ sich das Geheimnis so lüften. In ihrem Schulranzen steckte das Buch. Sie schlug es auf. Und da waren sie alle, diese schönen Buchstaben, genauso wie die Lehrerin sie auch in ihr Heft gemalt hatte. Noch einmal und ganz genau studierte sie den Schwung der Linien. So! Sie griff zu ihrem Bleistift. Guten Mutes startete sie einen neuen Versuch. Doch das Ergebnis war erbärmlich. Sie verlor die Geduld. So etwas Blödes. Das war ja langweilig. Jetzt wollte sie diese doofe Aufgabe nur noch schnell zu Ende bringen. Zum Schluss der Seite waren ihr die As immer schiefer und kleiner geraten. Es kümmerte sie nicht mehr. Sie schloss das Heft und spielte mit dem Kätzchen. Das machte viel mehr Spaß.

Die Gefangene hörte ein Geräusch. Man hantierte an der Tür herum. Sie legte schnell ein Papiertaschentuch zwischen die Seiten des Albums und schloss es. Die Wärterin machte nicht viele Worte.

„Mitkommen", befahl sie barsch. Loretta packte das Album auf ihre Tasche und folgte der Frau. Hinter ihr ging ein Beamter. Durch etliche Gänge und aufwendig verschlossene Türen gelangten sie ins Freie. Sie wurde in ein Fahrzeug gesetzt, das mit einem Gitter zwischen den Vorder- und Rücksitzen versehen war. Es erinnerte sie an die Geländewagen, mit denen die Leute ihre großen Hunde transportierten. Nach knapp einer Stunde Fahrt hatte das Fahrzeug die Strecke zwischen Freiburg und Lörrach bewältigt. Loretta März betrat von den Beamten geleitet die JVA Lörrach, eine Außenstelle der JVA Freiburg, die nur männliche Gefangene beherbergte. So viel hatte man ihr mittlerweile mitgeteilt. Erneut musste sie eine Einweisungsprozedur samt Dusche und Durchsuchung über sich ergehen lassen,

an deren Ende sie sich in einer Untersuchungshaftzelle wiederfinden sollte. Ob sie Anstaltskleidung brauche oder ihre eigene Kleidung tragen würde, hatte man sie noch gefragt. Spontan entschied sie sich für ihre eigenen Sachen. Allerdings setzte das voraus, dass sie jemanden hätte, der sich regelmäßig um ihre Wäsche kümmern würde. Die Wärterin klärte sie darüber im anstaltsüblichen ‚Das ist hier kein Hotel'-Ton auf. Es war ihr egal. Darüber würde sie später noch in Ruhe nachdenken, oder eben doch das Angebot für die Anstaltskleidung in Anspruch nehmen. Jetzt wollte sie einfach nur ihre Ruhe haben. Der kleine Raum, in den man sie gebracht hatte, war kahl und roch neutral. Abermals schien die Zellentüre augenblicklich mit den Wänden zu verschmelzen, nachdem sie lautstark von außen verschlossen worden war. Loretta versuchte, es zu ignorieren. Sie lenkte sich damit ab, den Raum genau zu studieren. Aufmerksam sah sie sich darin um. Immerhin wirkten hier die Wände sauber. Das Waschbecken und die Toilette waren aus Keramik und es gab neben der Pritsche auch noch einen kleinen Schrank und ein Regal. Die obligatorischen Gitter vor dem Fenster versuchte sie auszublenden. Eine ganze Weile starrte sie in den leuchtend blauen Sommerhimmel. Als sie müde wurde, setzte sie sich auf die schmale Pritsche.
Das ist jetzt mein Zuhause, wer hätte das gedacht.
Langsam zog sie ihre Tasche zu sich heran und griff zuerst nach dem Album. Öffnen mochte sie es nicht. Es genügte ihr, es wie einen guten Freund bei sich zu wissen. Sie legte es sich auf den Schoß und strich zärtlich darüber. Zeit und Raum verloren an Bedeutung. Sie war zufrieden und vermisste nichts. Einige Tage vergingen und sie gewöhnte sich allmählich an den Rhythmus, der klar vorgegeben

war. Der Anstaltstag gliederte sich in drei Etappen: vom Wecken bis zum Frühstück, dann vom Mittagessen zum Hofgang und danach vom Abendessen bis zum sogenannten Einschluss für die Nacht. Am Hofgang nahm sie immer teil. Manchmal wurde sie dabei von anderen Gefangenen angesprochen, doch sie verhielt sich zurückhaltend. Loretta März hatte kein Bedürfnis nach Kontakt. Als ihre Zellentüre außer der Reihe geöffnet wurde und die Beamtin barsch „Mitkommen, Besuch“ kommandierte, erschrak sich Loretta richtiggehend. Vermutlich wollte dieser Anwalt ihr wieder einen rechtsverdreherischen Vorschlag unterbreiten. Sie folgte der Beamtin nur widerstrebend und betrat den ihr angewiesenen Raum. Erschüttert blieb sie stehen, die Person am Besuchertisch fassungslos anstarrend.

Verfahren

Richter Karl Steinbach war hundemüde. Die Verhandlungen des Tages waren allesamt mühsam und zäh gewesen. Vor allem kostete ihn dieser Verteidiger im letzten Fall enorme Kräfte. Er spielte ein Spielchen nach dem anderen, stellte Anträge auf alles Mögliche, zuletzt erneut den Antrag darauf, die Verhandlung zu vertagen. Der Richter konnte sich nicht erklären, was dieser Anwalt damit beabsichtigte. Hoffentlich wusste er das selbst. Er würde ihn dahingehend ansprechen, sollte er doch sagen, worauf er hinauswollte. Zügig machte er sich eine Notiz. Eigentlich hätte er längst Feierabend, sogar die zehn Stunden, die seinen Arbeitstag ausmachten, waren längst um. Dennoch nahm er sich die nächste Akte vor, die auf dem nicht enden wollenden Stapel lag. Manchmal träumte er von diesem Stapel. Dann wuchs er so gewaltig an, dass er sein ganzes Büro überflutete und für ihn darin kein Platz mehr blieb. Aus diesen Träumen wachte er immer schweißgebadet auf. Er wusste keine Lösung dafür, vermutlich gab es auch keine. In Wirklichkeit war es so, dass, egal, wie effizient er arbeitete, der Stapel nicht kleiner wurde. Manchmal dachte er, wenn er schnell arbeitete, dass der Stapel dann auch schneller wuchs. Von der Vorstellung, eines Tages einen leeren Schreibtisch vor sich zu haben, hatte er sich schon seit Jahren verabschiedet. Dazu kam, dass zu Hause niemand mehr auf ihn wartete, seit die Kinder aus dem Haus waren und Andrea von einem Tag auf den anderen gestorben war. Morgen begann sein Sommerurlaub. Der Abstand vom Amtsschimmel würde ihm guttun, aber besonders in der freien Zeit vermisste er Andrea am meisten. Damit es um ihn nicht zu einsam wurde, erklärte er sich sofort einverstanden, wieder mitzugehen, als ihn seine beiden Freunde fragten, ob er Lust auf eine Wanderwoche unter Männern in der Schweiz hätte. Früher gingen sie alle zusammen wandern. Dass es dieses Mal ohne Frauen sein sollte, war bestimmt ein gut gemeinter Versuch, ihn seinen Verlust nicht so spüren zu lassen. Was ist es für ein Glück, solche Freunde zu haben, dachte er gerührt. Dann gab er sich einen Ruck. Einer geht noch! Er stellte sich das Licht der Schreibtischbeleuchtung noch einmal heller ein und begann damit, den roten Haftbefehl auf der Akte Loretta März zu lesen. Zuerst schlug er sich mit der flachen Hand vor den Kopf, doch er las weiter, dabei noch näher an die Lichtquelle rückend. Er seufzte mehrmals.

„Ja, spinnen die denn alle?“, entfuhr es ihm schließlich. Das durfte doch nicht wahr sein. Das muss ein Scherz sein, überlegte er und begann, sich nach einer versteckten Kamera umzusehen. Kürzlich erst hatte ein Fernsehteam hier eine Reportage über den Alltag bei Gericht gedreht. Doch so sehr er sich bemühte, er konnte nichts Verdächtiges entdecken. Ihm stand der Sinn wirklich nicht nach Scherzen. Tagein/tagaus musste er sich mit Mord und Totschlag, Terror, Hass, Familienfehden und schizophrenem Wahnsinn befassen. Diese Mutter fiel ihm wieder ein, wie sie heute im Gerichtssaal vor ihm gesessen hatte. Eine Frau, die verzweifelt genug war, ihre beiden Kinder mit dem Gartengrill im Schlaf zu töten. Und nun, zum Schluss dieses Tages, sollte er sich damit befassen, dass so ein verrücktes Huhn ihrem Chef den Tod wünschte. Globuli ins Trinkwasser gemischt – was für ein Stuss! So einen Schwachsinn hatte er überhaupt noch nicht in einem

Haftbefehl gelesen. Unglaublich, was sich der Haftrichter dabei gedacht hatte. Wer war das denn überhaupt, der das verbrochen hatte? Er blätterte die Seite um und suchte die Unterschrift. Ach so, der! Guntram Strobel, ein braver junger Kollege, dessen anthroposophische Grundhaltung man ihm förmlich aus allen Poren dringen sehen konnte. Nein, das war kein Wunder. Waldorfschule, Homöopathie und Weltverbesserertum. Der Junge hatte noch viel zu lernen. Wenn jeder, der meinte, einen andern aus dem Weg schaffen zu wollen, auf seinem Tisch landen würde, bräuchte er überhaupt nicht mehr aus dem Büro gehen. Jetzt reicht es mir, ich geh nach Hause, und dann mach ich erst mal Urlaub, dachte er verärgert und schaltete die Lampe aus.

Begegnung

Nein, auf sie wartete nicht Streeb, dieses Klischee von einem Anwalt, es war schlimmer. Sie erkannte in der schmalen Gestalt, die ihr den Rücken zuwandte, ihre Schwester Stephanie, die blass und nervös auf ihrem Besucherstuhl hin und her rutschte, während sie auf sie wartete. Der Schreck fuhr ihr blitzartig in alle Glieder. An Stephanie hatte sie gar nicht mehr gedacht. Ihr schien, sie sei zusammen mit ihrem alten Leben tief in der Vergangenheit versunken. Einem ersten Impuls folgend, wollte sich Loretta in dem Moment, als sie die Besucherin erkannte, umdrehen und davonlaufen. Doch sie folgte diesem Impuls nicht. Stattdessen trat sie auf den Tisch zu, an dem ihre Schwester saß. Stephanie sprang auf und wollte ihr um den Hals fallen. Die Beamtin rief sie zur Ordnung: „Kein Körperkontakt!“ Mühsam hielt sie sich zurück. Dann folgte ein ganzer Schwall von Worten der Entrüstung seitens ihrer älteren Schwester. Schon früher war es Stephanies Art, halt- und endlos zu reden, vor allem, wenn sie Angst hatte. Loretta nutzte die kleine Atempause, die Stephanie schließlich machen musste, um sich zu setzen. Stephanie setzte sich noch nicht, obwohl die Beamtin sie energisch dazu aufforderte. Sie war viel zu aufgeregt. Als hätte sich ein Ventil geöffnet, spulte sie das Programm ab, das sich über Stunden in ihr aufgestaut hatte. „Dass ich dich hier finde, im Gefängnis, du meine Güte, was ist denn passiert ... In Untersuchungshaft, du, das fasse ich nicht. Sag mir, dass das alles nicht wahr ist. Warum hast du dich denn nicht gleich bei uns gemeldet? Ich habe mir solche Sorgen gemacht. Es war dir sicher peinlich, du Arme, aber

keine Sorge, das lassen wir uns nicht so einfach gefallen. Ich verstehe das, du hast einfach gedacht, alles klärt sich auf, ja? Ich wage gar nicht, mir auszudenken, was los wäre, wenn Mama und Papa das noch erlebt hätten ..." An der Stelle ihrer Überlegungen setzte sie sich endlich. Vermutlich waren ihr die Knie weich geworden bei der Vorstellung davon, was die Eltern dazu gesagt hätten, dass eine ihrer Töchter im Gefängnis saß. Allerdings schien sie der Gedanke an die Eltern auch zu beflügeln. Energisch fuhr sie fort: „Ich hole dich hier raus, und wenn es das Letzte ist, was ich tue. Auf mich kannst du dich verlassen. Weiß Frank überhaupt schon davon? Wie konnte das nur passieren? Was ist denn überhaupt passiert?"
Sie erwartete nicht wirklich eine Antwort auf ihre Frage. Typisch große Schwester hatte sie, auch ohne zu fragen, bereits ein klares Bild vom Geschehen. Als sei sie in einem Selbstgespräch, redete sie aufgebracht weiter. „Der Werner ist tot, aus dem Fenster gefallen, hast du das gewusst? Unglaublich! Das wollen sie jetzt wohl dir anhängen, stimmt's? Das könnte denen so passen. Immer auf die Kleinen. Da steckt doch eindeutig die Bank dahinter. Wir brauchen einen Anwalt, und zwar einen guten. Das schaffen wir nicht alleine. Ich kümmere mich darum, mach dir keine Sorgen. Du musst auf jeden Fall durchhalten. Ich habe mich über alles informiert. Du benötigst ein Anstaltskonto, damit du hier für dich einkaufen kannst, was du brauchst. Weißt du das? Ich habe es für dich eingerichtet und gleich 100 Euro einbezahlt, das reicht fürs Erste. Ich komme nächste Woche wieder, verlass dich drauf. Ein Besuch in der Woche ist erlaubt, darüber habe ich mich genau informiert. Das darf doch nicht wahr sein."
So ging es in einem fort. Stephanie wiederholte sich, ohne

es zu bemerken. Loretta kam nicht zu Wort und das passte ihr auch ganz gut. Sie wusste nicht, was sie ihrer Schwester sagen sollte. Als die Beamtin das Ende der dreißigminütigen Besuchszeit ankündigte, konnte Loretta endlich auch einen Satz aussprechen.
Sie fragte: „Würdest du meine Wäsche waschen und zurückbringen?“ Stephanie hielt erstaunt inne. Anscheinend gab es etwas, an das sie nicht schon gedacht hatte. Loretta nutzte die Gelegenheit, um schnell nachzuschieben: „Und ich habe bereits einen Anwalt.“ Es hätte ihr gerade noch gefehlt, dass Stephanie so einen Heini wie diesen Streeb auf sie ansetzte. Ihre Schwester war sichtlich enttäuscht.
„Hast du, aha, na immerhin.“
„Die Wäsche? Aber ja doch, klar. Ich komme nächste Woche wieder, dann bringe ich sie dir mit.“
Stephanie fragte, wie sie an die Wäsche käme, und die Uniformierte, die mit im Besuchsraum war, erklärte es ihr. Endlich war die Besuchszeit vorbei. Die Beamtin führte Loretta, gefolgt von einem jungen Mann, zurück in ihre Zelle. Die Ruhe dort war herrlich. Loretta atmete tief durch. So einfach wie heute würde sie das nächste Mal nicht davonkommen, so viel stand fest, aber sie hatte noch eine Woche Zeit, sich etwas zu überlegen. Stephanie war eine treue Seele, sie würde nichts von dem verstehen, was sie bewegte, und schon gar nicht, dass sie sich an Markus gerächt hatte. Eigentlich wäre es das Beste, sie damit vorläufig nicht zu belasten. Wenn sie sich so verhielt wie heute, wenn sie sich im Grunde arg und hilflos gab, hätte sie erst mal ihre Ruhe. Und darauf kam es an. Ruhe!
Sehnsüchtig blickte sie zu ihrem Album. Sie griff danach. Lange ließ sie die Hand ruhig darauf liegen und stellte sich

vor, wie die nächsten Jahre vergingen. Sie hatte die Vision von ihrer Hand, wie sie langsam alternd und Falten bildend, zusammen mit dem Album verschmolz.

Erholung

Die Sonne stand strahlend vor dem blauen Morgenhimmel. Es war ein Wanderwetter wie aus dem Bilderbuch. Dazu passte die kleine Gruppe zünftig gekleideter Männer. Schweigend gingen sie hintereinander den schmalen Pfad entlang, jeder in seine Gedanken versunken. Nach einer Kurve gabelte sich der Weg. Rainer, der die kleine Gruppe anführte, zog die Karte aus der Seitenschlaufe seines Rucksackes. Mit einem flüchtigen Blick vergewisserte er sich der Route. Die erste Etappe lag bereits hinter ihnen. Zehn Kilometer Strecke und vierhundert Höhenmeter waren geschafft. Herbert trat hinzu. Er atmete angestrengt. Um nicht sprechen zu müssen, betrachtete er ebenfalls interessiert die von ihnen gemeinsam am Vorabend eingezeichnete Strecke.

Rainer schaute auf die Uhr und nickte zufrieden.

„Passt alles prima, wir liegen voll im Zeitplan und haben genügend Zeit für einen Becher Kaffee."

Herbert deutete mit einem Stock – er benutzte dieses Jahr das erste Mal Wanderstöcke – auf die kleine Lichtung am Wegrand.

„Der schmeckt hier draußen am besten, wie die Wirtin gesagt hat, und vor allem, solange er noch heiß ist. Kommt, dort hinten haben wir einen schönen Blick ins Tal!"

Karl schloss auf. „Jungs, das tut gut. In der guten Luft hier oben denkt man gleich noch mal so schnell."

„Du sollst doch abschalten und nicht denken", lachte Rainer und schlug ihm freundschaftlich auf die Schulter.

„Es wird ein paar Tage dauern, bis mir der Gerichtssaal nicht mehr in den Knochen steckt."

Herbert streckte sich aufatmend aus, nachdem er seinen Rucksack abgelegt hatte.
„Also, ich glaube, ich komme langsam in das Alter, in dem uns noch ganz andere Dinge in den Knochen stecken."
Sie lachten gemeinsam mit dem Freund, der gut zehn Jahre älter war und sich seit einiger Zeit in Pension befand. Beim Kaffee unterhielten sie sich noch eine Weile darüber, auf welche Weise es sich am besten abschalten ließ, dann mahnte Rainer zum Aufbruch.
„Jungs, auf geht's. Es sind noch zwei Etappen bis zur Hütte. Heute Abend haben wir noch genug Muße zum Quatschen."
Scheinbar mühelos schulterte er seinen großen Rucksack und ging voran.
„Das wird richtig gut", freute sich Karl. „So eine private Hütte ist ein richtiger Luxus im Vergleich zu den Massenlagern, die man sonst beim Wandern nehmen muss."
„Ja, das finde ich auch. Super, dass du sie mit uns benutzen darfst", pflichtete Herbert bei.
Rainer blickte über die Schulter zu seinen Freunden.
„Peter und ich sind seit Jahren Kollegen, wir tauschen auch schon mal die Autos miteinander, wenn es nötig ist. Er wäre auch gerne mitgekommen, aber die Arbeit lässt ihn nicht. Seine Familie nutzt die Hütte nur noch selten in letzter Zeit. Von daher ist es gut, wenn mal jemand danach schaut, hat er gemeint. Insofern ist ihm auch geholfen und wir sind unter uns."
Er legte ein strammes Tempo vor. Die Unterhaltung erstarb. Besonders für Karl war diese eigentümliche Stille, wie man sie im Gebirge findet eine Labsal. Er konzentrierte sich auf seinen Atem. Insgeheim gestand er sich ein, dass er mit seinen Kräften Raubbau betrieben hatte. Die Angst

vor dem leeren Haus hatte ihn verleitet, noch mehr Zeit im Gericht zu verbringen. Doch das hatte seinen Preis. Er nahm sich vor, künftig wieder früher nach Hause zu gehen und seine sportlichen Aktivitäten aufleben zu lassen. Es genügte nicht, im Alter geistig fit zu bleiben, man musste auch etwas für den Körper tun. Erfreut registrierte er, dass er seit Langem wieder motiviert an seine Zukunft dachte. In diese Gedanken schlich sich plötzlich die letzte Akte, die er bearbeitet hatte. Sogleich spürte er wieder den beißenden Ärger heiß in sich aufsteigen. So ein Humbug, dachte er zornig und beschloss, in diesem Urlaub nicht mehr darüber nachzudenken. Er würde nach seiner Rückkehr noch früh genug damit konfrontiert sein. Schwer atmend blieb er stehen. Der Riemen des Rucksacks spannte zu sehr. Er nahm ihn ab, um das zu richten. Dabei dachte er weiter nach. Sowieso zehrte es an seiner Kraft, dass er sich über die vielen unnötigen Auseinandersetzungen, die vor Gericht stattfanden, grämte. Wenn doch nur ein wenig mehr Vernunft und Wille zum Frieden unter den Leuten wäre. Aber nein, wegen jedem Kram rannte man heutzutage zum Anwalt. Es gab davon so viele, dass sie sich gegenseitig darin überboten, die Gerichte mit Peanuts zu beschäftigen.
„Karl, alles klar?“, rief Rainer, der gefolgt von Herbert schon ein gutes Stück weiter gewandert war.
„Komme schon“, rief er, gereizter als er wollte, zurück.
Eigentlich ist das Leben viel zu schade, um sich dauernd zu ärgern, dachte er. Man sollte sich dessen viel mehr bewusst sein. Er holte tief Luft. Sein Atem hatte sich beruhigt. Ab jetzt werden andere Saiten aufgezogen, versprach er sich selbst. Beflügelt von diesen Überlegungen hob er sein Gepäck an und machte sich daran, den Freunden weiter zu folgen.

Entlastet

Loretta saß auf der Pritsche und blickte gegen die Wand. Mit jedem Tag, den sie im Gefängnis verbrachte, das sozusagen ihr neues Zuhause darstellte, kam ihr das Leben, das sie draußen geführt hatte, fremder und unwirklicher vor. Mittlerweile fühlte sie deutlich, dass sie den Anstrengungen, die der Alltag ihr abgefordert hatte, nicht mehr gewachsen war. Sie dachte an die verschiedenen Rollen, die sie gespielt hatte. Da waren die perfekte und ewig junge Ehefrau, die charmante Gastgeberin, die versierte und diskrete Chefsekretärin, die liebe und verständnisvolle Freundin, die Schwester und viele mehr. Alle waren so mühsam und auf ihre Weise unehrlich. Sie verstand die Regeln dieses Alltags nicht mehr. Es war jetzt für sie kaum vorstellbar, wie sie über die Jahre hinweg alldem gerecht geworden war. Und sie fragte sich: War sie das überhaupt? War sie sich gerecht geworden? Sie fragte sich weiter: Um was ging es im Leben eigentlich. Musste man die Fassade wahren um jeden Preis? Und wozu? Dagegen waren die Regeln, die hier im Gefängnis herrschten, ganz klar und übersichtlich. Das Wichtigste hier war, nicht aufzufallen, den aggressiven Zellengenossinnen möglichst aus dem Weg zu gehen und keine Extrawürste zu verlangen. Sie hatte diese Regel schnell begriffen. Wenn man sie beherzigte, war man auf der sicheren Seite. Das Album lag neben ihr. Immer wieder erinnerte sie sich durch seine Bilder an den harten, kalten Druck, der stetig auf ihr gelastet hatte. Und dies seit ihrer frühesten Kindheit.

Sie zog es zu sich heran. Das Papiertaschentuch steckte noch zwischen den Seiten, wo sie es wie ein Lesezeichen positioniert hatte. Sie öffnete das Album an der Stelle und nahm es heraus. Sogleich führte sie die Fotografie des Grundschulgebäudes weit zurück in die Vergangenheit. Eine weitere Szene aus der Schulzeit, allerdings aus der Gymnasialzeit, wurde in ihrem Inneren lebendig. Sie sah die Gestalt ihres damaligen Mathematiklehrers so deutlich vor sich, als würde er jetzt hier bei ihr in der Zelle stehen. Er war ein untersetzter Mann mittleren Alters, dessen Haupthaar sich bereits verabschiedet hatte. Vielleicht zum Ausgleich dafür pflegte er einen dunklen Oberlippenbart. Sein deutlichstes Markenzeichen waren allerdings die grünen Anzüge, die er ausschließlich trug. Schon damals fragte sie sich, ob seine Kleiderwahl wohl mit seinem Namen zusammenhing. Er hieß Laubner, und das erinnerte sie an das junge Grün der Buchen im Frühling. An seinen Vornamen konnte sie sich nicht erinnern. So fremd, wie ihr die Zahlen und Gleichungen blieben, die der Lehrer emotionslos an die Tafel schrieb, so fremd und unnahbar blieb auch er.

Mit Grausen fühlte sie sich zurückversetzt in die Stunde, in der eine Klassenarbeit zu schreiben war. Herr Laubner teilte wortkarg die Bögen mit den zu lösenden Aufgaben in der Klasse aus. Dabei murmelte er ununterbrochen ‚anfangen – fertig werden' vor sich hin. Er schien das komisch zu finden. Anscheinend, das entnahm sie dem Verhalten ihrer Mitschüler, war die Arbeit angekündigt gewesen. Es musste ihr entgangen sein. Sie versuchte, einen Überblick zu gewinnen. Was war in den letzten Stunden behandelt worden? Bange überflog sie schnell die Aufgaben der Prüfung. Au weia! Entsetzt sah sie die endlos erscheinenden Auflistungen von Gleichungen mit ein oder sogar zwei Unbekannten. Es handelte sich dabei um Rätsel, deren Lösungen sich ihr verweigerten. In den vorausgegangenen Unterrichtsstunden verfolgte sie zwar fasziniert die Schritte, die Herr Laubner an der Tafel vollzog, um zu den gewünschten Ergebnissen zu gelangen. Es interessierte sie auch wirklich, was für eine Zahl sich jeweils hinter dem x und y verbarg. Aber nach dem Unterricht mit den gestellten Aufgaben alleine gelassen, war sie nicht in der Lage, so eine Gleichung korrekt aufzulösen. Es kam ihr allerdings auch nie in den Sinn, noch einmal bei dem Lehrer nachzufragen. Stattdessen fragte sie sich, wer sich so etwas wie Gleichungen mit Unbekannten ausdachte und vor allem wozu? Verzweifelt begann sie mit dem Versuch, sich an die Regeln zu erinnern, denen sich diese Zahlenungeheuer fügen würden. Die vielen Zahlen und Zeichen drehten sich dabei vor ihren Augen immer schneller werdend im Kreis. Sie erkannte, dass sie keine einzige der Aufgaben richtig lösen konnte. Jetzt galt es, wenigsten für Teilergebnisse noch ein paar Punkte zu ergattern. Sie begann damit, einige der in Klammern stehenden Zahlen nach den Vorgaben zu multiplizieren, andere zu dividieren und so fort. Leider hatte sie dazu kein Schmierblatt zur Hand. Ihre Nachbarin danach zu fragen, traute sie sich nicht. Herr Laubner könnte es bemerken und falsch verstehen. Er verstand keinen Spaß, schon gar nicht, wenn es ums Spicken ging. In größter Not schrieb sie einige der kleineren Rechenaufgaben mit Bleistift auf den Holztisch, um anschließend deren Ergebnisse in die Arbeit zu übertragen. Endlich läutete die Klingel zur großen Pause. Erschöpft notierte sie noch geschwind ein letztes Additionsergebnis. Sie reichte dem beim Einsammeln durch die Reihen gehenden Lehrer ihren Arbeitsbogen. Dann, plötzlich begann der Terror. Im ersten Moment konnte sie sein Geschrei gar

nicht einordnen. Sie verstand zunächst nicht, dass es sich auf sie bezog. Doch ganz allmählich begriff sie, dass sie gemeint war. Der Mann stand zornbebend vor ihr. Sein Kopf war puterrot angelaufen. Wild fuchtelte er mit dem Zeigefinger vor ihrer Nase herum.
„Das, ja, da schau her! So eine Schweinerei! Das sind Schulmöbel. Sie sind Gemeinschaftseigentum. Was fällt dir ein, derart damit umzugehen. Jetzt holst du dir sofort beim Hausmeister einen Eimer mit Lauge und einen Lappen und dann wischst du das ab. Und wenn du schon dabei bist, kümmerst du dich in gleicher Weise auch um die Tische deiner Mitschüler. Was in der Pause nicht fertig wird, erledigst du nach dem Unterricht. Ich werde das kontrollieren, verlass dich drauf."
Die Arbeiten in der einen, seine Aktentasche in der anderen Hand haltend rauschte er, seinen roten Schädel hoch erhoben, aus dem Klassenzimmer. Sie blieb beschämt zurück. Im Hals spürte sie einen dicken Kloß. Natürlich hätte sie die Zahlen später mit dem Radiergummi wieder entfernt, deshalb hatte sie extra den Bleistift benutzt und überhaupt: Es war nur passiert, weil sie kein Blatt zur Hand gehabt hatte. Zu gerne hätte sie sich vor dem Lehrer gerechtfertigt, aber der ließ sie gar nicht zu Wort kommen. Sie wollte sagen, dass ihr Tisch schon immer einer der schönsten im ganzen Zimmer war. Die anderen malten mit Filz und Kugelschreibern auf das Holz und was noch schlimmer war, sie ritzten mit der Zirkelspitze und anderen scharfen Gegenständen Buchstaben und Figuren in das Holz. Sie würde so etwas nie tun. Und jetzt musste ausgerechnet sie die ganzen Tische im Zimmer putzen. Es war nicht gerecht. So eine Ungerechtigkeit widerfuhr ihr nicht zum ersten Mal. Sie fühlte sich total erschöpft von

den schrecklichen Matheaufgaben und ihr knurrte der Magen, aber sie wagte nicht, ihr Pausenbrot auszupacken. Verzagt machte sie sich auf den Weg zum Büro des Hausmeisters. Natürlich würde sie dort nicht erzählen, was passiert war. Sie würde ihn einfach um den Eimer mit der Lauge bitten. Notfalls, wenn der Hausmeister ihn nicht herausgeben mochte, würde sie ihm erzählen, dass ihr Tisch heute Morgen so schmutzig gewesen war, dass sie nicht weiter daran sitzen mochte.

SOS

Die Männer erreichten wie geplant noch bei vollem Tageslicht ihre Übernachtungshütte. Sie waren ein eingespieltes Team. Jeder kümmerte sich um seinen Bereich und bald saßen sie vor ihren reichlich gefüllten Tellern. Im Ofen knisterte derweil das Feuer. Karl hatte sich darum gekümmert. Rainer war für den Proviant und das Kochen verantwortlich. Es gab Linseneintopf, leider nur aus der Dose, und das gute Schweizer Brot, das er am frühen Morgen beim Bäcker geholt hatte. Sie bestrichen es reichlich mit Butter. Die Hütten auf ihrer Route waren gut ausgerüstet, wenn man dazu noch ein bisschen improvisieren konnte, lebte es sich damit ganz ausgezeichnet. Zur Suppe tranken sie reichlich vom im Fass vorhandenen vergorenen Most. Hinterher schenkte Rainer den guten Roten aus, den er aus Gewichtsgründen im Schlauch hierher transportiert hatte. Sie erzählten sich gegenseitig die alten Geschichten aus ihrer Studentenzeit und der Abend verging dabei wie im Fluge. Nach und nach wurden sie still, lehnten sich zurück und streckten ihre müden Beine aus.

Der Wandertag hatte bei allen deutliche Spuren hinterlassen. Herbert zwang sich als Erster, gähnend aufzustehen. Er machte den Abwasch und bereitete noch den Tisch fürs Frühstück vor. Etwa gegen 23 Uhr waren sie alle müde genug, um sich auf ihre schmalen Betten einzulassen. Karl konnte dennoch lange nicht einschlafen. Er spürte sein Herz schnell und hart gegen die Brust schlagen. Das ist bestimmt die Höhe, dachte er sich, und es wird sich geben. Gleichzeitig fühlte er sich zufrieden wie seit Langem nicht mehr. Es ist richtig gewesen, dass ich mitge-

kommen bin, dachte er. Und, ein Glück, dass ich so gute Freunde habe. Endlich, er konnte die anderen bereits schnarchen hören, fiel auch er in einen leichten Schlaf.
Er erwachte von einem derart intensiven Geruch nach Kaffee, wie er ihn kaum je erlebt hatte. Mit einem Ruck richtete er sich auf seinem Lager auf. Rainer lief an ihm vorbei und holte den eigens mitgebrachten Senf aus seinem Rucksack.
„Guten Morgen, Rainer, das riecht schon wieder herrlich hier“, sagte Karl gut gelaunt und wunderte sich, dass Rainer ihm nicht antwortete, sondern einfach mit dem Senf in Richtung Wohnküche davonging. Komisch, dachte er, hat er mich nicht gehört? Er stand auf und ging zur Toilette. Als er in die Wohnküche trat, waren die Freunde bereits am Frühstücken.
„Morgen allerseits“, rief er nickend in die Runde. „Zuerst muss ich mal eine Tasse Kaffee trinken“, murmelte er vor sich hin, „dann hört auch der Druck auf den ich im Schädel habe.“ Umständlich setzte er sich auf den Stuhl neben Herbert. Der schaute ihn irritiert an und fragte: „Alles klar bei dir, Karl?“
„Ja, natürlich alles bestens. Was sollte nicht klar sein?“
Jetzt sah ihn auch der andere Freund total überrascht an. Das war komisch, aber Karl hatte so eine Lust auf Kaffee, er wollte jetzt nicht darüber nachdenken.
Rainer hatte die Kaffeekanne gerade in der Hand. Er musste seinen gierigen Blick erkannt haben, denn er schenkte ihm freundlicherweise reichlich daraus ein. „Bist du jetzt unter die Morgenmuffel gegangen?“, feixte er dabei.
Karl interessierte sich nicht dafür. Er konzentrierte sich ganz auf seinen Kaffeelöffel, den er voller Vorfreude tief in

das Senfglas tauchte, um dessen Inhalt dann genussvoll in seinem Kaffee zu verrühren. Er liebte süßen Kaffee über alles.

Seine Freunde begriffen schlagartig, dass hier etwas ganz und gar nicht stimmte. Sie schauten sich irritiert an. Rainer fasste sich als Erster.

„Karl, was ist los?“, fragte er in einem streng besorgten Ton.

„Mmmhm? mhumm, hammpfmmm“, antwortete Karl, der davon überzeugt war, gesagt zu haben: „Was los ist? Tolles Frühstück, hier mit euch zusammen.“

Herbert murmelte leise: „Ach du Scheiße.“ Er legte dem Freund die Hand auf die Schulter. „Karl, ist alles in Ordnung?“

Der Angesprochene nickte. Sogleich hoffte Herbert, es habe sich nur um ein Missverständnis gehandelt und alles wäre in Ordnung.

„Hmst bu mir bie de utter“, sagte Karl in diesem Moment und streckte ihm seine Hand über den Tisch entgegen.

Rainer begriff. „Du möchtest die Butter?“, sagte er zu Karl, der freundlich lächelnd nickte. Herbert griff nach der Butter und reichte sie dem Freund, der den Teller nicht richtig zu fassen bekam und auf den Tisch fallen ließ.

„Rainer, was ist hier los? Hat er die Höhenkrankheit?“, fragte Herbert besorgt, den Blick dabei nicht von Karl abwendend.

„Ich habe keine Ahnung“, erwiderte Rainer. „Ich glaube, er hat vorhin, als ich im Schlafraum den Senf geholt habe, auch schon so komisch dahergeredet. Aber da habe ich es nicht weiter beachtet, weil ich mit den Frühstücksvorbereitungen beschäftigt war.“ Er stand auf, nahm den Teller mit der Butter und stellte ihn direkt neben Karl, der so-

gleich ungeschickt damit begann, sich eine Scheibe Brot dick zu bestreichen.
„Mhmmm, schwird een schschöneer aag“, stammelte Karl derweil. Er trank einen kräftigen Schluck aus seiner Tasse, dabei lief, von ihm unbemerkt, ein Rinnsal der goldbraunen Flüssigkeit aus seinem rechten Mundwinkel und tropfte auf sein Hemd.
Herbert wurde kreidebleich. Augenblicklich griff er nach seinem Handy. Er wollte seine Frau anrufen. Caro war Ärztin, sie würde wissen, was zu tun war. Er rief hektisch ihre Nummer auf, doch es kam keine Verbindung zustande. Panisch werdend wandte er sich an Rainer.
„Hast du Empfang?“
„Weiß nicht, wieso?“ Rainer war schockiert, er konnte keinen klaren Gedanken fassen. Hilflos starrte er Herbert mit vor Entsetzen geweiteten Augen an.
„Man, merkst du denn nicht, was hier los ist? Ich möchte Caro anrufen und fragen, was das hier zu bedeuten hat.“
„Ja, natürlich, Caro. Das ist eine gute Idee“, sagte Rainer, der sich im Moment nicht erklären konnte, was Caro damit zu tun hatte. Trotzdem checkte er sein iPhone.
„Shit – es geht hier nicht. Dabei habe ich gestern noch kurz vor unserer Ankunft mit Gabi telefoniert.“
„Wo war das?“
„Unten am Bach. Da war doch die letzte Etappenpause.“
„O. k. Ich geh runter. Pass du hier inzwischen auf ihn auf“, sagte er, während er dabei war, seine Wanderschuhe zu schnüren.
„Was hast du vor, Herbert?“ Rainer fragte nach, obwohl er alles verstanden hatte. Er wollte noch weiter sprechen, um seine Angst zu verdrängen, denn er fühlte sich äußerst

unwohl bei dem Gedanken, dass er mit Karl hier in der Hütte alleine bleiben sollte.

„Was ich vorhabe? Das hab ich doch eben gesagt. Ich lauf zum Bach und frage Caro, was wir jetzt am besten mit Karl machen sollen."

Rainer verstand endlich. Klar, Caro, Herberts Frau war Ärztin. Seines Wissens hatte sie sich schwerpunktmäßig der Homöopathie verschrieben, aber sie hatte natürlich eine allopathische Grundausbildung und somit die entsprechenden Kenntnisse, um die Lage beurteilen zu können. Was war nur los mit Karl?

„O. k., aber beeil dich", sagte er.

Derweil saß Karl zufrieden an seinem Brot kauend am Tisch. Von der ganzen Hektik um ihn herum hatte er nichts mitbekommen.

Herbert ging im Laufschritt los. Endlich kam der Bach, an dem sie gestern gerastet hatten, in Sicht. Er holte das Handy aus der Tasche. Immer noch kein Empfang. Er begann zu rennen. Was zum Teufel war mit Karl passiert? Als er den Bach erreichte, versuchte er schwer atmend, eine Verbindung herzustellen, und siehe da, es gelang. Der Empfang war zwar schwach, aber zu seiner unendlichen Erleichterung hörte er die vertraute, noch ziemlich verschlafen klingende Stimme seiner Frau.

„Schneider."

„Caro, ich bin's Herbert. Caro, hör mir gut zu jetzt. Es ist etwas Merkwürdiges passiert mit Karl. Er kann nicht mehr richtig sprechen, greift daneben, wenn man ihm etwas reicht und rührt Senf in seinen Kaffee."

„Herbert, du? Was ist los? Karl kann nicht mehr richtig sprechen, wie meinst du das?"

„Mensch, das kann ich dir auch nicht erklären, aber jedenfalls verstehen wir ihn nicht mehr. Er lallt schlimmer als ein Besoffener und das mit dem Senf hättest du sehen sollen, das war total verrückt."
„Ach du Schreck." Sie vermutete einen Apoplex. Um ihren Verdacht zu verifizieren, sagte sie: „Herbert, gib mir Karl selbst ans Telefon."
„Das geht nicht, er ist nicht bei mir. Rainer und Karl sind oben in der Hütte. Dort gibt es aber keinen Empfang. Ich bin deshalb alleine losgelaufen, um dich anzurufen."
„Ach so." Sie reagierte blitzschnell. „Herbert, was du beschreibst, hört sich nach einem Schlaganfall an. Wenn das der Fall ist, braucht Karl sofort Hilfe."
„Du bist gut, sofort Hilfe. Wir sind hier am Arsch der Welt. Soll ich die Bergwacht rufen?"
„Ja, das musst du. Und derweil fragst du Karl noch ein paar Dinge. Wenn er dir darauf nicht antworten kann, ist ganz klar, was passiert ist."
„Was soll ich ihn fragen?"
„Frag ihn, wie das Tier mit dem langen Rüssel heißt, oder welche Frühblüher gelb leuchten."
„O. k., und dann?"
„Dann siehst du, was er dir antwortet. Ich vermute, dass es nicht logisch sein wird. Dann gibst du ihm aus deiner Hausapotheke, ich hab sie dir extra in den Rucksack gelegt, eine Dosis Arnika C200 und sagst den Leuten von der Bergwacht, es handelt sich mit 90%iger Wahrscheinlichkeit um einem Schlaganfallpatienten."
Herbert überlegte fieberhaft.
„Ja, aber wir haben doch keinen Empfang auf der Hütte. Wenn ich erst hochlaufe, um ihn zu fragen, und dann wie-

der hierher zurück, um die Bergwacht zu alarmieren, dauert das fast eine Stunde."

„Stimmt, nein, das geht so nicht. Wir machen es anders. Du darfst keine Zeit verlieren. Lauf gleich los und kümmere dich um Karl, ich sorge dafür, dass ihr Hilfe bekommt. In welcher Hütte seid ihr gerade?"

„In der Michaelishütte am Aletschgletscher."

„Okay, Michaelis-Aletsch, das hab ich." Er hörte das Papier rascheln, auf dem sie sich eine Notiz machte. „Wir brauchen einen Hubschrauber", überlegte sie laut und weiter für sich: Wo ist dort die nächste geeignete Klinik?

„Also, dann geh ich jetzt wieder rauf?", vergewisserte sich Herbert.

„Ja, aber du darfst Karl keine Angst machen. Sag ihm einfach ganz ruhig, sein Verhalten deute auf einen Schlaganfall hin und deshalb werde er, um das abzuklären, in die Klinik geflogen. Einer von euch sollte ihn dahin begleiten."

„Okay, ich ruf dich wieder an."

Er legte auf und begann zu laufen. Mit eiserner Disziplin zwang er sich, sein Tempo zu kontrollieren. Er durfte sich nicht gleich übernehmen, sonst würde die Strecke nicht in der optimalen Zeit schaffen. Das wusste er von seinen Marathonläufen. Er konzentrierte sich darauf, was Caro gesagt hatte. Er musste Karl Fragen stellen und ihm dann das Medikament geben. Hoffentlich kommt schnell Hilfe, dachte er und blickte suchend in den blauen Berghimmel. Wenigstes stürmt es nicht, registrierte erleichtert und dachte an die zahlreichen Actionfilme, die er im Zusammenhang mit derartigen Notfallsituationen gesehen hatte. Darin war es üblich, dass ein Orkan den Rettungseinsatz fast vereitelte. Sich mit solchen Gedanken ablenkend, erreichte er bald die Biegung, nach der die Hütte in Sicht kam.

Kurz darauf konnte er das Knattern der Rotoren eines sich nähernden Hubschraubers hören. Gott sei Dank, Caro hat es geschafft! Dabei sind erst 17 Minuten seit unserem Telefonat vergangen, dachte er, und erhöhte sein Tempo. Als er die Hütte erreichte, entdeckte er auch ganz in der Nähe den Hubschrauber. Auf einer ovalen Fläche, die recht eben zum sonst abschüssigen Hang lag, stand der wie ein riesiges Insekt wirkende Flugapparat. Noch nie zuvor hatte der Anblick eines Transportmittels eine derartige Begeisterung bei Herbert ausgelöst.
Der Pilot war gerade zusammen mit Rainer damit beschäftigt, die Transportliege aus ihrer Halterung zu lösen.
Herbert winkte ihnen zu und rannte weiter zur Hütte. Ungestüm trat er ein. Erleichtert stellte er fest, dass der Notarzt sich bereits um Karl kümmerte, der immer noch am Frühstückstisch saß und mit großen Augen verfolgte, was um ihn herum geschah.
Augenblicklich erinnerte sich Herbert an das, was Caro zu ihm gesagt hatte. Er trat an den Tisch und stellte sich dem Arzt kurz vor. Dieser hantierte gerade mit einer Sauerstoffflasche, dessen dünnen Schlauch er an Karls Kragen befestigen wollte, um ihm über die Nase besser mit Sauerstoff zu versorgen. Eine Infusion hatte er ihm auch bereits angehängt.
Herbert beugte sich zu Karl und lächelte ihn an: „Karl, du musst dir keine Sorgen machen, wir kümmern uns um dich. Weißt du, dein Verhalten war ein wenig merkwürdig heute Morgen, deshalb haben wir veranlasst, dass du Gelegenheit bekommst, abzuklären, ob alles in Ordnung ist."
Karls Lächeln missriet zu einer Grimasse.
Herbert bemühte sich, möglichst unbefangen zu klingen, als er, wie von seiner Frau geheißen, sagte: „ Ach übrigens,

was ich dich fragen wollte. Wie heißt das große graue Tier mit dem Rüssel?“ Karl schien angestrengt nachzudenken. Er antwortete nicht. „Karl, hast du meine Frage verstanden“, insistierte Herbert. Jetzt zeichnete sich in Karls Blick erstmals der Anflug von Panik ab. Hilflos hob er die linke Schulter. „eeiß nich“, murmelte er.

Herbert tauschte einen schnellen Blick mit dem Notarzt und entschied, dass er sich die Frühblüherfrage sparen konnte. „Moment, ich bin sofort wieder da“, sagte er stattdessen und lief eilig nach oben zu seinem Gepäck. Er fand die blaulederne homöopathische Hausapotheke sofort und zog sie mit einem Griff aus dem Rucksack. Er vergewisserte sich, dass sie ein Fläschchen Arnika enthielt, und nahm dann alles mit nach unten. Jetzt musste er deutlicher werden.

„Karl, ich habe mit Caro gesprochen, sie meint, deine Symptome könnten auf einen Schlaganfall hinweisen. Sie würde dir dringend empfehlen, eine Dosis homöopathischen Arnikas einzunehmen. Bist du damit einverstanden?“ Er erwartete keine Antwort, sondern zog das Glasfläschchen aus der Halterung und öffnete es. „Bitte mach den Mund auf.“

Karl gehorchte. Vorsichtig schüttelte Herbert einige der Globuli in Karls Rachen. Der Notarzt beobachtete diesen Vorgang äußerst interessiert.

In diesem Moment kamen Rainer und der Pilot mit der Trage hinzu. „Alles klar zum Abflug, der Patient wird mit halbaufgerichtetem Oberkörper transportiert“, ordnete der Notarzt knapp an.

„Fliegt jemand von Ihnen mit?“, wollte der Pilot wissen.

Herbert entschied, ohne zu zögern: „Rainer, mach du das

bitte. Ich kümmere mich hier um unser Gepäck und die Hütte."
„Ja, natürlich, ich muss nur meine Brieftasche von oben holen."
„Und nimm dein Handy mit." Er reichte es ihm über den Tisch. „Wir telefonieren später."
„Ja, klar. Gut, dass du daran denkst. Ich hätte es vergessen."
Gemeinsam mit Karl auf der Trage machten sie sich auf zum Hubschrauber.
„Wohin fliegen Sie?", fragte Herbert den Piloten.
„Vermutlich nach Bern ins Inselspital, aber genau klären wir das erst in der Luft."
Herbert winkte dem in der Sonne glänzenden Fluggerät noch lange nach. Er plante dabei sein weiteres Vorgehen. Nach der Aufregung hatte er sich sein Frühstück redlich verdient, überlegte er. Zuerst mach ich mir einen gescheiten Kaffee, dann räum ich das Gepäck um. Einiges lasse ich in Karls Rucksack hier, das können wir später holen. Ich muss die Hütte aufräumen und abschließen, und dann mach ich mich auf den Rückweg. Und dabei muss ich, sobald ich Empfang habe, natürlich Caro anrufen, sie wird in Sorge sein.
Im Hubschrauber wurde sofort nach dem Start das passende Krankenhaus gesucht. Der Notarzt bestand darauf, dass eine Klinik mit einer Stroke Unit angeflogen wurde.
Rainer wusste nicht, was das bedeutete, konnte aber der Unterhaltung entnehmen, dass das Inselspital in Bern die beste Versorgung für Karl darstellte. Der Pilot nahm die Funkverbindung dorthin auf.
Hoffentlich klappt das, dachte er mit einem besorgten

Blick auf den Freund, der reichlich blass auf seiner Liege saß.
Nach einem kurzen Flug landeten sie in Bern. Der Notarzt übergab den Patienten ordnungsgemäß und verabschiedete sich anschließend von ihnen. Rainer kam sich unterdessen vor, als wäre er das fünfte Rad am Wagen. Er hatte das Gefühl, alle, die sich um Karl bemühten, nur damit zu stören, dass er ihm so hartnäckig folgte wie ein Schatten. Dennoch wollte er seinen Freund auf keinen Fall im Stich lassen. Vielleicht würde es Fragen geben, die Karl alleine nicht beantworten konnte oder noch schlimmer: Es gäbe Entscheidungen zu treffen, die Karl in seinem Zustand gar nicht überschauen konnte. Unverdrossen blieb er an seiner Seite und begleitete den Freund von einer Untersuchung zur nächsten.
Der zuständige Arzt machte zum Glück einen höchst kompetenten Eindruck auf ihn. Dr. Sprüngli war ein hochgewachsener sportlicher Typ, sicher jenseits der fünfzig, aber schwer zu schätzen. Er stellte sich kurz vor und verbreitete vom ersten Moment an Zuversicht. „Sie sind hier im Inselspital in den allerbesten Händen. Wir verfügen über ein ausgezeichnetes Team von Spezialisten und Apparaten, um alles Notwendige zu Ihrer Versorgung in die Wege zu leiten." Konzentriert überflog er die Notizen des Notarztes und untersuchte Karl sorgfältig. Danach erläuterte er seine Vorgehensweise knapp und entschieden. Dieser Mann war sich der Sache, von der er sprach, absolut sicher, daran ließ er keinen Zweifel aufkommen. Wenn man die Schwelle einer Klinik überschritten hatte, befand man sich in einer anderen Welt. Die Wertigkeiten veränderten sich schlagartig. Ob sie den Gletscher erwanderten oder nicht, das war jetzt ohne jede Bedeutung. Die Dinge, mit

denen sie sich gerade noch beschäftigt hatten, Routen, Wetter, Proviant, Quartiere, erschienen mit einem Mal banal, ja sogar lächerlich. Sobald die Kliniktüre sich hinter einem geschlossen hatte, verlosch auch der Run nach Prestige, Geld und Macht, so schnell wie eine Sternschnuppe verlosch. Hier drin ging es um etwas anderes, hier ging es um das Wesentliche. Rainer überlegte im Stillen, ob Karl das gerade auch so empfand? Und weiter: Man sollte öfter mal in ein Krankenhaus gehen, es ist irgendwie heilsam. Vermutlich funktionierte das aber nur, wenn man selbst krank war oder durch die Bindung an einen Erkrankten unmittelbar betroffen. Es war wirklich beeindruckend, was man hier im Spital von Bern mit seinem Freund alles anstellte. Von hoch technisierten Apparaten in alle Richtungen durchleuchtet, labortechnisch analysiert und neurologisch begutachtet, saß Karl dazwischen, meist schweigend, auf der Krankenhausliege. Rainer bewunderte ihn dafür, wie er diesen Marathon an Untersuchungen und Injektionen mit Kontrast und was sonst noch alles für Mitteln tapfer über sich ergehen ließ. Sprüngli tauchte immer wieder auf und ordnete knapp die nächsten Schritte an. Rainer konnte sich die vielen Begriffe, mit denen sie konfrontiert waren, nicht merken. Als Erstes mussten sie zum CT und MRT, na gut, das hatte er immerhin schon einmal gehört. Aber dann ging es weiter mit einer Duplex-Sonografie. Von dort aus zum Labor, das neben den Leber- und Nierenwerten die Thrombozyten und viererlei andere „Zyten“ auszählte, deren Namen ihm Hirnsausen verursachte. Ein CTA, diese Abkürzungen waren noch am einfachsten zu behalten, hatten sie ebenfalls hinter sich und Rainer war sich nicht mehr sicher, ob der Arzt gesagt hatte, er wolle auch ein MRA.

Hoffentlich wird er wieder der Alte, dachte sich Rainer, der ihn unablässig beobachtete. Sie warteten auf dem Flur gemeinsam darauf, wie es jetzt weitergehen sollte. Eine hübsche dunkelhäutige Krankenschwester schob einen großen Servierwagen an ihnen vorbei und begann damit, die darauf befindlichen Tabletts auf die Krankenzimmer zu verteilen. Das ist bestimmt das Mittagessen. Rainer blickte auf seine Armbanduhr, es war 11.30 Uhr.
Ob die Schwester auf Rainers sehnsüchtigen Blick reagierte, der sich nicht allein auf die Mahlzeit bezog, oder ob es in der Schweiz üblich war, Patienten und ihre Begleiter auch während des Untersuchungsmarathons zu verpflegen, ließ sich dabei nicht klären. Jedenfalls reichte sie ihnen auf einem Tablett eine Kanne Tee, zwei Tassen und zwei Scheiben Marmorkuchen. Sie lächelte freundlich und eilte davon. Vermutlich ist es so wie bei den Mahlzeiten im Flugzeug. Es bleibt immer etwas übrig, überlegte sich Rainer währenddessen. Er schenkte den Tee ein und reichte Karl eine Tasse davon. Den Teller mit dem Kuchen stellte er ihm auf die Oberschenkel, damit er ihn gut erreichen konnte. Rainer trank einen kräftigen Schluck von seinem Tee und wartete darauf, wie Karl damit zurechtkam, aus der Tasse zu trinken. Hätte er eine Schnabeltasse erbitten sollen? Eine ganze Weile passierte nichts. Karl schien tief in seine Gedanken versunken zu sein. Dann griff er plötzlich doch nach der Tasse und trank sie zur Hälfte aus. Rainer traute seinen Augen nicht. Kein einziger Tropfen von der Flüssigkeit ging daneben. Er schaute Karl aufmerksam an. Das war sensationell. Sein rechter Mundwinkel, der beim Frühstück wie verschoben zu sein schien, wirkte jetzt ganz normal. Rainer staunte. Sofort schenkte er Karl aus der Kanne nach.

„Ganz schön trocken die Luft hier", sagte er, um Karl zu motivieren, weiter zu trinken. Er wollte noch einmal sehen, wie es dem Freund gelang. Und tatsächlich: Karl trank die Tasse diesmal sogar vollständig und völlig problemlos aus.
Rainer fiel ein Stein vom Herzen. Er wollte gerade etwas sagen, als Dr. Sprüngli erneut auftauchte. Beiläufig nahm er den Kuchenteller von Karls Liege und sagte: „Damit warten wir besser noch ein wenig." Er maß Karls Blutdruck zum unzähligen Mal und dirigierte sie, weiterhin Zuversicht verbreitend, zur Echokardiografie.
Nachdem auch diese Untersuchung abgeschlossen war, begleitete ein Assistent sie in das Besprechungszimmer von Herrn Dr. Sprüngli.

Verteidigung

Das mittlerweile vertraute Geräusch der sich entriegelnden Zellentür ließ Loretta aufhorchen. Das knappe „Besuch!“ wiederholte sich. Loretta folgte der Vollzugsbeamtin in den entsprechenden Raum. Sie fragte sich nicht, welcher Art der Besuch sei. Es war ihr gleichgültig. Der Raum war leer, als sie eintrat. Sie wurde angewiesen, sich zu setzen. Der Beamte, der sie zusammen mit seiner Kollegin abgeholt hatte, setzte sich ebenfalls auf den Platz neben der Tür. Nach einigen Minuten klopfte es kurz und Ludger Streeb trat ein. Loretta musterte ihn. Er hatte dieselbe „Uniform“ an wie bei seinem letzten Besuch. Er zog den Stuhl ein gutes Stück vom Tisch weg. Offensichtlich hatte er das Bedürfnis nach Abstand. Umständlich verstaute er seine Aktentasche unterm Tisch, nachdem er einen Ordner daraus hervorgezogen hatte, und setzte sich. Sie registrierte erleichtert, dass er dieses Mal darauf verzichtete, ihr seine klebrige Hand aufzudrängen.

„Guten Tag, Frau März“, begann er distanziert. „Sie erinnern sich, ich bin der von Amts wegen zugeteilte Pflichtverteidiger. Mein Name ist Ludger Streeb.“

„Guten Tag“, antwortete sie knapp.

„Frau März, unser letztes Zusammentreffen verlief, sagen wir mal, nicht gerade befriedigend. Selbstverständlich berücksichtige ich bei der Bewertung Ihre Situation. Insofern würde ich vorschlagen, dass Sie mir darlegen, wie sich die Sachlage verhält und wie Sie sich das weitere Vorgehen meinerseits vorstellen.“

Loretta war überrascht. Sieh an, dachte sie. Der Herr Advokat hat seine Hausaufgaben gemacht. Er schien jetzt zu akzeptieren, dass es hier nicht um ihn ging. Sie überlegte einen Moment. Ihrer Kenntnis nach musste sie einen Verteidiger bei Gericht haben, so waren nun einmal die Regeln. Bevor Stephanie sie damit weiter nervte, würde sie lieber diesen Streeb behalten. Immerhin hatte sie ihm ihren Standpunkt bereits klargemacht. Sie musste ihn jetzt besser behandeln.

„Herr Streeb, das ist ein guter Vorschlag. Ich habe Ihnen bereits gesagt, dass meine Angaben gegenüber der Polizei der Sachlage entsprechen und ich die volle Verantwortung dafür übernehme. Aus meiner Sicht sollten Sie Ihre Arbeit machen, und zwar derart, dass sie die Position meiner Verteidigung bei Gericht repräsentieren."

„Es geht Ihnen ausschließlich um die Repräsentanz? Sie wollen keine Strategie mit mir entwickeln?"

„Richtig."

„Aber, Frau März, verstehen Sie mich richtig. Ich will Ihnen doch nur helfen."

Oh, je. Jetzt hat er schon einen Rückfall, dachte Loretta.

„Herr Streeb, mir hat in meinem ganzen Leben noch keiner geholfen. Jetzt ist es nicht mehr notwendig. Ich bitte Sie, die nötigen Schritte zu machen und sich ansonsten nicht weiter..."- sie zögerte, eigentlich wollte sie einzumischen sagen, aber sie korrigierte sich noch blitzschnell auf „bemühen", um ihn nicht erneut zu brüskieren.

„In Ordnung, Frau März, wenn das Ihr Wunsch ist, respektiere ich das. Ich werde Sie lediglich über die notwendigen Schritte informieren. Die Frage, ob Sie Zeugen zu Ihrer Entlastung benennen wollen, erübrigt sich vermutlich."

„Korrekt."

„Falls das Gericht ein Gutachten hinsichtlich des eingesetzten Medikaments anfordert, wovon ich ausgehe, ist es meine Pflicht, ein entsprechendes Gegengutachten zu beantragen. Ist Ihnen das soweit geläufig und sind Sie damit einverstanden?"

Loretta verstand seine Überlegungen sofort. Er wollte wenigstens den Schein wahren, dass er sie nach besten Kräften verteidigte.

„Ja, ich werde Sie nicht daran hindern, Ihre Arbeit richtig zu machen. Aber um es noch einmal klar zu sagen, Gespräche irgendwelcher Art mit Psychologen wird es nicht geben."

„Gut, Frau März, dann ist das geregelt." Er öffnete den Ordner und machte sich eine Notiz. Als habe er es sich eben erst erlaubt, nahm er ein Schriftstück aus ihrer Akte und vertiefte sich darin.

Loretta wollte fragen, ob sie sich verabschieden könne, als er das Schreiben weglegte. Neugierig betrachtete er sie aus seinen blauen Schweinsäuglein. Sie hatte das Gefühl, als belauere er sie regelrecht.

„Es obliegt meiner Pflicht, Sie darüber zu informieren, dass die Witwe des Herrn Dr. Werner als Nebenklägerin in Ihrem Verfahren auftreten wird. Sie hat nicht nur Ihren Mann verloren, sondern auch das Kind, mit dem sie zu diesem Zeitpunkt schwanger war."

„Danke", entgegnete Loretta mit trockenem Mund. Darauf war sie nicht gefasst gewesen. Ihre Gedanken rasten. Kind um Kind, Auge um Auge, Zahn um Zahn. Aber Christiane Werner wollte sie auf keinen Fall begegnen. Sie wollte ihre Ruhe haben.

„Ich melde mich", sagte Streeb, nicht ohne sie deutlich spüren zu lassen, dass er ganz genau gemerkt hatte, wie die Erwähnung von Markus' Frau ihr zu schaffen machte.

Sie stand abrupt auf, um dem wartenden Beamten so

schnell wie möglich zurück in ihre Zelle zu folgen. Als die Tür sich hinter ihr schloss und mit der Wand verschmolz, war es, als habe sie den Ort der Zuflucht erreicht, den sie sich insgeheim immer gewünscht hatte. Hier drin war sie sicher vor allen. Mit vor Erschöpfung hängenden Schultern legte sie sich auf ihre Pritsche. Mit voller Gewalt hatte es wieder zugeschlagen, das Ungeheuer der Schuld. Seit sie ihr Kind damals getötet hatte, war es ihr ständiger Begleiter. Sie litt mal in schwächerer Form, ein anderes Mal in extremer Ausprägung unter diesen Attacken, deren Auslöser sich ihrer Kontrolle entzogen hatte. Es konnte ein harmloses Kinderlachen sein, das sie im Vorübergehen hörte und das ihr dann tagelang im Ohr blieb, oder die zufällige Begegnung mit einer Schwangeren. Eine Werbung im Fernsehen, in der ein Säugling mitwirkte, konnte es genauso heraufbeschwören wie etwa ein paar Babykleider, die sie in einem Schaufenster liegen sah. Jetzt gerade stürzte das Schuldmonster sich mit neuer Energie auf sie, gespeist aus der Figur der armen, unschuldigen Witwe, Christiane Werner. Hörte das denn nie auf? Konnte sie nicht einmal hier davor sicher sein.

Befreiung

Karl und Rainer warteten bereits eine Viertelstunde in dem Arztzimmer. Plötzlich trat Dr. Sprüngli schwungvoll ein. Er legte eine dicke Akte, die wohl Karls Ergebnisse beherbergte, auf den Tisch, setzte sich und sagte ehrlich erleichtert wirkend: „Gratuliere, Herr Steinbach."
In das Schweigen der wie betäubt wirkenden Männer hinein fuhr Dr. Sprüngli fort: „Herr Steinbach, wir haben so weit alle Untersuchungen ausgewertet. Der Befund aus dem MRT ist so marginal, dass wir im Team darüber unterschiedlicher Meinung sind. Der Neurologe hält eine transitorische ischämische Attacke für nicht gänzlich ausgeschlossen, obwohl Ihre Symptome der Lähmungserscheinungen und Sprachstörung dagegensprechen. Wir anderen vertreten die Ansicht, dass Sie einen leichten Schlaganfall erlitten haben, bei dem sie riesiges Glück hatten. Es sind noch ganz schwache Spuren einer Durchblutungsstörung erkennbar. Das ist zu 80 Prozent die Ursache für einen Apoplex. Die anderen 20 Prozent resultieren aus einer Hirnblutung, die in Ihrem Fall zum Glück nicht vorliegt. Tatsächlich, und das ist entscheidend, hat sich die Störung aufgelöst und Ihre Symptome haben sich im Laufe der Untersuchungen fast vollständig zurückgebildet. Herr Steinbach, wir würden Sie sicherheitshalber gerne über Nacht zur Beobachtung hier behalten, aber im Grunde genommen sind Sie wieder völlig in Ordnung."
Karl nickte. „Ich bin Ihnen sehr dankbar, Herr Dr. Sprüngli. Es ist merkwürdig, ich habe nicht so genau mitbekommen, was mit mir los war. Aber der Druck im Kopf hat schon im Hubschrauber nachgelassen."

Rainer traute seinen Ohren nicht. Karl sprach klar und deutlich, vielleicht ein wenig langsamer als sonst.
Der Arzt machte sich eine Notiz.
„Herr Steinbach, es gibt nach Schlaganfällen ein erhöhtes Thromboserisiko. Wir empfehlen Ihnen deshalb, sich noch eine Weile im Klinikpark zu bewegen, bevor Sie sich auf die Beobachtungsstation begeben. Es wäre günstig, wenn Sie ein bis zwei Stunden zügig gehen. Sind Sie damit einverstanden?"
Karl bejahte.
„Und für Sie", er wandte sich an Rainer, „ließe sich sicher eine Übernachtung im Hotel La Pergola organisieren. Das Haus bietet Sonderkonditionen für die Angehörigen unserer Patienten an." Er schrieb eine Adresse auf einen Zettel und reichte ihn über den Tisch.
Herbert bedankt sich.
Dr. Sprüngli sagte abschließend: „Wir sehen uns dann morgen im Rahmen der Visite, die, wie ich vermute, Ihre Entlassung beinhaltet."
Er reichte den beiden Männern die Hand und eilte ebenso schwungvoll aus dem Raum, wie er ihn betreten hatte.
„Mensch, Karl", Rainer umarmte den Freund, „ich freue mich so."
„Und ich erst. Komm, lass uns an die frische Luft gehen."
„Ja, nichts wie raus hier. Wir besorgen wir uns noch was zu essen."
Die beiden Männer versorgten sich in der Krankenhauscafeteria mit belegten Brötchen und jeweils einer Flasche Wasser.
Im Park setzten sie sich auf eine Bank und aßen. Karl brachte anschließend den Müll weg. Rainer beobachtete ihn. Unglaublich, er bewegte sich völlig unauffällig.

„Rainer, komm, lass uns ein paar Runden gehen, und du musst dich um dein Hotel kümmern. Es tut mir leid, dass ich diese Umstände verursache."
„Das muss dir nicht leidtun, du kannst doch nichts dafür. Ja, stimmt, ich brauch ein Übernachtungsquartier. Das mache ich gleich. Geh doch schon mal vor." Er zog den Zettel, den der Arzt ihm gegeben hatte, zusammen mit seinem Handy aus der Hosentasche. Nachdem er das Zimmer reserviert hatte, wählte er Herberts Nummer. Der Freund war sofort am Apparat. Rainer informierte ihn kurz über die erfreuliche Entwicklung und versprach, sich am nächsten Tag nochmals zu melden. Herbert schlug vor, dass sie sich alle morgen bei ihm zu Hause treffen sollten, um das zu feiern und ihre so abrupt unterbrochene Urlaubswoche abzuschließen.

Stephanie

„Besuch“ und dazu sogar noch „Ihre Schwester“ sagte die Wärterin beinahe in einem normalen Ton.
Loretta verbuchte dieses Entgegenkommen als ein Ergebnis ihrer Bemühungen, sich bestmöglich an den Rhythmus der Anstalt anzupassen und nicht aufzufallen. Sie zog sich eilig die Schuhe an und folgte der Frau. Auf dem Weg in den Besucherraum überlegte sie, was sie Stephanie sagen sollte. Wie sie ihre Schwester kannte, würde sie nicht locker lassen, bis sie alles genau wusste. Ich muss es ihr langsam beibringen, am besten schrittweise, dachte sie. Natürlich würde Stephanie es sich nicht nehmen lassen, ihr bei Gericht beizustehen, und dann käme alles heraus. Sie musste es ihr vorher sagen, aber im Moment wusste sie nicht wie. Sie fürchtete sich vor Stephanies Reaktion. Sie fürchtete sich vor dem Schock, den sie ihrer Schwester zufügen würde. Noch mehr fürchtete sie sich davor, die Enttäuschung in Stephanies Augen zu sehen. Stephanie saß bereits am Tisch. Sie stand auf und wollte sie umarmen.
Der Beamte rief sie scharf zurück.
Besorgt rief sie aus: „Loretta, du Arme, du bist ganz blass, geht es dir nicht gut?“
„Doch, ich bin o. k. Ich freue mich, dich zu sehen“, log sie. Langsam zog sie den Stuhl zu sich und setzte sich. Ihre Knie boten keinen Halt. Stephanie redete unaufhörlich auf sie ein, aber es gelang ihr nicht, den Zusammenhang zu erfassen. Nur teilweise drangen einzelne Namen, die sie erwähnte, und Worte wie Beerdigung zu ihr durch. In ihrem Kopf schien sich alles zu drehen. Sie konzentrierte sich auf ihren Atem. Allmählich wurde es besser.

„Deine Wäsche habe ich auch vorhin abgegeben. Sie haben gesagt, du bekommst sie, sobald sie durch die Sicherheitskontrolle ist", hörte sie die Schwester jetzt sagen.
„Danke, das ist lieb von dir."
Stephanie war in Fahrt. Sie schimpfte und sprach dabei immer lauter.
„Es wird höchste Zeit, dass du hier rauskommst. Das ist doch kein Leben hier." Sie holte tief Luft. Nicht mal essen gehen kann man mehr."
Loretta kam sich vor wie hinter einer Wand aus Glas. Dass sie selbst ein Teil dieser Szenerie war, begriff sie nicht. Sie hätte ihre Schwester genauso gut in einem Theaterstück auf der Bühne beobachten können und sich dabei selbst überhaupt nicht angesprochen gefühlt.
„Wir müssen uns auch um deinen Job kümmern, nicht dass dir da was aus dem Ruder läuft. Was meinst du?", hörte sie Stephanie jetzt eindringlich fragen.
Sie musste sich anstrengen, um einen Satz zu formulieren. Leise begann sie:
„Ich schaffe das alles nicht mehr."
Sofort fiel ihr die Schwester ins Wort. „Ja, was heißt das denn? Spinnst du denn jetzt ganz?"
Loretta nahm ihren ganzen Mut zusammen. „Ich kann nicht mehr. Mir ist das alles zu viel, verstehst du? Ich habe keine Kraft mehr."
„Ach so ist das. Hast du jetzt endlich gemerkt, dass du dich in der Bank ausgepowert hast. Die haben dich doch nur ausgenutzt. Wenn ich nur daran denke, wie du dich abrackern musstest, um wenigstens unsere Termine einigermaßen pünktlich einzuhalten. Und Überstunden hast du geschoben ohne Ende. Klar, du warst auch immer verfügbar. Eine Frau, die keine Kinder hat, ist geradezu ein

gefundenes Fressen für die Wirtschaft. Deshalb forcieren sie auch das Social Freezing und die dusseligen Frauen, die hinter ihrer Karriere herrennen, kapieren gar nicht, wie sehr man sie damit ausbeutet. Als ob sich der Körper nicht dafür rächen würde, wenn man ihn derart hinterhältig überlistet und seine natürlichen Prozesse aushebelt. Geschweige davon, dass ihre Männer sich doch lieber eine jüngere Frau suchen, wenn sie Mitte 40 mit der Erziehung von kleinen Kindern anfangen wollen. Man kann sich über diese Blödheit im Zeitalter der Emanzipation wirklich nur wundern, aber das ist jetzt hier nicht das Thema. Weißt du noch, wie du den Kleber immer nachgeäfft hast: ‚Frau März, kümmern Sie sich bitte gleich darum und, Frau März, Sie erledigen das doch noch heute.' Ich habe dir damals schon gesagt, dass du zu viel Stress hast, um schwanger zu werden, aber du wolltest es nicht hören."
Loretta stöhnte gequält auf. Stephanie bemerkte, dass sie zu weit gegangen war, und versuchte zu beschwichtigen.
„Ach Mensch, Schwesterlein, mach dir doch keinen Kopf. Du kannst es dir jederzeit leisten, nur einen Halbtagsjob zu suchen, und es dir damit gut gehen lassen. Mit dem, was du gespart hast und was die Eltern für uns angelegt haben, kannst du dir das locker einrichten. Schau mal, du musst für niemand sonst sorgen. Jetzt komm erst mal hier raus, dann überlegen wir uns zusammen in aller Ruhe, wie es für dich besser weitergeht. Das ist doch alles überhaupt kein Grund, sich hier drin zu verkriechen."
„Die Besuchszeit ist um", meldete der Beamte.
Zum Glück, dachte Loretta.
„Schon?", rief Stefanie aus. „Du darfst nicht aufgeben, hörst du. Ich komme wieder."
Sie verabschiedeten sich voneinander.

Loretta konnte es kaum erwarten, in ihre Zelle gebracht zu werden. Verzweifelt versuchte sie, ihre Gedanken zu ordnen. Stephanie musste endlich die Wahrheit erfahren. Sie überlegte: Der Streeb muss es ihr sagen, ich schaffe das nicht. Soll er ihr doch mein Geständnis, über das er sich so aufgeregt hat, zu lesen geben. Dann hört sie bestimmt endlich auf, wie ein Wasserfall auf mich einzureden und an mir herumzuzerren.
Loretta, tu dies und, Loretta, tu das ... ich habe es so satt! Sie versuchte, sich zu beruhigen. Der Gedanke, diesen Lackaffen von Streeb um einen Gefallen bitten zu müssen, behagte ihr gar nicht. Vielleicht gab es noch eine andere Lösung. Durfte sie eigentlich Briefe aus der Untersuchungshaft schreiben? Sie musste sich dahingehend erkundigen.

Karl

Er hatte so friedlich geschlafen wie ein Baby. Erst als die Krankenschwester das Tablett mit dem Frühstück auf seinem Nachttisch abstellte, erwachte er. Irritiert benötigte er ein paar Augenblick, um zu realisieren, wo er sich befand. Die Ereignisse des vergangenen Tages traten ihm vor Augen. Er beantwortete der Schwester den Gruß und fragte, um wie viel Uhr die Visite stattfinden würde. Erleichtert stellte er fest, dass sie ihn verstanden hatte, denn sie antwortete ihm unbefangen: „Etwa gegen halb elf." Bevor er sich mit Appetit seinem Frühstück widmete, schrieb er dem Freund per SMS eine Nachricht. Rainer sollte sich auch einen ruhigen Vormittag gönnen, schließlich befanden sie sich trotz allem, was geschehen war, noch immer in ihrer Urlaubswoche. Er teilte ihm mit, es gehe ihm ausgezeichnet und es reiche daher völlig, wenn er ihn gegen 11 Uhr in der Klinik abholen würde. Karl Steinbach war ein intelligenter Mann, der seine Lage durchaus einzuschätzen vermochte. Er zweifelte keinen Moment daran, dass Dr. Sprüngli ihn nach der Visite entlassen würde. Daher saß er sozusagen reisefertig auf seinem Bett und las die Zeitung, als die kleine Gruppe der Weißkittel das Zimmer betrat.

Dr. Sprüngli begrüßte ihn, als wären sie seit Jahren die besten Freunde. Das entsprechende Krankenblatt wurde ihm von einer Assistentin gereicht und er begann für die umstehenden Ärzte und Schwestern, die Diagnose und den Verlauf von Karls Zustand kurz zu skizzieren. Er fasste die aufgetretenen Symptome und Auswertungen der Untersuchungen zusammen und beschrieb die Spuren einer klassischen Apoplexie, die sich wie von Geisterhand im Laufe des Tages aufgelöst hatten.

„Von einer Lumbalpunktion abgesehen, haben wir den Patienten nach allen Regeln der Kunst inspiziert und dürfen ihn deshalb heute als geheilt entlassen", beendete der Arzt zunächst seine Ausführungen. Er wandte sich jetzt direkt an Karl.

„Herr Steinbach, ich möchte Ihnen dennoch sagen, dass Sie sehr viel Glück gehabt haben und sozusagen ein medizinisches Wunder sind. Die Tatsache, dass ihre Freunde so schnell reagiert haben, und der Umstand, dass, wie der behandelnde Notarzt festgehalten hat, eine homöopathische Versorgung stattgefunden hat, dürfte nicht unwesentlich zu Ihrer Genesung beigetragen haben. Wir beobachten an unserer Klinik die Studien in diesem Zusammenhang sehr sorgfältig."

Karl hatte aufmerksam zugehört. Eine Frage dazu interessierte ihn noch brennend: „Was war denn eigentlich in der Infusion, die ich erhalten habe?"

Dr. Sprüngli schüttelte den Kopf. „Das war nur Kochsalz. Im Rahmen der Erstversorgung legt man prophylaktisch immer einen Zugang."

Karl hatte verstanden. Er nickte.

Dr. Sprüngli reichte ihm einen großen Umschlag. „Das ist der Entlassungsbericht unserer Klinik, den Sie bitte baldmöglichst Ihrem Hausarzt übergeben. Es ist angeraten, zumindest in der nächsten Zeit, eine blutverdünnende Maßnahme zu ergreifen. Wir geben Ihnen das entsprechende Medikament für die nächsten drei Tage mit. Es befindet sich nebst den Patienteninformationen ebenfalls im Umschlag. Alles Weitere besprechen Sie dann bitte mit Ihrem Hausarzt."

Karl nahm das Schreiben an sich und bedankte sich.
In dem Moment ging die Türe auf und Rainer trat ein. Man hatte sein Klopfen nicht gehört. Er entschuldigte sich und wollte sich wieder zurückziehen, aber Dr. Sprüngli forderte ihn auf, einzutreten.
„Sie können Ihren Freund jetzt wieder mitnehmen, wir sind fertig“, sagte er, als er Rainer die Hand reichte.
„Das lasse ich mir nicht zweimal sagen“, entgegnete dieser erleichtert. „Das Taxi wartet schon unten.“
Die Männer verabschiedeten sich und machten sich unverzüglich auf den Heimweg.
Herbert wurde telefonisch informiert und freute sich darauf, sie vom Bahnhof abholen zu können. Zur Abwechslung kam sogar der Zug pünktlich an.
Caro, Herberts Frau, und die drei Männer saßen beim gemeinsamen Abendessen.
Rainer beendete gerade seine Erzählung über die Ereignisse in der Klinik mit den Worten: „... und dann hättet ihr hören müssen, was dieser Dr. Sprüngli zum Schluss gesagt hat. ‚Gehen Sie, Sie Wunder!‘, hat er gesagt, stellt euch das mal vor.“
„Das ist unglaublich“, sagte Herbert. „Caro, wenn du Karl gesehen hättest gestern Morgen, würdest du es nicht für möglich halten, wie er jetzt hier sitzt.“ Caro lächelte und schwieg. Karl räusperte sich.
„Ja, liebe Freunde, es ist ein Wunder. Ich habe lange darüber nachgedacht. Ich glaube, das habe ich euch und vor allem Caro zu verdanken. Sie hat nicht nur sofort gewusst, was mit mir los ist, sie hat dafür gesorgt, dass der Hubschrauber so schnell kam, aber, und das ist die Hauptsache, sie hat mir die richtige Medizin gegeben. Herbert, ich erinnere mich ganz genau daran, dass du gesagt hast,

Caro will, dass ich Arnika nehme. Und ich habe schon im Hubschrauber gemerkt, wie der Schmerz in meinem Kopf nachgelassen hat. Nachdem was Dr. Sprüngli gesagt hat und nach allem, was ich bis jetzt weiß, war das meine Rettung. Caro", er hob sein Glas, „ich trinke auf dich und danke dir."

„Vielen Dank für deine Worte, Karl. Es freut mich sehr, dass ich dir helfen konnte." Sie stießen miteinander an und tranken sich zu. Danach hob Caro ihr Glas erneut und sagte: „Lieber Karl, ich trinke auf dich und deine Gesundheit." Sie stießen erneut miteinander und mit den Freunden an.

Caro fuhr fort: „Wir machen international im Zusammenhang mit der Apoplexie die erstaunlichsten Erfahrungen mit Arnika. Teilweise versorgen die Notärzte ihre Patienten damit und oft sind auch die Rettungswagen damit ausgestattet. Gerade das Inselspital in Bern ist dafür bekannt, auf allen Stationen homöopathische Medikamente einzusetzen."

Karl war sehr interessiert. Er bat Caro, mehr über ihre Erfahrungen zu berichten. Wie sich herausstellte, war sie nicht nur als homöopathische Ärztin in ihrer Praxis engagiert, sondern auch im Vorstand der internationalen Liga homöopathischer Ärzte.

Caro berichtete den Männern einiges über die in diesem Forum aktuell diskutierten Themen. Sie zitierte Erkenntnisse und Prognosen aus verschiedenen Studien und beschrieb die unterschiedlichen politischen Positionen der Länder im Zusammenhang mit dem Einsatz alternativer Medizin. Caro ließ in ihren Bericht einfließen, dass es für die WHO als durchaus interessant galt, Alternativen zu forcieren. Und zwar einerseits der Wirksamkeit wegen und auch aus Kostengründen, und andererseits hinsichtlich der beachtlichen Zahl an Todesfällen, die durch Nebenwirkungen der allopathischen Medikamente verursacht wurden. Weltweit ging eine Million Toter pro Jahr auf das Konto der Pharmaindustrie. Sie beendete ihren Bericht mit der Bemerkung: „Gerade wurde hinsichtlich der in diesem Jahr wieder zu erwartenden Grippeepidemie in unserer Fachzeitschrift ein interessanter Artikel veröffentlicht. Einen ganz wichtigen Beitrag, der ausführlich erläutert, dass damals im Zusammenhang mit der 1918 aufgetretenen Spanischen Grippe die Gabe von Aspirin erheblichen Schaden angerichtet hat. Ein wesentliches Symptom der Spanischen Grippe war, dass die Schleimhäute der infizierten Patienten bluteten. Aspirin ist heute dafür bekannt, dass es blutverdünnende Wirkung hat, und war damit eine Kontraindikation. Viele der Menschen sind unter dem Medikament richtiggehend verblutet. Und das ist nur eines von vielen Beispielen."

Karl war tief beeindruckt von dem, was er gehört hatte. Er nickte Caro zu.

„Mit derartigen Fragen habe ich mich bisher nie beschäftigt. Daran sieht man mal wieder, dass man nie auslernt."

Im weiteren Verlauf des Abends war Karl sehr still und nachdenklich. Die Freunde meinten, er stünde noch unter dem Eindruck seiner Erkrankung und ließen ihn gewähren. Aber Karl Steinbach war in Gedanken bereits wieder bei seiner Arbeit. Die letzte Akte, die er gelesen hatte, bevor er seinen Urlaub begann, war ihm in den Sinn gekommen. Wie hieß diese Frau noch gleich – er konzentrierte sich. Ach ja: Loretta März

Publicity

„Chefin, haben Sie das schon gesehen?“ Isidor stürmte mit wehendem Mantel in ihr Büro. Er hielt eine Bildzeitung in der einen und eine Karotte in der anderen Hand. Unter seinem Arm klemmte das blaue etymologische Wörterbuch. Alexandra blickte auf.

„Aha, Sie haben gerade keine Hand zum Anklopfen frei gehabt, stimmt's Isidor?“

„Ja, genau!“ Er fühlte sich tatsächlich verstanden, die Kritik, die sich in ihren Worten verbarg, prallte an seinem Eifer ab.

Typisch Mann, dachte Alexandra. Isidor legte die Zeitung mit einer theatralischen Geste auf ihren Schreibtisch. In riesigen vor Druckerschwärze glänzenden Lettern stand zu lesen: DER HEXENPROZESS und darunter, kleiner gedruckt, aber ebenso schwarz geschrieben stand: Freiburg/ dpa/ Am kommenden Mittwoch findet im Landgericht Freiburg ein Prozess statt, der einiges an Aufsehen erregen dürfte. Die Angeklagte Loretta M. soll ihren Chef, Markus W. unter Zuhilfenahme eines homöopathischen Mittels ermordet haben.

Alexandra verzichtete darauf, den Artikel zu Ende zu lesen. Sie schaute ihren Assistenten an.

„Das wird vermutlich mit einer Reise nach Freiburg für uns nicht getan sein. Die erste Vorladung liegt bei Heinrich auf dem Tisch. Ich vermute aber, dass wir uns als Zeugen mehrfach dort zur Verfügung halten müssen.“

„Das könnte ich mir auch vorstellen. Ehrlich gesagt bin ich gespannt darauf, wie das für Frau März ausgeht. Ich habe gerade mal bei Google nachgesehen. Andere Zeitungen

haben ähnliche Schlagzeilen: von wegen Mittelalter, Hexerei und Zaubertränke."
„Die Presse lässt doch wirklich nichts aus, was Auflage verspricht", entgegnete Alexandra.
„Na ja, Chefin, Sie müssen zugeben, dass diese Art, jemanden zu ermorden, nicht ganz alltäglich ist. Ich habe mir gerade mal den Ursprung des Wortes Hexe angeschaut." Bevor sie ihn stoppen konnte, referierte er: „Hexe ist ein Wort aus dem Standardwortschatz des zehnten Jahrhunderts. Es ist wirklich überraschend. Anscheinend setzt sich Hexe aus zwei Bestandteilen zusammen. Wussten Sie, dass Hexe eigentlich von Hag stammt? Man meint damit, das an das Gehöft angrenzende, aber nicht mehr voll zu ihm gehörende Gebiet. Altnordisch, im 14. Jahrhundert nannte man sie auch Zaunreiterin, weil man sich vorstellte, Hexen würden auf dem Zaun oder dem Dachfirst reiten. Im zweiten Teil scheint es um einen Geist oder ein Gespenst, ja sogar um den Teufel selbst zu gehen. Auf jeden Fall beschreibt man mit Hexe ein Wesen, das bis zum Hag des Gehöfts mächtig war. Insofern hat Frau März keine guten Karten, wenn man sie öffentlich als Hexe bezeichnet. Im Grunde waren die Frauen, die über ihren Tellerrand sehen konnten und die, was noch schlimmer ist, den ihnen zugewiesenen engen Raum geistig wie körperlich verließen, schon immer verdächtig. Dass eine kleine Sekretärin ihren Chef, einen Bankvorstand, zu Fall bringt, passt doch genau in dieses Schema."
„Da könnten Sie recht haben, Isidor, aber das Mittelalter haben wir nun, Gott sei Dank, hinter uns."
„Kommt immer darauf an, wo man hinschaut."
„Jedenfalls sollten wir jetzt schleunigst auf unseren neuen Fall schauen. Wir müssen drei neue Hinweise aus der Nachbarschaft des Fundortes überprüfen."

Der Prozess I

Loretta schrak auf. In aller Herrgottsfrühe hantierte jemand an ihrer Zellentür. Sie warf einen Blick auf die Uhr. Kurz vor sechs.
„In dreißig Minuten ist Abfahrt“, sagte die Beamtin, die das karge Frühstück auf den schmalen Tisch stellte. Loretta hatte keinen Appetit. Sie wollte nicht abfahren, sie wollte keinen Prozess. Sie wollte endlich ihre Ruhe haben. Warum konnte sie nicht einfach hierbleiben? Ihr Körper fühlte sich erschöpft und kraftlos an wie ein elektrisches Gerät, bei dem jemand plötzlich den Stecker gezogen hatte. Missmutig stand sie auf. Sie musste sich fügen, es würde ihr nicht erspart bleiben. Routinemäßig begann sie sich zu waschen. Sie fürchtete sich vor den Menschen, die sie heute zwangsläufig zu sehen bekommen würde. Der Frau von Markus begegnen zu müssen, löste die schlimmsten Gefühle in ihr aus. Sie hasste diese Frau, die alles gehabt hatte, was sie sich immer sehnlichst gewünscht hatte, und gleichzeitig wusste sie, dass ihr Leben jetzt durch sie auch zerstört war. In dieser Hinsicht empfand sie Mitgefühl für die Frau und die Schuld, dass sie es war, die ihr Glück zerstört hatte, nagte bohrend in ihrem Inneren. Sie zwang sich dazu, einen Bissen von dem Graubrot zu essen. Ihr Hals war wie zugeschnürt. Nur mithilfe des Tees gelang es ihr, den Brei aus Brot und Speichel zu schlucken. Wer würde noch zu ihrer Gerichtsverhandlung kommen? Stephanie bestimmt, obwohl sie nach dem langen Brief, den sie ihr geschrieben hatte, keinen Besuch mehr von ihr bekommen hatte. Lediglich ihre Wäsche wurde weiter regelmäßig von ihr gewaschen und an der Pforte für sie ab-

gegeben. Ob Frank da sein würde? Das könnte sie nicht ertragen, womöglich wäre er sogar in Begleitung seiner neuen Frau. Ihr wurde übel. Sie spuckte die paar Bissen, zu denen sie sich gezwungen hatte, in die Toilette. Mit weichen Knien ließ sie sich danach zu Boden sinken.

Erst als sie die Wärter erneut vor der Tür hantieren hörte, stand sie auf. Während der Fahrt nach Freiburg versuchte sie, möglichst an gar nichts zu denken. Sie starrte abwesend aus der Seitenscheibe des Fahrzeugs. Als sich immer mehr Schneeflocken in den kalten Regen mischten, der unablässig gegen die Scheibe geschleudert wurde, wanderten ihre Gedanken hin zu den weiten, schneebedeckten Flächen ihrer Kindheit, die im Sonnenlicht aufblitzten, als wären Abertausende von Diamanten darauf verstreut worden. Sie roch förmlich den Geruch der eisigen Luft von damals beim Schlittenfahren, als sie ihr Ziel erreicht hatten. Leider musste sie aussteigen und sah sich erneut ihrer Angst ausgesetzt. Man führte sie im Gerichtsgebäude in einen kargen Raum, in dem sie, von einem Beamten bewacht, auf den Beginn ihrer Verhandlung zu warten hatte. Sie hörte die vielen Stimmen draußen auf dem Gang und fürchtete sich davor, hinaustreten zu müssen. Kurz vor neun Uhr wurde sie, von zwei Beamten abgeschirmt, durch die wartende Menge zum Gerichtssaal geführt. Die bereitstehenden Fotografen stürzten sich regelrecht auf sie. Von allen Seiten blitzten und surrten die Kameras. Loretta war erleichtert, als sie den Gerichtssaal erreichten. Dort hatten Fotografen keinen Zugang. Auch das Publikum hatte zu diesem Zeitpunkt noch keinen Zutritt. Sie sah sich um. Im Saal befanden sich ihr Anwalt, eine Protokollführerin und ein weiterer dunkel gekleideter Mann, von dem Streeb ihr sagte, dies sei der Staatsanwalt. Er bedeu-

tete ihr, dass sie neben ihm Platz zu nehmen habe. Mit weichen Knien ließ sie sich auf den harten Stuhl sinken. Kurz danach ging die Tür zum Gang auf und die Zuschauer strömten herein. Streeb konnte sich nicht verkneifen, ihr mit blitzenden Äugelein zu verkünden, dass der Prozess großes Aufsehen erregte und die Presse außergewöhnlich stark vertreten war. Durch eine schmale Tür seitlich des Raumes kamen jetzt auch die Richter und Schöffen herein. Alle Anwesenden erhoben sich. Der Vorsitzende Richter, Karl Steinbach, stellte sich als solcher vor und bedeutete den Anwesenden, sich zu setzen.
„Gegenstand der heutigen Verhandlung ist das Tötungsdelikt zum Nachteil von Herrn Dr. Markus Werner. Frau Loretta März, Sie sind in dieser Verhandlung die Hauptangeklagte. Für den Prozess sind drei Tage angesetzt."
Loretta registrierte diesen Punkt erleichtert, sie hatte mit mehreren Tagen gerechnet.
Der Richter sprach weiter: „Hiermit belehre ich Sie darüber, dass Sie das Recht zu schweigen haben. Dies betrifft im Besonderen Aussagen, mit denen Sie sich selbst belasten würden. Bezüglich Ihrer Personalien sind Sie von Gesetzes wegen verpflichtet, Angaben zu machen. Geben Sie hier zunächst Ihre persönlichen Daten der Ordnung halber zu Protokoll."
Vor einem außergewöhnlich vollen Gerichtssaal hatten die Richter, Karl Steinbach als Vorsitzender, die beiden beigeordneten Kollegen Richard Berger und Ludwig Schlachter sowie die beiden Schöffinnen Marlies Hübner und Luzia Vögele über die dringend der Tat verdächtigte Frau zu richten.
Nachdem Loretta alle Angaben zu ihrer Person, ihrem Familienstand und ihrem Einkommen gemacht hatte, fuhr

Karl Steinbach fort: „Die Nebenklägerin, Frau Werner, wird vertreten durch ihre Anwältin Frau Dr. Schramm. Außerdem sind heute anwesend: die Zeugin Alexandra Rau, Polizeihauptkommissarin, und der Zeuge Isidor Rogg, Polizeioberkommissar, sowie die vom Staatsanwalt, Herrn Dr. Frieder Klimmsch, und der Verteidigung, Herrn Ludger Streeb, berufenen Sachverständigen, Prof. Dr. Stefan Ringwald und Dr. Peter Daum.
Ich weise die Zeugen und Sachverständigen darauf hin, dass Sie verpflichtet sind, vor Gericht die Wahrheit zu sagen und, dass Sie Ihre Aussagen gegebenenfalls zu beeidigen haben. Mit einer Falschaussage würden Sie sich strafbar machen, was mit Freiheitsentzug von drei Monaten bis zu fünf Jahren geahndet wird."
Der Richter wartete, bis die Protokollführerin ihm signalisierte, dass sie diese Informationen dokumentiert hatte. Danach bat er die beiden Zeugen, den Saal zu verlassen. Als sich die Tür hinter Alexandra und Isidor geschlossen hatte, wandte er sich der Angeklagten zu: „Frau März, erklären Sie sich bereit, zu den Punkten der Anklage gegen Sie auszusagen?"
Sie bejahte. Der Richter notierte sich das und fuhr mit ernster Stimme fort: „Der Angeklagten, Loretta März, wird unter Punkt eins der Anklageschrift zur Last gelegt, Ihren Arbeitgeber, Herrn Dr. Markus Werner, am sechsten Juni dieses Jahres im Hauptgebäude der Volksbank Freiburg, Bismarckallee 10, getötet zu haben. Unter Punkt zwei derselben Anklageschrift wird sie der Freiheitsberaubung und Geiselnahme der im Fall Dr. Markus Werner ermittelnden Kommissarin, Alexandra Rau, beschuldigt. Frau März, ich frage Sie hiermit: Bekennen Sie sich hinsichtlich dieser Anklage in Punkt eins für schuldig oder nicht schuldig?"

„Schuldig!“, antwortete Loretta laut und deutlich, noch bevor ihr Anwalt auch nur einen Ton sagen konnte.
„Bekennen Sie sich im zweiten Punkt dieser Anklage für schuldig oder nicht schuldig?
„Schuldig!“, wiederholte sie.
Durch den Saal ging ein Raunen. Loretta traute sich nicht, ins Publikum zu sehen. Sie hatte beschlossen, alle anwesenden Personen außer ihrem Richter auszublenden oder zu ignorieren.
Karl Steinbach machte sich eine Notiz. Er blickte Loretta sehr lange aufmerksam an.
„Frau März, dem Gericht liegt ein Geständnis vor, das Sie gegenüber der ermittelnden Kommissarin, Frau Alexandra Rau, abgegeben haben. Ist das richtig?“
Loretta nickte.
„Würden Sie die Frage bitte mit Ja oder Nein beantworten“, forderte der Richter sie auf.
„Ja“, antwortete Loretta wahrheitsgemäß. Ludger Streeb blies verächtlich die Luft aus seinen Lungen. Der ganze Saal wartete in gespannter Stille darauf, was weiterhin geschehen würde.
Karl Steinbach fasste nach.
„Entsprechen die Angaben, die Sie in Ihrem Geständnis gemacht haben der Wahrheit?
„Ja.“
„Ist Ihnen bewusst, welche Konsequenzen sich aus diesem Geständnis ergeben?“
„Ja. Ich werde bestraft.“
Die Angeklagte antwortete gefasst und mit fester Stimme.

Publikum I

Alexandra und Isidor mussten sich als Zeugen auf dem Gang vor dem Verhandlungssaal zur Verfügung halten. Etliche der Schaulustigen und Presseagenten, die im Gerichtssaal keinen Platz gefunden hatten, standen um sie herum. Im Vorbeigehen konnte Alexandra vor Beginn der Verhandlung einen kurzen Blick mit Christiane Werner wechseln.

Die Frau wirkte gebrochen und verhärmt. Sie betrat den Raum in Begleitung einer Anwältin um exakt neun Uhr. Als Nebenklägerin durfte sie, im Gegensatz zu den Zeugen, der ganzen Verhandlung beiwohnen. Die beiden Frauen waren die letzten Personen gewesen, die der Gerichtsdiener vor Verhandlungsbeginn in den Saal gehen ließ.

Alexandra lehnte sich gegen die harte Steinwand und überließ sich ihren Gedanken. Isidor hatte sich in die Lektüre einer Zeitung vertieft. Die weiteren noch zu lesenden Exemplare, die er neben sich gelegt hatte, und der prall gefüllte Rucksack deuteten darauf hin, dass er auf eine lange Wartezeit eingestellt war. Eigentlich hatte er gehofft, dass nur Alexandra vernommen würde, aber es stellte sich heraus, dass der Staatsanwalt plante, der Angeklagten auch aus der kurzfristigen Geiselnahme der Kommissarin einen Strick zu drehen. In diesem Zusammenhang würde seine Aussage notwendig werden. Er machte sich wie immer darüber seine eigenen Gedanken. Auf dem Weg nach Freiburg erklärt er Alexandra wortreich, dass sich der Staatsanwalt, seiner Meinung nach, seiner Sache mit dem Mord nicht so sicher sei und er auf jeden Fall die Geiselnahme bräuchte, um der Angeklagten beizukommen. Die etymologische Herkunft des Wortes Richter erläuterte er ihr in seiner Begeisterung ganz nebenbei. Er sagte: „Rector, sozusagen Führer, ist die ursprüngliche Bedeutung. Das ist einleuchtend. Wenn die Leute selbst nicht in der Lage sind zu erkennen, was richtig und falsch ist, sind sie auf einen Führer, der es ihnen sagt, angewiesen." Alexandra war noch viel zu müde, um eine Diskussion darüber mit ihm anzufangen. Sie schwieg. Dennoch beschäftigte sie der Gedanke, wann und unter welchen Umständen es einen Führer brauchte, noch eine ganze Weile. Das Wort an sich war negativ besetzt. Hatte man doch erst in der jüngsten Vergangenheit gesehen, wohin die blinde Verherrlichung einer Führungsperson geführt hatte. Isidor schmollte, weil sie sich nicht mit ihm auseinandersetzte. Sie hatte es bemerkt, aber in Anbetracht eines vermutlich langen Tages ignorierte sie es geflissentlich, was dazu führte, dass er sich auf dem Weg zum Gerichtsgebäude an einem Kiosk mit den vielen Zeitungen eindeckte. Jetzt fühlte die Kommissarin sich hellwach und betrachtete die anderen Personen auf dem Gerichtsgang aufmerksam.

Zwei in ein angeregtes Gespräch vertiefte Frauen zogen Alexandras Aufmerksamkeit auf sich. Sie waren offensichtlich enttäuscht, keinen Platz mehr im Gerichtssaal gefunden zu haben, und unterhielten sich laut miteinander über ihre Ansichten bezüglich der Wirksamkeit von homöopathischen Medikamenten. Die Schlankere der beiden ereiferte sich gerade heftig über das ganze Gift, mit dem die Pharmaindustrie die Umwelt belastete. Sie war auffallend alternativ gekleidet. Unter einem dicken, vermutlich selbst gestrickten wollenen Pullover trug sie einen knielangen Rock aus grauem Filz, der mit ebensolchen bunten Blumen verziert war. Dazu passten die grünen

Strumpfhosen und die grobledernen Stiefel. Ihr volles Haar hatte sie zu zwei dicken Zöpfen geflochten, die fast bis zu ihren Hüften reichten. Alexandra hörte genauer hin.
„Die produzieren doch tonnenweise pures Gift, das wir danach im Grundwasser haben. Und dann konsumiert man diesen Mist, ob man es will oder nicht. Dagegen kann man sich nicht einmal schützen. Jetzt gerade wurde bekannt, dass man Spuren von diesem Unkrautvernichtungsmittel, ich glaube, es heißt Round-up, sogar in der Muttermilch festgestellt hat."
Die andere Frau, die einen Säugling in einem Tuch auf dem Rücken trug, schlug empört die Hand vor den Mund. Die Zopfträgerin registrierte es und sprach weiter: „Alleine, was die ganzen Anti-Baby-Pillen an Hormonen freisetzen. Diese werden von den Frauen ausgeschieden und landen natürlich auch im Grundwasser. Da muss man sich doch nicht wundern, wenn es mit der Fruchtbarkeit der Männer weltweit weiter bergab geht, oder?"
Ihre Bekannte, eine füllige Frau in den späten Zwanzigern, pflichtete ihr bei.
„Das ist es ja! Die vergiften uns doch alle damit. Man könnte verrückt werden, wenn man sich die Statistiken von den in der Tierzucht verwendeten Chemikalien anschaut. Antibiotika in rauen Mengen werden prophylaktisch eingesetzt, weil man den armen Tieren nicht den zur Hygiene notwendigen Lebensraum gönnt. Dabei leuchtet es doch jedem Blöden ein, dass wir uns damit unser eigenes Grab schaufeln. Das essen wir doch alles mit und noch schlimmer ist, dass immer mehr Resistenzen entstehen. Ich mag mir nicht vorstellen, was es heißt, wenn die Errungenschaften, die durchaus von der Entdeckung des An-

tibiotikums ausgegangen sind, durch diese Unvernunft zunichtegemacht werden."

„Du sagst es. Und nicht nur die Tierzucht ist das Problem. Heutzutage nimmt doch jeder, wenn es ihm ein bisschen im Hals kratzt, ein antibiotisches Medikament, in dem Wahn, nur möglichst schnell wieder hergestellt zu sein, um sich vom Arbeitsmarkt weiter ausbeuten zu lassen."

„Ja genau. Schon von daher wird es höchste Zeit, dass die Homöopathie sich mehr durchsetzt."

Alexandra lauschte mit Interesse weiter, aber leider sagte die Dünne in dem Moment zur anderen: „Das bringt jetzt nichts mehr hier. Lass uns frühstücken gehen."

„Ja, schade. Dann müssen wir eben in der Zeitung lesen, was bislang im Prozess gelaufen ist. Heute Mittag kommen wir eben noch früher. Wir könnten mal wieder ins Café Schöpflin gehen. Dort gibt es den besten Kuchen in der ganzen Stadt."

„Stimmt, wenn ich an die Flockensahne denke, läuft mir schon das Wasser im Mund zusammen."

„Und erst die russische Nusstorte. Ein Traum!"

Die beiden Frauen verließen gemeinsam den Gang. Alexandra hatten sie durch ihre Unterhaltung ins Grübeln gebracht. Das ist ein Irrsinn, die Umwelt derartig zu verseuchen. Man muss dagegen vorgehen. Wozu haben wir eigentlich grüne Politiker? Sie merkte, dass sie begann, sich richtig zu ärgern. Seit dem „Atomkraft Nein Danke"-Aufkleber aus den Siebzigerjahren konnte sie sich an nichts Nennenswertes das sie erreicht hätten erinnern außerhalb ihrer guten Arbeit in der Kommunalpolitik. Anscheinend haben sie in den letzten Jahren viel Energie darauf verwendet, sich mit sich selbst zu beschäftigen und dafür zu sorgen, ihre Machtstrukturen zu erhalten.

Gegen die wirklich mächtigen Konzerne vorzugehen, war vermutlich für eine kleine Partei nicht einfach. Ich komme vor lauter Arbeit gar nicht dazu, über solche Dinge nachzudenken, resümierte sie. Dabei sind das die bedeutenden Themen der Zukunft. Woher nehmen diese Leute hier nur die Zeit dafür? Ob Isidor sich mehr mit solchen Dingen beschäftigte? Es ist zu vermuten, aber wenn ich ihn jetzt danach frage, redet er vermutlich ohne Unterlass darüber, bis wir wieder zu Hause sind. Sie stand auf, um sich die Beine ein wenig zu vertreten.

Der Prozess II

„Zunächst bitte ich Herrn Staatsanwalt Dr. Klimmsch um die Verlesung der Anklageschrift“, ordnete Karl Steinbach an.

Der Angesprochene erhob sich und griff nach der bereitliegenden Akte. Er taxierte das Publikum einen Moment und wandte sich an den Richter. Dabei hielt er seinen Blick auf Loretta gerichtet.

„Hohes Gericht, wie dem Geständnis der Angeklagten zu entnehmen ist, hat sie darin selbst erklärt, am sechsten Juno dieses Jahres verantwortlich den Tod ihres Arbeitgebers, Herrn Dr. Markus Werner, herbeigeführt zu haben. Um das zu bewerkstelligen, hat sie sich ihrer autodidaktisch erworbenen Kenntnisse der homöopathischen Medizin bedient. Die Informationen, die sie im Laufe der gemeinsamen Berufsjahre über ihren Chef und seine gesundheitliche Konstitution sammeln konnte, gereichten ihr in diesem Zusammenhang zum Vorteil. Sie hat sich diese Kenntnisse zunutze gemacht und hat dann mit entsprechend lancierten Unwahrheiten auf intrigante Weise sukzessive das innere Gleichgewicht ihres Vorgesetzten ins Wanken gebracht. Die Tatsache, dass sie sein Vertrauen genoss und ungehindert Zugang zu seinem Büro hatte, benutzte sie in heimtückischer Weise parallel dazu die von ihr in einer homöopathischen Praxis entwendete Hochpotenz eines Goldpräparates, über vier Tage hinweg in sein Trinkwasser zu mischen. Einen besonders brisanten Punkt möchte ich betonen. Wissentlich, die Möglichkeit einer entsprechenden Reaktion kalkulierend, öffnete die Angeklagte dem Opfer das Fenster zur Vollendung der

von ihr geplanten Tat. Hohes Gericht, das arglose Opfer, Herr Dr. Werner, hatte keine Chance, diese Manipulationen zu bemerken, denn wie hinlänglich bekannt ist, sind homöopathische Substanzen weitestgehend ohne Eigengeschmack. Der als Träger verwendete Milchzucker ist in dieser Menge auf eine Flasche Wasser nicht wahrzunehmen." Mit diesem Verhalten hat sich die Angeklagte auch anderen Menschen gegenüber grob fahrlässig verhalten, denn sie konnte nicht ausschließen, dass die Besucher des Herrn Dr. Werner ebenfalls davon trinken. " Erneut machte er eine Pause, als wolle er sich vergewissern, ob das bisher Gesagte von den Anwesenden soweit verstanden worden war. Alexandra und Isidor blickten sich erschrocken an. Sie dachten beide das Selbe. Frau Albiez war während der fraglichen Zeit im Büro von Herrn Werner gewesen. Alexandra erinnerte sich, dass Frau März erwähnt hatte, dass die unangemeldet empfangene Kundin das Angebot einen Kaffee zu trinken abgelehnt hatte. Vielleicht hatte sie aber etwas von dem Wasser getrunken.
Leise murmelte Alexandra sie vor sich hin: „Du meine Güte!" Augenblicklich stand das Bild des kleinen Mädchens vor ihrem inneren Auge.

Nach einem tiefen Atemzug sprach der Staatsanwalt weiter: „Ein tragisches Ergebnis des akribisch geplanten Verbrechens ist jedoch eindeutig bekannt. Dr. Markus Werner sprang am Morgen der sechsten Juno aus dem Fenster seines Büros und verstarb unverzüglich an den Folgen dieses Sturzes. Wir werden mithilfe eines von uns bestellten Gutachters, Herrn Dr. Peter Daum, die fatalen Konsequenzen der Verabreichung des homöopathischen Medikamentes im Zusammenhang mit dem von der Angeklagten bewusst herbeigeführten labilen Gemütszustand des Opfers einwandfrei belegen."

Loretta hörte sich ungerührt diese Zusammenfassung ihres Planes an und fühlte dabei in ihrem Inneren eine tiefe Befriedigung. Ja, genauso war es gewesen, sie hätte die Ereignisse nicht besser wiedergeben können. Dieser schmucke Bursche von einem Staatsanwalt hatte gut verstanden und auf den Punkt gebracht, worum es ging.

Ein Aufschluchzen aus den Reihen der Zuschauer ließ sie in einem Moment der Unachtsamkeit in deren Richtung blicken.

Sie sah dabei direkt in die aufgerissenen Augen ihrer Schwester, die sich eine Hand vor den Mund hielt. Loretta wandte sich ab, aber es war zu spät. Heiß schoss ihr eine Welle der Scham, aber auch des Ärgers in Form glühender Röte ins Gesicht. Das war wieder einmal typisch für Stephanie. Vermutlich hatte sie trotz des Briefes, den sie ihr geschrieben hatte, und trotz aller Zeitungsberichte nicht daran geglaubt, dass ihre Schwester zur Mörderin geworden war. Das passte nicht in ihre heile Welt. Loretta zwang sich, nicht weiter über ihre Schwester nachzudenken, sondern dazu, den weiteren Ausführungen des Staatsanwaltes zu folgen.

„Die Angeklagte hatte, nachdem die ermittelnde Beamtin, Alexandra Rau, sie am zwölften Juno in ihrer Wohnung aufsuchte, bereits alle Vorbereitungen zur Flucht getroffen. Sie entschloss sich jedoch plötzlich dazu, ein Geständnis abzulegen. Dieses Geständnis liegt dem Gericht vor. Ich halte es im Zuge einer transparenten Verhandlung für angemessen, es zu verlesen. Von daher beantrage ich, das Beweismaterial, auch, um die Persönlichkeitsrechte

der Angeklagten zu wahren, unter Ausschluss der Öffentlichkeit vor Gericht zu verlesen."
Gespannte Stille herrschte währenddessen im Publikum. Manch einer hoffte insgeheim, doch auf irgendeine Weise an den Inhalt des Geständnisses zu kommen. Der Staatsanwalt räusperte sich, um die volle Aufmerksamkeit des Saales wieder auf sich zu lenken.
Doch unter den Zuschauern entstand plötzlich Unruhe. Mehrere Leute einer Sitzreihe standen auf und ließen eine zierliche Frau, die sich die Hand vor den Mund hielt, durch. Es war Stephanie. Sie musste sich übergeben. Bleich und würgend hastete sie eilig zum Saalausgang.
Der Staatsanwalt wartete, bis die Tür geschlossen war und die anderen Zuschauer ihre Plätze wieder eingenommen hatten.
„Der zweite Punkt der Anklage ist die Geiselnahme und Freiheitsberaubung der ermittelnden Polizeihauptkommissarin, Alexandra Rau, deren Vernehmung hiermit beantragt wird. Die Angeklagte, Loretta März, hat die Beamtin, wie sich aus der Zeugenvernehmung ergeben wird, mit einem stumpfen Holzgegenstand niedergeschlagen, was zu deren Bewusstlosigkeit führte, und sie damit überwältigt, um sich der dem Geständnis folgenden Verhaftung doch noch zu entziehen. Der Tatbestand der Körperverletzung ist dadurch ebenfalls erfüllt, wenn auch, zum Glück, keine erheblichen körperlichen Schäden bei diesem zweiten Opfer der Angeklagten eingetreten sind. Die Angeklagte wollte ihre Flucht ins Ausland antreten und aus diesem Grund versuchte sie das Opfer solange aus dem Verkehr ziehen, bis sie sich außer Landes befände. Dies konnte jedoch durch den beherzten Einsatz des Polizeioberkommissars und ebenfalls geladenen Zeugen, Isidor

Rogg, dessen Vernehmung ich ebenfalls beantrage, sozusagen in letzter Minute verhindert werden."
Der Staatsanwalt atmete durch.
„Hohes Gericht, das sind soweit die Anklageschrift und die vonseiten der Staatsanwaltschaft gestellten Anträge." Er legte die Akte zurück auf seinen Tisch und setzte sich.
Karl Steinbach nickte.
„Vielen Dank, Herr Staatsanwalt. Den Anträgen auf Vernehmung der beiden genannten Zeugen Rau und Rogg gebe ich statt. Ebenfalls stattgegeben wird der Anhörung des Sachverständigen, Dr. Peter Daum. Die Entscheidung über den Antrag zur Verlesung des Geständnisses, dessen Inhalt dem Gericht bekannt ist, behalte ich mir noch vor. Kommen wir jetzt zum Vortrag der Vertreterin der Nebenklägerin, Frau Dr. Schramm."
Die Anwältin von Frau Werner stand auf. Mit leiser Stimme wandte sie sich direkt an Karl Steinbach.
„Hohes Gericht, ich vertrete in diesem Verfahren die Witwe des verstorbenen Herrn Dr. Werner. Wir haben den Ausführungen des Herrn Staatsanwalts nichts hinzuzufügen, außer, dass wir den Antrag auf Verlesung des Geständnisses aus verschiedenen Gründen, insbesondere der für meine Mandantin völligen Unverständlichkeit dieser Tat, unterstützen. Meine Mandantin hat über die Jahre hinweg ihren Mann ausschließlich positiv über die Angeklagte sprechen hören. Sie war als Chefsekretärin sozusagen seine rechte Hand, damit hatte sie Einblick auch in die privaten Belange des Opfers. Unseres Wissens genoss sie jederzeit sein vollstes Vertrauen. Wenn sich im Zusammenhang mit Telefonaten oder Betriebsfeiern persönliche Kontakte zwischen meiner Mandantin und der Angeklagten ergaben, war Letztere stets freundlich und beflissen,

ihr zu helfen. Zum Beispiel, wenn es erforderlich war, ihn dringend während einer Sitzung zu erreichen. Von daher sind für meine Mandantin nicht allein die Umstände des Ablebens ihres Mannes kaum zu ertragen, sondern auch die Tatsache, dass die Täterin quasi aus seinem engsten Umfeld stammen soll. Zur Bewältigung dieses Traumas ist es unerlässlich, dass meine Mandantin, die Mutter von vier Kindern ist, eine Erklärung dafür findet, warum ihr Mann sterben musste. Falls sich in diesem Prozess herausstellt, dass die Angeklagte Loretta März verantwortlich für den Tod des Herrn Dr. Werner ist, wird sie sich auch für den Verlust des ungeborenen Kindes, das meine Mandantin im Zusammenhang mit der Tat verloren hat, verantworten müssen."
Karl Steinbach machte sich eine Notiz.
„Danke sehr, Frau Anwältin. Ich nehme auch Ihren Antrag auf Verlesung des Geständnisses zur Kenntnis und stelle ihn zurück. Bezüglich der Möglichkeiten, die sich aus ihrer Nebenklage ergeben und der weiteren Vorgehensweise nach Abschluss dieses Verfahrens, wird das Gericht nach der Urteilsfindung Stellung nehmen."
Die Anwältin setzte sich wieder neben die Witwe, die dem Geschehen mit versteinerter Miene folgte.
„Kommen wir nun zum Vortrag der Verteidigung der Angeklagten, Loretta März, durch den bereits vom ursprünglich ermittelnden Staatsanwalt einberufenen Pflichtverteidiger, Ludger Streeb."
Loretta beobachtete angewidert, wie sich ihr klein gewachsener Anwalt wichtigtuerisch nach Luft schnappend förmlich aufpumpte, bevor er das Wort an die Menge richtete.
„Hohes Gericht, um es vorwegzunehmen, auch die Vertei-

digung stellt den Antrag zur Verlesung des Geständnisses der Angeklagten. Die seelische Verfassung der Angeklagten kommt darin deutlich zum Vorschein. Es wird sich im Verlaufe dieses Verfahrens herausstellen, dass die Angeklagte hinlängliche Gründe hatte, ihren Arbeitgeber zu hassen. Aber es wird sich ebenfalls herausstellen, dass es sich um eine reine Ausgeburt ihrer Fantasie handelt, zu glauben, am Tod des Opfers ursächlich beteiligt gewesen zu sein." Auch Ludger Streeb verstand sich auf die Kunst der Rhetorik und ließ eine geraume Weile verstreichen, bis er seinen Vortrag engagiert fortsetzte.

Loretta kochte vor Wut. Dieser Wicht erlaubte es sich tatsächlich, ihr hier vor allen Leuten in die Parade zu fahren. Obwohl sie ihm deutlich gesagt hatte, dass sie das, was er eine Verteidigung nannte, überhaupt nicht wollte. Der unverschämte Ignorant tischte dem Gericht seine krude Theorie tatsächlich auf. Dabei stolzierte er herum wie ein Pfau und erlaubte sich zu beurteilen, wie es um ihre geistige Verfassung stand. Das war unglaublich. Und das Schlimmste war: Sie konnte nichts dagegen unternehmen.

Im Gerichtssaal herrschte gespannte Stille. Endlich bequemte sich Streeb, mit seiner Verteidigungsstrategie fortzufahren.

„Hohes Gericht, es ist unbestritten, dass die Angeklagte ihrem Chef ein paar Gerüchte untergeschoben hat, aber bedenken Sie, welche Sekretärin tut das nicht? Unbestritten ist auch, dass die Angeklagte behauptet, dem tödlich verunglückten Herrn Dr. Werner die homöopathische Substanz in das Trinkwasser gemischt zu haben. Allerdings bestreiten wir neben dem Wahrheitsgehalt dieses Geständnisses auch eine ursächliche Wirkung eines solchen Mittels auf Herrn Dr. Werners Ableben. Ohne die Gefühle der anwesenden Witwe verletzen zu wollen, stellt die Verteidigung fest, dass der Verstorbene sich in suizidaler Absicht selbst aus dem Fenster des Volksbankgebäudes gestürzt hat. Wir werden mithilfe des von uns bestellten Gutachters die Abwegigkeit des Glaubens an eine derartige und überhaupt an irgendeine Wirkung der Homöopathie beweisen."

Vonseiten der Zuhörer war jetzt leises Flüstern zu hören. Streebs Blick wurde scharf. Er atmete tief ein und senkte seine Stimme, um die Aufmerksamkeit der Zuschauer erneut in seinen Bann zu ziehen.

„Was den zweiten Punkt der Anklage betrifft, ist es ein Leichtes, sich vorzustellen, in welchen seelischen Nöten die Angeklagte sich befand, als die Kommissarin sie mitten in ihren Urlaubsvorbereitungen sozusagen überfallen hat. Meine Mandantin, die sich durchaus in einem ambivalenten Verhältnis ihrem Chef gegenüber befand, stand unter dem Schock, den sein Freitod bei ihr ausgelöst hatte. Ihre Fantasie spielte ihr die übelsten Streiche, dazu kam die Sorge um die eigene Existenz. Frau März musste sich jetzt, neben ihren privaten Schwierigkeiten, womöglich auch beruflich neu orientieren. Als Chefsekretärin ohne Chef ist ihre Tätigkeit wohl kaum denkbar."

Er zeigte dem Saal den Anflug eines Lächelns. Sein Auftreten ließ keinen Zweifel daran, dass er sich seiner Sache sehr sicher war.

„Wer, Hohes Gericht, würde nicht nachvollziehen können, dass diese Frau nicht mehr Herr ihrer Sinne war und auch jetzt noch nicht ist. Wie sollte sie sonst in einem Moment ein Geständnis ablegen und im nächsten die Flucht ergreifen wollen? Sie hatte eine verständliche Sehnsucht danach, zur Ruhe zu kommen und ihren Urlaub anzutreten.

Durch den Überfall der Kommissarin in ihrer Wohnung war sie vollkommen verwirrt. Sie hat überreagiert, zugegeben. Allerdings werden wir beweisen, dass sie in reiner Notwehr handelte, als sie versuchte, der Kommissarin zu entkommen, um endlich in den Zustand der seit Langem nötigen Erholung zu gelangen."

Als habe er gerade das Urteil gesprochen, das seiner Mandantin die Freiheit sicherte, musterte er nochmals die Anwesenden, verneigte sich kurz und setzte sich demonstrativ entspannt auf seinen Platz.

In Lorettas Kopf drehte sich alles. Sie konnte nicht fassen, wie dieser Rechtsverdreher hier auftrat. Wie er es wagen konnte, derart über ihren Kopf hinweg einen solch hanebüchenen Schwachsinn zu verbreiten.

Sie wusste sich keinen Rat. Wenn sie jetzt anfing, sich einzumischen, würde man erst recht denken, dass sie nicht mehr richtig tickte. Es blieb ihr nichts anderes übrig, als ruhig abzuwarten, wie die Sache sich weiter entwickelte. Falls sie diesen Wichtigtuer noch einmal alleine zu sprechen bekäme, würde er sie allerdings kennenlernen.

Der Vorsitzende Richter handelte zielstrebig.

„Die Ausführungen der Verteidigung sind zu Protokoll genommen. Wir nehmen Ihren Antrag zur Anhörung des Gutachters, Prof. Dr. Stefan Ringwald, an.

Eine Frage wäre im Zusammenhang mit Ihren Ausführungen allerdings zu klären: Dem Gericht liegt kein Antrag zur Anhörung eines Gutachtens über die psychische Verfassung der Angeklagten vor. Ist das richtig?"

Ludger Streeb stand widerwillig auf.

„Ja, Hohes Gericht, das ist korrekt."

„Darf man fragen, warum die Verteidigung darauf verzichtet, ihre Ausführungen durch ein Gutachten zu belegen?"

„Meine Mandantin hat Ressentiments gegen psychologische Gutachten“, antwortete der Anwalt zerknirscht.
„Ressentiments“, wiederholte Karl Steinbach mit überrascht hochgezogener Stirn und einem fragenden Blick auf die Angeklagte.
Sie blieb ungerührt, als beträfe diese Frage und das ganze Verfahren sie nicht im Geringsten.
Karl Steinbach notierte sich diesen Umstand. Dann blickte er auf.
„Ebenso nehmen wir den Antrag der Verteidigung auf die Verlesung des Geständnisses an.“ Dies sagte er mit einem freundlichen Blick in Richtung der Nebenklägerin.
„Da diesbezüglich bei allen Parteien Einigkeit besteht, gebe ich diesen Anträgen vorrangig statt.“ Energisch schob er seinen Stuhl zurück. „Der Saal wird geräumt, die Verhandlung wird für eine halbe Stunde unterbrochen. Wir fahren um 11 Uhr mit der Verhandlung und der Verlesung des Geständnisses fort. Die Öffentlichkeit ist nach der Mittagspause, um 14 Uhr, wieder zugelassen.“
Bevor Loretta wusste, wie ihr geschah, befand sie sich rechts und links an den Armen geführt inmitten der grell blitzenden Kameras.

Publikum II

Alexandra schrak aus ihren Überlegungen. Plötzlich wimmelte es im Gerichtsgang vor Menschen. Frau März wurde in einem Blitzlichtgewitter an ihr vorbeigeführt, gefolgt von den Journalisten und den Zuschauern. Sie stand auf, um einen Blick auf sie zu erhaschen. Für einen Moment gelang es ihr und sie war überrascht, wie gut die angeklagte Frau aussah. Von der verzweifelten, aufgewühlten Frau, die sie bei dem unerwarteten Geständnis und der auch für sie unangenehmen Festnahme erlebt hatte, war ihr jetzt nichts mehr anzumerken. Sie war mit einer dunklen Hose und einer weißen Bluse gekleidet. Dazu trug sie ein anthrazitfarbenes Sakko. Damit wirkte sie sportlich und elegant zugleich. Auch ihre Miene war gelöst. Sie sah richtiggehend erholt und zufrieden aus. Nanu, sollte die Verhandlung etwa schon vorbei sein, fragte sich Alexandra wohl wissend, dass dies eigentlich kaum möglich war. Als sie vorüber waren, suchte sie nach Isidor, aber der hatte sich bereits auf den Weg zum Gerichtsdiener gemacht, um sich zu informieren, ob die Verhandlung vertagt sei oder nur unterbrochen war.

Als er zurückkam, grinste er breit und sagte: „Gutes Timing, Chefin, jetzt gibt's erst mal ganz in Ruhe etwas zu essen. Es geht erst um 14 Uhr weiter."

Etliche der Zuschauer blieben noch im Gang stehen und unterhielten sich miteinander darüber, was sie gerade erlebt hatten.

Alexandra gab Isidor ein Zeichen, er möge noch ein wenig abwarten. Sie setzte sich wieder auf die steinerne Bank des Gerichtsflurs und nahm eine von Isidors Zeitungen zur

Hand, um sich dahinter zu verbergen. Auf diese Weise wollte sie noch ein wenig in die Stimme des Volkes hineinhören.
Isidor kannte sie lange genug, um zu wissen, was sie vorhatte. Er nahm sich ebenfalls eine Zeitung und tat es ihr gleich. Leider bekamen sie nur einige Gesprächsfetzen mit, woraus sich nicht entnehmen ließ, ob sich schon Wesentliches ergeben hatte.
Lediglich ein Pressefotograf, der selbst nicht im Saal anwesend gewesen war, diskutierte in ihrer Hörweite mit einem Kollegen seine Einschätzung zum Ausgang des Verfahrens. Er sagte: „Wenn die Frau nicht freikommt, fresse ich einen Besen." Sein Kollege pflichtete ihm bei.
„Die Schlagzeilen von wegen der Hexerei machen eine gute Auflage, aber wenn du mich fragst, ist das doch alles der reine Blödsinn."
Wie und ob derjenige, der den Besen fressen wollte, seine Ansicht begründete, erfuhren Alexandra und Isidor nicht, denn die beiden Männer gingen weiter und begaben somit außer Hörweite. Auch die anderen Leute hatten sich in den langen Gängen verloren.
Alexandra und Isidor waren die Letzen, die den Gerichtsflur langsam verließen.
Die Kommissarin wirkte bedrückt. Sie warf sich vor, im Zusammenhang mit dem vergifteten Wasser nicht sofort an Frau Albiez gedacht zu haben. Isidor merkte das natürlich. Er tippte ihr auf die Schulter und vergewisserte sich, dass niemand hinter ihnen ging der sie hören konnte.
„Chefin, vergessen Sie es komplett, das können wir nie beweisen" sagte er beschwörend. Alexandra überlegte fieberhaft. Nach einer Weile sagte sie:
„Vermutlich haben Sie recht, Isidor, aber stellen Sie sich

einmal vor, was es für die Kinder der Verstorbenen für einen Unterschied machen würde, wenn sie wüssten, dass ihre Mutter sie nicht einfach so im Stich gelassen hat sondern vergiftet wurde."
„Ja, schon, aber letztendlich bringt es ihnen die Mutter auch nicht zurück und wir haben nichts in der Hand. Eine Obduktion ist in diesem Fall zwecklos und Frau März wird uns den Gefallen ein Geständnis abzulegen nicht ein zweites Mal tun. Außerdem hatte sie ja nichts gegen Frau Albiez. Wir können niemals beweisen, ob sich die Frau nicht doch allein aufgrund ihrer schlimmen Situation erhängt hat. Wenn Frau März für den Mord an Dr. Werner verurteilt wird können wir die Wasserflasche vergessen. Dann läuft auf jeden Fall keine Mörderin frei herum und wenn sie für Dr. Werner nicht verurteilt wird würde sie es für Frau Albiez auf gar keinen Fall."
„Damit sind wir mit unserem Latein am Ende", entgegnete ihm Alexandra. Aber, seien Sie sicher, ich werde für mich noch eine Gelegenheit finden Frau März danach zu fragen, und wenn es nur um einen Vermerk zur Akte Albiez geht."
„Chefin, Sie sind einfach unverbesserlich."
Isidor schlug vor, zunächst ein paar Schritte durch die weihnachtlich dekorierte Altstadt zu gehen und dann in einem Gasthaus in der Herrenstraße mal wieder richtig badisch zu essen. „Und zum Nachtisch holen wir uns einen dieser abgefahrenen Schaumküsse vom Weihnachtsmarkt."
„Abgefahrene Schaumküsse?" Alexandra wusste nicht, was er damit meinte.
„Die hat mir mein Cousin letztes Jahr von dem Stand in Freiburg mitgebracht. Dort gibt es Schaumküsse in über zehnerlei verschiedenen Geschmacksrichtungen. An die

mit Rum und Eierlikör erinnere ich mich noch genau. Da ist auch was für Sie dabei, Chefin. Vielleicht mit Vanille? Wenn ein Schaumkuss ganz frisch ist, schmeckt er am besten. Es muss richtig knacken, wenn man reinbeißt und die Füllung muss leicht sein wie frisch gefallener Schnee. Ich mag die dunkle Schokolade am liebsten, aber in Verbindung mit der entsprechenden Füllung ist auch Vollmilch und vor allem die weiße ganz lecker. Um die Mittagszeit ist dort noch nicht so ein Gedränge. Wir können das so richtig in Ruhe genießen."

„Isidor, das gönnen wir uns. So lässt sich der Beruf aushalten. Sie machen richtig Reklame für diese Süßigkeit. Ich wusste gar nicht, dass man Sie mit solchen Sachen überhaupt verführen kann, wo Sie sich doch sonst so gesundheitsbewusst ernähren."

„Jetzt haben Sie mich erwischt." Er lachte. Ihre mangelhafte Bereitschaft zum Gespräch vom vergangenen Vormittag hatte er ihr anscheinend verziehen.

„Also, sind Sie einverstanden?"

„Ja, einverstanden, aber wir sprechen beim Mittagessen mal noch genauer über gesundheitsbewusste Ernährung. Ich habe vorhin ein Gespräch von zwei Frauen mitbekommen, das mich noch ganz schön beschäftigt."

„Das ist ein weites Feld. Also los!" Voller Vorfreude schritt er zügig aus, sodass Alexandra Mühe hatte, ihm zu folgen. Nach einem leichten Mittagessen in der Innenstadt schlenderten sie gemeinsam über den doch reichlich belebten Weihnachtsmarkt. Die Buden waren prall gefüllt mit ihren Waren. Hier herrliche Kugeln aus Glas, dort warme Mützen aus Wolle und Pelz, dann Krippenfiguren in allen Formen und Größen und dazwischen Bonbons und Gewürze aller Art. Es roch kräftig nach Gebratenem und Gebackenem und besonders nach den Aromen der verschiedenen Glühweinkessel. Gerade als sie den gesuchten Stand gegenüber dem nostalgischen Kinderkarussell erreicht hatten, hörten sie einen lauten Knall. Alexandra und Isidor griffen reflexartig nach ihren Waffen. Sie sahen sich hektisch um. Alexandra begriff zuerst. Wenige Meter neben ihnen lagen bunte Fetzen am Boden und ein kleiner Junge weinte lauthals. Sein Luftballon war geplatzt. Sie ließ die Hand, die zur Waffe gegriffen hatte, wieder sinken und sagte: „Isidor, alles klar, es war nur ein kleiner Unfall." Als sie daraufhin ihre Bestellung für die Schaumküsse aufgaben, stand das Erschrecken noch deutlich in den Augen des Verkäufers. Die Angst vor Attentaten war seit den Massakern von Paris leider zum Alltag geworden.

Eingedeckt mit jeweils einem Karton, der die Auswahl ihrer Schaumküsse enthielt, betraten sie den Gerichtsflur erneut um 13.45 Uhr. Dort herrschte bereits Hochbetrieb. Die Schaulustigen drängelten sich dicht vor dem Eingang zum Verhandlungssaal. Die kalten, klammen Kleider verbreiteten einen muffigen Geruch. Isidor rümpfte die Nase. „Hier riecht es nach nassem Hund", flüsterte er Alexandra zu.

„Stimmt", bejahte sie, „und nach Mottenkugeln." Sie registrierte enttäuscht, dass an einen Sitzplatz nicht zu denken war. Alle steinernen Ausbuchtungen entlang der Wand waren besetzt. Ihre Füße schmerzten vom Gehen über das Kopfsteinpflaster. In dieser Hinsicht war Freiburgs Innenstadt kein Vergnügen. Jedes Mal, wenn sie in Freiburg war, dachte sie daran, sich das nächste Mal ihre bequemen Laufschuhe mitzubringen, und jedes Mal vergaß sie es dann wieder. Sie betrachtete ihr Schuhwerk. Ein Absatz ihrer Stiefeletten hatte sich verabschiedet. Ärgerlich! Um

sich abzulenken, schaute sie sich um, ob sie jemand unter den Wartenden kannte. Sie meinte, das ein oder andere Gesicht der Journalisten schon gesehen zu haben. Auch die eine der beiden Frauen vom Vormittag saß wieder dort. Sie stillte seelenruhig ihr Kind. Vermutlich kämpfte die andere derweil darum, doch noch einen Platz für sie beide im Saal zu ergattern.
Alexandra lehnte sich mit der Schulter gegen die Wand, um ihre Füße ein wenig zu entlasten. Isidor war ungewohnt schweigsam. Alexandra lächelte in sich hinein. Endlich war er mal satt und zufrieden. Das war kein Wunder bei der Menge an Zucker, die er in sich hineingestopft hatte. Wie ein Kind war er ihr vorgekommen, als er auf dem Weihnachtsmarkt nach dem Schreck einen Schaumkuss nach dem anderen vertilgte. Sie dachte: Das muss ich mir merken. Mit einer entsprechenden Menge an Schokolade kann man ihn zum Schweigen bringen. Neben ihnen stand ein älteres Paar, das Alexandras Aufmerksamkeit auf sich zog.
Die Frau trug einen langen Mantel, der teuer aussah und ihre noch immer sehr elegante Erscheinung vorteilhaft unterstrich. Sie roch dezent nach einem nicht minder teuren Parfüm. Das sorgfältig frisierte graue Haar rundete ihr gepflegtes Erscheinungsbild ab. Leider störte der harte schmallippige Mund den angenehmen Eindruck, den sie ansonsten durchaus vermittelte. Ihr Partner im karierten Sakko wirkte gleichermaßen betucht. Er war eifrig damit beschäftigt, seine Goldrandbrille zu reinigen.
Alexandra hörte, wie er zu seiner Frau sagte: „Im Grunde genommen wird es höchste Zeit, dass diesen Quacksalbern das Handwerk gelegt wird. Freiburg ist geradezu eine Hochburg der Alternativen und Homöopathen. Es über-

rascht mich keineswegs, dass gerade in dieser Stadt ein solcher Prozess stattfindet. Ich sage ja immer, wenn die Welt spinnt, gibt sie Zeichen."

Seine Frau lachte.

„Da hast du mal wieder ganz recht, mein Lieber. Es ist eine Frechheit, jetzt auch noch die ohnehin überlasteten Gerichte mit diesem Unfug zu beschäftigen."

„Ehrlich gesagt würde es mich gar nicht wundern, wenn sich herausstellt, dass diese Quacksalberliga selbst dahintersteckt, um Werbung für sich zu machen. Von wegen: Wenn Homöopathie sogar tötet, ist damit auch endlich deren Wirksamkeit bewiesen. Dass ich nicht lache."

„Ach, was du nicht sagst, daran habe ich noch gar nicht gedacht." Sie schaffte es tatsächlich, ihren schmalen Mund noch schmaler zu machen.

„Aber ja, natürlich, das wäre ihnen zuzutrauen. Denen ist doch kein Argument zu blöde, um ihre Scharlatanerie zu rechtfertigen. Und unsereins muss zusehen, wie die eigenen Enkel darunter zu leiden haben. Statt einer vernünftigen Medizin verabreicht unsere Schwiegertochter dem Kind Globuli. Wenn ich das nur höre, Globuli, so ein Unfug! Und wir haben keine Möglichkeit, korrigierend einzugreifen. Rüdiger lässt sich von dieser", sie rang sichtlich nach einer entsprechenden Bezeichnung, „dieser Person alles vorschreiben. Manchmal denke ich, das ist gar nicht mehr unser Sohn."

„In dieser Hinsicht muss ich dir leider zustimmen. Mir ist nicht begreiflich, wie der Junge, der sonst glasklar bei Verstand ist, so einem Schwindel aufsitzt. Die scheuen vor nichts zurück. Weißt du, wie sie es nennen, wenn es ihren Patienten nach der Einnahme ihrer wirkungslosen Arzneien durch die bestehenden und natürlich meist auch weiter fortschreitenden Beschwerden schlechter geht?"

„Nein."
„Das bezeichnen sie dann als Erstverschlimmerung. Dass ich nicht lache. Man glaubt es kaum. Das ist doch der Gipfel der Frechheit. Kein anderer Beruf hat sich eine derartige Rechtfertigung für sein Versagen geschaffen."
„Ja, damit kann man wirklich alles erklären. Es ist unfassbar. Aber du darfst dich nicht so aufregen, mein Lieber. Denk an dein Herz."
„Schon gut. Ich glaube, jetzt haben sie den Saal geöffnet."
Tatsächlich kam Bewegung in die Menge und Alexandra freute sich darauf, dass die Sitzplätze auf dem Gang endlich für sie wieder frei wurden. Sie vergewisserte sich, ob Isidor das Gespräch der beiden auch verfolgt hatte, aber er war nicht mehr da. Wahrscheinlich versucht er, den Gerichtsdiener auszufragen, wie lange es noch dauert, bis wir drankommen, überlegte sie. Der Gang leerte sich und Alexandra ließ sich erleichtert auf einer der steinernen Bänke sinken. Sie hatte Sehnsucht nach einem Mittagsschläfchen. Bevor die Türen des Gerichtssaals geschlossen wurden, sah sie Isidor eilig heraustreten. Wusste ich es doch, dachte sie grinsend.
„Chefin, gleich geht es für uns los. Heute Morgen wurde die Anklageschrift verlesen und die Anträge von allen Seiten sind gestellt. Demnach wollte man, dass das Geständnis von Frau März unter Ausschluss der Öffentlichkeit verlesen wird. Jetzt gerade sind eigentlich die Zeugenaussagen, also wir, dran."
„Das wäre mir auch sehr recht, dann kommen wir zur Abwechslung mal zu einer vernünftigen Zeit nach Hause."
„Wobei ich mir auch vorstellen könnte, dass wir uns hinterher noch die beiden Gutachter anhören, falls sie heute noch drankommen. Das wird bestimmt interessant."

Alexandra, die an das Gespräch der beiden älteren Herrschaften dachte, fand die Idee, sich die Gutachter anhören zu können, auch spannend. Das ging zwar zulasten ihrer Freizeit, aber sie interessierte sich mittlerweile genug für das Thema, um die Chance auf einen frühen Feierabend dranzugeben.

„Frau Hauptkommissarin, Alexandra Rau", rief der Gerichtsdiener.

Alexandra betrat den Gerichtssaal zum zweiten Mal an diesem Tag.

Der Prozess III

Der Vorsitzende Richter belehrte Alexandra über ihre Wahrheitspflicht und das Zeugnisverweigerungsrecht. Sie musste ihre Personalien angeben und ihren beruflichen Hintergrund benennen, der sie mit der Angeklagten in Kontakt gebracht hatte. Auf ihr Recht zur Nebenklage hatte Alexandra verzichtet. Nachdem diese Angaben protokolliert waren, bat der Richter sie, darzulegen, wie es zur Verhaftung von Frau März gekommen und was dabei im Einzelnen geschehen war. Alexandra bemühte sich, die Abläufe so ehrlich und übersichtlich wiederzugeben, wie es ihre Erinnerungen erlaubten. Niemand unterbrach und sie beendete ihren Bericht der damaligen Ereignisse mit dem glücklichen Erscheinen ihres Kollegen in der Wohnung der Angeklagten.

Karl Steinbach nickte ihr zu. Er schätzte es, wenn jemand in der Lage war, sich präzise zu erinnern, und in seinen Berichten darüber chronologisch und prägnant referierte.

„Bevor ich die Zeugin entlasse: Gibt es Fragen vonseiten der Anklage?“

Der Staatsanwalt Dr. Klimmsch stand auf.

„Frau Hauptkommissarin, Ihren Schilderungen nach wurden Sie bei der Festnahme der Angeklagten verletzt. Sollten Sie nicht ebenfalls als Nebenklägerin auftreten.“

Alexandra schüttelte den Kopf.

„Nein, Herr Staatsanwalt. Ich hatte sehr viel Glück und möchte die Angelegenheit auf sich beruhen lassen.“

„Sie wissen schon, dass es auch ganz anders für Sie hätte ausgehen können.“

„Ja, das ist mir bekannt.“

„Und Sie bleiben dabei?“
„Ja.“
„Ich hoffe, die Angeklagte weiß das zu schätzen. Keine weiteren Fragen.“
„Gibt es Fragen vonseiten der Verteidigung?“ Der Richter wandte sich an Ludger Streeb.
„Ja, Hohes Gericht. Die gibt es.“
„Bitte“, forderte ihn der Richter auf.
Streeb pumpte erneut Luft in sich hinein.
„Frau Hauptkommissarin Rau, ist es richtig, dass Sie ein privates Interesse hatten, die Angeklagte am besagten Tag in ihrer Privatwohnung aufzusuchen?“
„Ja, neben dem beruflichen hatte ich auch ein privates Interesse“, antwortete Alexandra wahrheitsgemäß.
„Sie wollten der Angeklagten eine Frage bezüglich des Fensters im Büro ihres verstorbenen Chefs stellen. War es dazu nötig, die Angeklagte in ihrer Wohnung aufzusuchen, oder hätten Sie ihr diese Frage auch in der Bank stellen können?“
Alexandra ahnte schon, worauf der Anwalt hinauswollte. Sie antwortete: „Ja, diese Frage hätte ich auch in der Bank stellen können.“
Der Anwalt nickte selbstgefällig.
„Ist es richtig, dass ihr privates Interesse, nämlich die Suche nach einem Ohrring, Sie im Wesentlichen dazu veranlasst hatte, die Wohnung der Angeklagten aufzusuchen?“
„Beides ist richtig. Ich hatte eine berufliche und eine private Frage an die Angeklagte.“
Der Richter mischte sich ein.
„Worauf wollen Sie hinaus, Herr Anwalt?“
„Ich will darauf hinaus, dass die ermittelnde Beamtin pri-

vate Gründe hatte, die Angeklagte in ihrer Wohnung aufzusuchen, was unzulässig ist. Meine Mandantin fühlte sich von diesem Besuch überrumpelt und reagierte verständlicherweise panisch. Das weitere Geschehen in dieser Wohnung stand unter dem Zustand der Verwirrtheit meiner Mandantin. Ich beantrage, das dort abgegebene Geständnis meiner Mandantin als nicht verwertbar abzulehnen."
Loretta seufzte. Dieser Volltrottel hat nichts kapiert. Müsste sie jetzt noch einmal alles von vorne erzählen?
Karl Steinbach hatte seit über dreißig Jahren Erfahrung im Gerichtssaal. Den Einwurf des Anwalts abzulehnen, wäre ein Leichtes gewesen, aber er bevorzugte einen besseren Weg.
„Herr Anwalt, vielen Dank für Ihren Einwurf und den damit verbundenen Antrag. Ich habe die Beklagte eingangs der Verhandlung gefragt, ob sie sich bezüglich der beiden in der Anklageschrift genannten Punkte für schuldig hält. War sie da auch verwirrt?"
Streeb stotterte. „Äh, nein, vermutlich nicht."
Der Richter lächelte ihn milde an.
„Sonst hätten Sie sicher auch einen anderen Antrag gestellt und dazu ein Gutachten anfertigen lassen, nicht wahr?"
Der Anwalt wusste, dass er keinen Boden mehr gutmachen konnte. Kleinlaut antwortete er mit „Ja".
Der Richter war aber noch nicht fertig mit ihm.
„Dennoch möchte ich die Angeklagte dazu hören. Frau März, handelt es sich bei dem Geständnis, das Sie gegenüber der Hauptkommissarin gemacht haben, um den tatsächlichen Sachverhalt und haben Sie diesen aus eigenem Entschluss geschildert?" Loretta März beendete die Spielchen ihres Pflichtverteidigers abrupt, indem sie schlicht und bestimmt mit „Ja" antwortete.

„Die Zeugin ist entlassen. Frau Rau, Sie können sich ihre Zeugenbescheinigung an der Gerichtskasse abholen. Sie können gerne auch noch unter den Zuschauern Platz nehmen."

Alexandra nickte und setzte sich auf einen der beiden freien Stühle in der ersten Reihe.

Als Nächstes wurde Isidor als Zeuge gehört. Der Staatsanwalt wollte hauptsächlich wissen, wie er den Zustand Alexandras nach dem Niederschlag beurteilte.

Streeb hatte an ihn keine Fragen. Er wurde nach kurzer Zeit aus dem Zeugenstand entlassen und setzte sich neben Alexandra.

Karl Steinbach überflog seine Notizen.

„Kommen wir jetzt zur Anhörung der Gutachter. Gerichtsdiener, aufgerufen wird der Gutachter der Anklage, Dr. Peter Daum."

Der Gerichtsdiener trat auf den Gang hinaus und sogleich betrat ein hochgewachsener Mann mittleren Alters den Saal.

Er musste ebenfalls seine Personalien zu Protokoll geben und wurde zur Verpflichtung gegenüber der Wahrheit belehrt. Dr. Daum machte seine Angaben ausführlich. Er war niedergelassener Arzt für Homöopathie mit einer Hausarztpraxis überwiegend homöopathischer Ausrichtung in Offenburg. Dazu bekleidete er mehrere Ämter innerhalb des deutschen Homöopathie-Verbandes und vertrat die Interessen der deutschen Homöopathie international im Weltverband der homöopathischen Ärzte. Der Richter belehrte ihn zunächst, der Routine folgend, hinsichtlich seiner Verpflichtung zur Wahrheit. Dann konzentrierte sich Karl Steinbach auf den Fall.

„Herr Dr. Daum, das Gericht hat hier zu entscheiden, ob

die Angeklagte durch das, ihren eigenen Angaben nach, dem Verstorbenen verabreichte Medikament ursächlich verantwortlich zu machen ist für den Tod des Herrn Dr. Werner. Zu welchem Schluss kommen Sie in Ihrem Gutachten?"

„Hohes Gericht, die entsprechenden Abschriften meines gesamten Gutachtens mit den Anhängen zu den Quellen und den diversen Studienberichten liegt Ihnen seit einigen Wochen vor. Ich werde mich deshalb hier kurzfassen und mich bemühen, möglichst verständlich darzulegen, wie die Umstände des Todes von Herrn Dr. Werner zu bewerten sind."

Der Arzt setzte seine Brille auf und nahm ein Schriftstück, das offensichtlich seine Notizen enthielt, zur Hand.

„Die zentrale Frage, die mein Gutachten beantworten sollte, ist: Hat die heimliche Verabreichung des homöopathischen Mittels Aurum metallicum C 200 über vier aufeinander folgende Tage hinweg den Tod eines Menschen verursacht?" Gespannte Stille herrschte unter den Zuschauern.

Der Arzt fuhr fort: „Grundsätzlich ist diese Frage allerdings nicht zu beantworten."

Im Publikum wurde aufgeregt geflüstert. Karl Steinbach ärgerte sich über die Geschwätzigkeit der Leute. Er räusperte sich demonstrativ.

Dr. Daum lächelte und wartete. Er wusste, dass sich das Publikum von alleine wieder beruhigen würde, um zu erfahren, wie er das gemeint hatte.

Alexandra bemerkte sofort seine souveräne Haltung, die man dann an Menschen wahrnimmt, wenn sie über wirklich fundierte und langjährige Kenntnisse verfügten.

„Ebenso wenig wäre die Frage, ob eine Haselnuss den Tod

eines Menschen verursacht hat, grundsätzlich zu beantworten, sondern es bedarf immer der differenzierten medizinischen Betrachtung. Erst im Zusammenhang mit zwei weiteren Fragen lässt sich die Antwort finden. Zunächst die Frage: Ist dieser Mensch Allergiker? Und zweitens, reagiert er allergisch auf Haselnüsse? Falls die beiden Fragen mit Ja zu beantworten sind, ist auch die Ausgangsfrage mit Ja zu beantworten.

Im Falle der Fragestellung um den verstorbenen Herrn Dr. Werner verhält es sich ähnlich. Auch hier müssen mindestens zwei weitere Fragen gestellt werden. Es ist zum einen von entscheidender Bedeutung, ob er eine depressive Persönlichkeitsstruktur hatte. Hatte es möglicherweise in seiner Vorgeschichte bereits depressive Episoden gegeben? Und war er in seinen letzten Tagen besonders depressiv disponiert?

Wenn diese beiden Fragen mit Ja zu beantworten sind, haben wir, wie im Beispiel mit der Haselnuss, die Frage nach dem ursächlichen Zusammenhang zwischen dem homöopathischen Medikament und dem Sprung aus dem Fenster ebenfalls klar mit Ja zu beantworten."

Erneut wurde geflüstert. Dr. Daum schien davon nicht überrascht zu sein. Er blickte ruhig auf die Zuschauer und wandte sich erneut an das Gericht.

„Nicht, dass ich die Wirkungsweise der Homöopathie einer Allergie gleichsetzen wollte, dieses Beispiel diente lediglich der Veranschaulichung.

Ich werde Ihnen das nun im Einzelnen verdeutlichen. Um dieses Gutachten erstellen zu können, war es erforderlich, die Staatsanwaltschaft um die fehlenden Informationen zu bitten. Zunächst habe ich auf meine Nachfrage bezüglich der Vorgeschichte des Patienten einen eindeutigen

Hinweis auf seine Affinität zur Depression und einen, allerdings lange zurückliegenden, Klinikaufenthalt erhalten. In jungen Jahren musste sich Herr Dr. Werner schon einmal im Zusammenhang mit einer akut aufgetretenen Depression nach einer Überlastungssituation behandeln lassen. Damit wurde wie im Beispiel mit der Haselnuss eine der beiden entscheidenden Fragen mit Ja beantwortet. Die zweite Frage war: Wie war seine psychische Verfassung grundsätzlich und in den letzten Tagen vor seinem Tod? Was hat ihn belastet und bewegt? Die Homöopathie betrachtet den Menschen ganzheitlich und individuell. Insofern sind gerade eben die mentalen Umstände eines Patienten von wesentlicher Bedeutung.
Genau wie in der klassischen Medizin gibt es Faktoren, die unbedingt zu berücksichtigen sind, um eine korrekte homöopathische Verordnung zu gewährleisten. Der Schulmediziner veranlasst zum Beispiel auch niemals die Röntgenuntersuchung einer Frau und versäumt, sie zuvor nach einer möglichen Schwangerschaft zu fragen. Ein Homöopath wird auf der Suche nach dem für seinen jeweiligen Patienten individuell abgestimmten Medikament immer auch die seelische Verfassung dieses Patienten berücksichtigen, um zu entscheiden, ob diese für die Arzneimittelwahl von Bedeutung ist.
Es hat sich im Zusammenhang mit dieser Frage herausgestellt, dass Herr Dr. Werner sich in den letzten Tagen seines Lebens existenziell bedroht und persönlich abgelehnt fühlen musste. Er berichtete seiner Frau von der Sorge um die Werthaltigkeit seines nicht schuldenfreien Anwesens im Zusammenhang mit dem Bau einer Flüchtlingsunterkunft in der Nachbarschaft. Diese Falschinformation, die sich leider erst nach meinen Recherchen als eine solche

herausstellte, hatte er von seiner Sekretärin, Frau März, bekommen. Darüber hinaus musste sich Herr Dr. Werner um seine Akzeptanz und Stellung innerhalb der Bank sorgen. Dies wurde ihm suggeriert durch Informationen, die er über ebendiese Sekretärin erhielt. Er besprach auch das mit seiner Frau. Dabei blieb er immer im Irrtum über die wirklichen Absichten seiner Angestellten. Er glaubte bis zum Schluss, dass diese Frau seine Interessen vertrat. Von großer Bedeutung für seine seelische Zerrüttung dürfte gewesen sein, dass man seine religiösen Gepflogenheiten kritisierte. Hierbei handelte es sich ebenfalls um von der Sekretärin lancierte Informationen. Frau Werner erlebte ihren Mann in diesem Zusammenhang schwer gekränkt und verunsichert." Dr. Daum nahm seine Brille ab.
„Es gibt innerhalb der Homöopathie eine ganze Reihe von Mitteln, die zur Behandlung von Depressionen eingesetzt werden. Der Patient, der zu Aurum metallicum passt, ist ein ehrgeiziger Mensch mit sehr hohen Ansprüchen an sich selbst und großen Versagens- und Verarmungsängsten, der schon einen kleineren Einbruch als irreversible Katastrophe erlebt. Die gezielten Intrigen der Sekretärin lassen vermuten, dass sie den Charakter ihres Chefs dahingehend analysiert hatte. Wenn man nun diese Umstände mit in die Betrachtung einbezieht, lässt sich eindeutig feststellen, dass die Gabe von Aurum metallicum in entsprechender Potenz zu dem Kurzschlussverhalten des Herrn Dr. Werner beigetragen hat. Es mag für den Laien paradox erscheinen, aber eigentlich ist Aurum metallicum gerade im Zusammenhang mit Depression und Suizidalität indiziert. Allerdings kann es bei unvorsichtiger Dosierung mit Hochpotenzen eben zu solchen Überreaktionen im Rahmen einer Erstverschlimmerung kommen. In den

einschlägigen Lehrbüchern zur Homöopathie sind diese Probleme speziell zur Medikation mit Aurum metallicum ausführlich beschrieben worden. Der Arzt wird ausdrücklich davor gewarnt, dass sich Patienten dieser Persönlichkeitsstruktur von geöffneten Fenstern, an hoch gelegenen Orten, wie magisch angezogen fühlen können. Die Auszüge aus der entsprechenden Fachliteratur, die das belegen liegen dem Gericht vor. Grundsätzlich kann bei der Behandlung von Depressionen auch mit anderen homöopathischen Arzneien das Risiko einer Erstverschlimmerung gegeben sein. Insofern ist man sich unter Fachleuten einig, die Medikation zwar im Bereich von Hochpotenzen zu beginnen, allerdings in äußerst vorsichtiger Weise. Es ist angesagt den Patienten mindestens zu Beginn der Behandlung unter Beobachtung zu halten.
Wenn also, wie in diesem Fall – ich komme nun zum Schluss meiner gutachterlichen Ausführungen – diese drei Faktoren zusammentreffen:

Erstens, der Patient hat eine Affinität zur Depression. Und im Speziellen zu den Symptomen der Aurum-Depression, die seinen Charakterzügen zumindest ähnlich sein müssen.

Zweitens, der Patient befindet sich in einer akuten Belastungssituation.

Und drittens, der Patient erhält einmalig oder auch über mehrere Tage hinweg das Mittel Aurum metallicum in hoher Potenz.

Dann ist aus medizinischer Sicht der ursächliche Zusammenhang gegeben. Ich beantworte hiermit die dem Gutachter gestellte zentrale Frage im Falle des Herrn Werner mit einem deutlichen ‚Ja.'

Alle Anwesenden im Saal verhielten sich still. Es schien, als müsse jeder Einzelne das eben Gehörte in seiner Konsequenz bedenken. Dr. Daum wirkte sehr ernst. Er hielt seinen Blick ruhig auf die Angeklagte gerichtet.
„Ich stehe Ihnen gerne für weitere Fragen zur Verfügung und begründe das Ergebnis meiner Ausführungen auch detailliert. Es bleibt mir noch anzufügen, dass das Zusammentreffen der einzelnen Umstände dieses Falles geradezu fatal verlaufen sind und der offensichtlich laienhaft agierenden Anwenderin der Homöopathie damit in die Hände gespielt haben. Ich sage noch einmal deutlich: Wäre Herr Dr. Werner nicht depressiv disponiert gewesen, hätte das Aurum metallicum seine Wirkung nicht entfalten können. Man kann sich das so vorstellen, als würde ein passender Schlüssel in sein Schloss gesteckt. Inwieweit der Verabreicherin des Medikaments diese Umstände bekannt waren, entzieht sich meiner Kenntnis. Dass sie den Verstorbenen allerdings mit falschen und besorgniserregenden Informationen, seiner privaten sowie beruflichen Existenz betreffend, manipuliert hat, gilt als gesichert und ist in diesem Zusammenhang von großer Bedeutung."

Auch Karl Steinbach, dem das Gutachten bereits vorlag, stand noch ganz im Bann des prägnanten und aussagestarken Vortrags.
„Vielen Dank, Herr Dr. Daum", sagte er schließlich in die Stille. „Gibt es Fragen an den Gutachter vonseiten der Nebenklage oder der Verteidigung?"

Der Richter blickte in die Runde. Frau Dr. Schramm, als Vertreterin der Nebenklage, schüttelte den Kopf.
Ludger Streeb sah seine Stunde der Verteidigung gekommen. Er war so aufgeregt, dass er mit seinem Blutdruck zu kämpfen hatte. Er fühlte die Hitze in seinem Kopf und nahm besorgt den leichten Schwindel wahr, der damit einherging. Wie von der Tarantel gestochen, fuhr er von seinem Stuhl auf.
„Ja, Hohes Gericht. Die Verteidigung hat Fragen an den Gutachter."
„Bitte", reagierte Karl Steinbach lapidar.
„Herr Dr. Daum, Sie behaupten hier allen Ernstes, die unsachgemäße Verabreichung des hochpotenzierten homöopathischen Medikamentes wäre ursächlich für den Tod des Herrn Dr. Werner verantwortlich. Ich habe nur eine einzige Frage dazu. Können Sie das beweisen?" Er grinste jetzt richtig bösartig und betonte jedes Wort seines nächsten Satzes überdeutlich. „Haben Sie vielleicht Hinweise auf eine Überdosierung im Rahmen des Obduktionsergebnisses?"
Dr. Daum vertiefte sein Lächeln. Geradezu liebevoll antwortete er dem rot leuchtenden Anwalt.
„Ein homöopathisches Medikament lässt sich durch eine Obduktion im menschlichen Körper nicht nachweisen. Insofern könnte man sogar zu dem Schluss gelangen, es in diesem Fall mit einem Instrument zur Ausführung eines perfekten Mordes zu tun zu haben."
Ludger Streeb schnappte nach Luft. Dieser Placebopanscher ließ ihn hier vor Gericht, wo er ganz in seinem Element war, tatsächlich alt aussehen.
„Also, Sie haben keinen Beweis", konterte er, mühsam darauf achtend, dabei nicht zu stottern.

Dr. Daum vergewisserte sich mit einem fragenden Blick auf den Richter, ob er darauf zu antworten habe.
Karl Steinbach nickte.
„Es ist nicht meine Aufgabe gewesen, hier die Nachweisbarkeit der Homöopathie im Rahmen der Gerichtsmedizin zu untersuchen. Meine Aufgabe war, als homöopathischer Arzt ein Gutachten darüber abzugeben, ob ein homöopathisches Medikament ursächlich im Zusammenhang mit einer suizidalen Kurzschlussreaktion stand."
„Und das behaupten Sie hier jetzt einfach. Sie behaupten das, ohne jeden wissenschaftlich ernst zu nehmenden Beweis über die Wirksamkeit der Homöopathie."
Wieder ging der Blick des Arztes zum Richter.
Und wieder nickte dieser.
„Die bisherigen Methoden der Wissenschaft haben es tatsächlich noch nicht vermocht, die Wirksamkeit der Homöopathie zu beweisen, das ist richtig – insofern kann ich hier damit auch nicht dienen. Wobei die kürzlich erfolgte Entdeckung des Higgs-Teilchens durchaus Anlass zur Hoffnung in sich birgt. Und auch die von Einstein noch als ‚spukhafte Fernwirkung' verspottete Theorie der Nicht-Lokalität ist mittlerweile nachgewiesen worden, obwohl sie dem gesunden Menschenverstand diametral entgegensteht. Ich bin in dieser Hinsicht zuversichtlich, dass über kurz oder lang entsprechende Entdeckungen zu erwarten sind und kann Sie bis zu einem dahingehenden wissenschaftlichen Durchbruch nur ermuntern, das zu tun, was auch mein tägliches Brot ist, wenn verzweifelte Patienten zu mir kommen, die schon alles andere ohne Erfolg versucht haben. Probieren Sie die Homöopathie selbst aus!
Diese Medizin überzeugt durch ihre Wirkung. Lassen Sie mich das an einem Beispiel verdeutlichen. Wenn Sie zwei

Drähte vor sich sehen, von denen nur einer unter Strom steht, werden Sie auch mit dem besten optischen Instrument nicht feststellen können, welcher der beiden der stromführende ist. Erst wenn Sie in Ermangelung eines geeigneten Messinstrumentes die beiden Drähte anfassen, bekommen Sie augenblicklich ein eindeutiges Ergebnis. Will sagen: Die Wirkung der Homöopathie ist dann am eindrücklichsten, wenn man sie direkt am eigenen Leibe verspürt. Wobei das im Zusammenhang mit dem Verstorbenen nicht missverstanden werden soll." Dr. Daum schaute mitfühlend zur Witwe des Opfers.
Ludger Streeb war im Begriff, die Fassung zu verlieren. Seine Stimme klang gepresst, als er einen weiteren Vorstoß machte.
„Herr Dr. Daum, ist es richtig, dass die Menge des Wirkstoffs, also in diesem Fall Gold, in der Potenz, die meine Mandantin dem Verstorbenen verabreichte, 0,0004 Prozent beträgt?"
„Ja, das ist richtig. Wenn Sie mir dazu noch den Hinweis gestatten, dass allerdings der Verarbeitungsweg vom Ausgangs- zum Endprodukt in einem wichtigen Zusammenhang steht. Es kommt nicht auf direktem Weg zu dieser Verdünnung. Was das homöopathische Medikament ausmacht ist seine Potenzierung. Letztendlich geht es in der Homöopathie um den Impuls, den der ursprüngliche Wirkstoff im Körper des Patienten zu setzen vermag. Dazu wird das Ausgangsprodukt in aufwendigen Schritten immer weiter behandelt, verrieben oder geschüttelt, und das heißt potenziert. Bei diesem Prozess wird die Arznei einerseits verdünnt, und damit weniger toxisch, andererseits wird durch diese Verschüttelung ihre Wirksamkeit gesteigert."

„Bis dann nichts mehr davon vorhanden ist, was man im Rahmen einer Obduktion feststellen könnte", trumpfte der Anwalt auf.

„Hohes Gericht", er schwitzte, „ich beantrage die Ablehnung dieses Gutachtens wegen seiner Unwissenschaftlichkeit. Ich habe hier einen Beipackzettel eines homöopathischen Medikaments der Firma DHU." Er hob ein bedrucktes Blatt in die Höhe. „Und wissen Sie was? Er ist beliebig austauschbar. Egal, welches homöopathische Mittel Sie kaufen, der Beipackzettel ist immer gleich!" Jetzt wurde er laut.

„Es steht weder etwas über einen Wirkstoff darin, noch darüber, gegen was das Mittel helfen soll. Insoweit ist das wenigstens konsequent. Mit nichts kann man eben auch nichts erreichen. Wie ignorant muss man eigentlich sein, um so etwas zu kaufen, geschweige denn, sich damit behandeln zu lassen?"

Triumphierend hielt Ludger Streeb den Beipackzettel in die Luft.

Dr. Daums Lächeln vertiefte sich. „Hohes Gericht, Herr Anwalt, in den von Ihnen genannten homöopathischen Beipackzetteln wird explizit darauf hingewiesen, dass es sich jeweils um ein Arzneimittel handelt, das sich auf die spezifischen Beschwerden des Patienten bezieht, weshalb es in Absprache mit einem Arzt angewandt werden soll. Es ist darüber hinaus ein Hinweis auf eine mögliche Erstverschlimmerung darin enthalten sowie der Warnhinweis, ein homöopathisches Medikament nicht ohne ärztlichen Rat über einen längeren Zeitraum einzunehmen.

Übrigens ist es der neueste Trend in der Schulmedizin, die Medikation individuell auf den Patienten einzustellen. Also das zu tun, was die Homöopathie seit über 200 Jahren praktiziert. Hohes Gericht, natürlich kenne ich die Argumente der Homöopathie Gegner und war darauf vorbereitet, dass dieser Aspekt zur Sprache kommt. Ich habe ebenfalls einen Beipackzettel mitgebracht. Es handelt sich um ein frei verkäufliches Schmerzmittel der Firma Bayer. Wenn Sie gestatten, möchte ich im Zusammenhang mit dem Begriff Ignoranz nur einige Auszüge aus dem Bereich der Nebenwirkungen nennen."

Karl Steinbach antwortete knapp mit „Bitte".

Das gehörte eigentlich nicht mehr direkt zum Thema, aber er wollte dem Gutachter, der sich erfreulich kurz gefasst hatte, das Wort nicht abschneiden. Er würde gleich eine Pause anordnen, um danach den Gutachter der Gegenseite zu hören.

Dr. Daum setzte seine Brille wieder auf.

„Auf diesem Beipackzettel wird zunächst über mehrere Seiten hinweg darauf hingewiesen, was man alles im Zusammenhang mit der Einnahme zu beachten hat. Ob diese Kausalitäten bei der Bewertung der Häufigkeit der nachfolgenden Nebenwirkungen ausgeklammert wurden, bleibt offen. Wenn Sie nun als betroffener Patient das alles, vermutlich unter Schmerzen, gelesen haben, geht es weiter im Text mit der Auflistung möglicher Nebenwirkungen.

Die am häufigsten beobachteten Nebenwirkungen betreffen den Verdauungstrakt.

Als sehr häufig ist mehr als ein Behandelter von zehn angegeben. Genannt werden hier:

Magen-/Zwölffingerdarmgeschwüre, Perforationen, in Klammern Durchbrüche oder Blutungen, manchmal tödlich, insbesondere bei älteren Patienten.

Es bleibt dabei offensichtlich dem Patienten überlassen, ab wann er sich unter die älteren einreiht. Weiter geht es im Text mit:
Übelkeit, Erbrechen, Durchfall, Blähungen, Verstopfung, Verdauungsbeschwerden, abdominale Schmerzen, Teerstuhl, Bluterbrechen, ulzerative Stomatitis, Verschlimmerung von Colitis und Morbus Crohn.
Das scheint sich auch auf die sich nicht als älter eingestuften Patienten zu beziehen.
Und weiter:
Weniger häufig wurde Magenschleimhautentzündung beobachtet. Dann folgt:
Ödeme, Bluthochdruck und Herzinsuffizienz wurden im Zusammenhang mit NSAR-Behandlungen berichtet.
Und schließlich der Hinweis: Arzneimittel wie dieses sind möglicherweise mit einem geringfügig erhöhten Risiko für Herzanfälle oder Schlaganfälle verbunden.
Wenn Sie sich die Mühe machen, Ihren Körper nach der Einnahme solcher Mittel ein bis zwei Tage zu beobachten, werden Sie feststellen, dass Sie durchaus selbst zu den unter sehr häufig genannten Behandelten gehören. Der Absatz dieser Medikamente profitiert sehr davon, dass sich die Anwender nur kurzfristig für diese Zusammenhänge interessieren. In der Regel wird so ein Medikament bei akutem Schmerz eingenommen. Es wirkt auch entsprechend –nach etwa 20 Minuten ist der Patient schmerzfrei. Die weitere Befindlichkeit, die oft auf die Einnahme zurückzuführen ist, wird danach meist, gerade in den leichteren Fällen, nicht mehr damit in Verbindung gebracht.
Wenn Sie sich am nächsten Tag wie zerschlagen fühlen, Verstopfung oder Magenschmerzen haben denken sie

nämlich nicht mehr daran, dass sie am Vortag eine Tablette gegen Kopfschmerzen eigenommen haben.

Unter häufig, das sind ein bis zehn Behandelte von 100 ist zu lesen:
Magen-Darmbeschwerden wie Sodbrennen, Bauchschmerzen, Übelkeit, Erbrechen, Blähungen, Durchfall, Verstopfung und geringfügige Magen-Darm-Blutverluste, die in Ausnahmefällen eine Blutarmut verursachen können.
Unter diesen Umständen scheint es mir mehr als ratsam zu sein, sich die Einnahme eines solchen Präparates gut zu überlegen.“ Dr. Daum holte hörbar Luft. „Ich weise darauf hin, dass der Konsument solcher Arzneien seinen Körper und dessen Reaktionen in den auf die Einnahme folgenden Tagen genauestens beobachten sollte.

Unter gelegentlich, das sind immerhin eins bis zehn Behandelte von 1.000 wird genannt:
Zentralnervöse Störungen wie Kopfschmerzen, Schwindel, Schlaflosigkeit, Erregung, Reizbarkeit oder Müdigkeit.
Magen-/Zwölffingerdarmgeschwüre, die unter Umständen mit Blutung und Durchbruch, Mundschleimhautentzündung mit Geschwürbildung, Gastritis, Verstärkung einer Colitis oder eines Morbus Crohn.
Überempfindlichkeitsreaktionen mit Hautausschlägen und Hautjucken sowie Asthmaanfällen in Klammer gegebenenfalls mit Blutdruckabfall.
Sehstörungen.

Unter selten, das sind eins bis zehn Behandelte von 10.000 steht:
Ohrgeräusche, in Klammern Tinnitus.

Unter sehr selten, das sind weniger als ein Behandelter von 10.000 steht: Herzklopfen, Herzmuskelschwäche, Herzinfarkt.
Störungen der Blutbildung. Erste Anzeichen können sein: Fieber, Halsschmerzen, oberflächliche Wunden im Mund, grippeartige Beschwerden, starke Abgeschlagenheit, Nasenbluten, und Hautblutungen.
Entzündungen der Speiseröhre und der Bauchspeicheldrüse.
Ausbildungen von membranartigen Verengungen in Dünn- und Dickdarm.
Vermehrte Wassereinlagerung im Gewebe und starke Eiweißausscheidung im Harn; entzündliche Nierenerkrankung, die mit einer akuten Nierenfunktionsstörung einhergehen kann. Es können auch Nierengewebeschädigungen und erhöhte Harnsäurekonzentrationen im Blut auftreten.
Verminderung der Harnausscheidung, Ansammlung von Wasser im Körper sowie allgemeines Unwohlsein können Ausdruck einer Nierenerkrankung bis hin zum Nierenversagen sein.
Schwere Hautreaktionen wie Hautausschlag mit Rötung und Blasenbildung, Haarausfall. In Ausnahmen: schwere Hautinfektionen und Weichteilkomplikationen während einer Windpockenerkrankung.
Symptomatik einer Hirnhautentzündung mit Schmerzen, Nackensteifigkeit oder Bewusstseinstrübung.
Für die Zartbesaiteten unter den Zuhören. Ich komme gleich zum Ende, aber es fehlen noch der Bluthochdruck und die schwere allgemeine Überempfindlichkeitsreaktion, geäußert als Gesichtsödem, Zungenschwellung, innere Kehlkopfschwellung mit Einengung der Luftwege, Luftnot, Herzjagen, Blutdruckabfall bis zum bedrohlichen Schock.

Leberfunktionsstörungen, Leberschäden, Leberversagen, akute Leberentzündung.
Psychotische Reaktionen, Depression."

Dr. Daum hielt erschüttert inne. „Hohes Gericht, meine Damen und Herren, auf den ersten Blick scheint kein Organ im ganzen System von der Gefahr der Beschädigung ausgenommen zu sein. Dieses Medikament enthält zweifelsohne einen Wirkstoff, der offensichtlich über die Maßen wirksam ist. Gestatten Sie mir die Bemerkung: In anderem Zusammenhang würde man in Anbetracht solcher Folgen auf ein System von einem Totalschaden sprechen. Weltweit gehen über eine Million Todesfälle pro Jahr auf dieses Konto.
Tja", Dr. Daum nahm seine Brille wieder ab, „der Herr Rechtsanwalt fragt sich, wie ignorant man sein muss, um ein homöopathisches Medikament einzunehmen. Dagegen fragt sich der homöopathisch gebildete Mediziner, wes Geistes Kind muss man denn sein, um ein solches Präparat einzunehmen? Zumal die Homöopathie hervorragende Alternativen bietet und das speziell im Bereich der Schmerzbehandlung. Schauen Sie, es ist nicht so, dass mir meine Ausbildung die Tätigkeit als allopathischer Arzt nicht erlauben würde. Es sind die zusätzlich erworbenen Kenntnisse im Rahmen des homöopathischen Studiums, die mir ermöglichen, meine Patienten zum größten Teil ohne derartige Medikamente zu heilen. Man muss sich im Rahmen dieser Überlegungen nur einmal vor Augen führen, dass die klassische Medizin sich selbst, innerhalb weniger Jahre um fast 50 Prozent überholt. Mal wird der Patient zwingend auf eine Art behandelt, dann wieder auf eine ganz andere. Was heute noch heilt, ist morgen als

schädlich verrufen. Zunächst wird fleißig operiert, dann heißt es plötzlich nach ein paar Jahren, man sollte doch lieber konservativ vorgehen. Es kommen tonnenweise Medikamente auf den Markt, die sang- und klanglos wieder verschwinden oder, noch schlimmer, die sich zwar für die eine Erkrankung als hilfreich erweisen, den Organismus aber an anderer Stelle schwer schädigen. Manchmal stellt sich überraschenderweise auch heraus, dass ein für eine bestimmte Erkrankung verordnetes Medikament diese Krankheit in keiner Weise beeinflusst, sondern ganz andere Wirkungen hervorbringt. Die solcherweise entdeckten Zufälle werden dann wieder zu einem neuen Medikament verarbeitet.

Dagegen haben wir es in der Homöopathie seit über 200 Jahren mit den gleichen Mitteln und Prinzipien zu tun, die unverändert die Zeit überdauert haben und in Deutschland bei über 50 Prozent der Bevölkerung Akzeptanz finden. Während die Schulmedizin „eine Sau nach der anderen durchs Dorf treibt“, beschäftigt sich der Homöopath nach wie vor mit den Symptomen, die der Patient zeigt. Am Schmerzempfinden und den Beschwerden der Menschheit ändert sich eben auch durch alle Wissenschaft nichts. Das Prinzip, Similia Similibus Curentur, zu Deutsch: Ähnliches ist mit Ähnlichem zu heilen, des ehrwürdigen Dr. Samuel Hahnemann, hat bis heute nichts von seiner Gültigkeit und Effektivität verloren. Ich könnte Ihnen nach meinen vielen Berufsjahren zahllose Patienten benennen, die noch in der Praxis nach der Verabreichung eines entsprechenden Mittels eine Verbesserung ihrer Beschwerden festgestellt haben. Wenn ein homöopathisches Medikament greift und den richtigen Impuls setzt, ist eine direkte Resonanz keine Seltenheit. Das gilt aller-

dings auch für den Bereich der Erstverschlimmerung. Diese Erfahrungen haben sich über die letzten 200 Jahre praktizierter Homöopathie bestätigt, während sich die Schulmedizin, wie gesagt, dauernd überholt. Dazu fällt mir zum Abschluss meiner Ausführungen ein indisches Sprichwort ein: ‚Wenn du lange an einem Fluss sitzt, schwimmt irgendwann auch die Leiche des Feindes vorüber'."
Ludger Streebs Mimik sprach Bände. Er zog es jedoch vor, keine weiteren Fragen mehr an den Gutachter zu stellen, um ihm nicht noch weitere Steilvorlagen zu derartigen Ausführungen zu liefern.
Der Vorsitzende Richter reagierte entsprechend, als er sah, dass vonseiten der Verteidigung keine Einwände mehr zu erwarten waren.

„Der Antrag auf Ablehnung des Gutachtens ist abgelehnt. Das Gericht macht eine 30-minütige Pause. Danach folgt die Anhörung des Gutachtens der Verteidigung. Vielen Dank, Herr Dr. Daum. Sie werden vonseiten des Gerichts nicht mehr gebraucht. Wenn Sie wollen, können Sie den Verlauf der Verhandlung im Publikum gerne weiter verfolgen."
Offensichtlich hatte Dr. Daum kein Interesse daran, denn er verließ hoch erhobenen Hauptes den Saal.

Die Zuschauer wussten im ersten Moment nicht, ob sie sitzen bleiben oder hinausgehen sollten. Der Gerichtsdiener forderte sie zum einstweiligen Verlassen des Saales auf, nachdem er demonstrativ die Türen geöffnet hatte. Alexandra legte schnell das Schildchen für Zeugen freihalten auf die Plätze von sich und Isidor. Sie wollte unbedingt den Gutachter der Verteidigung hören. Im Hinausgehen wandte sie sich an Isidor: „Darauf, dass es heute schon zu einem Urteil kommt, brauchen wir nicht zu warten, aber den spannendsten Teil haben wir mitbekommen."

„Das ist kein Problem, der Jürgen von der BZ schuldet mir noch einen Gefallen. Wenn ich ihn darum bitte, ruft er mich an, sobald das Urteil verkündet ist. Er kann sich auch die Begründung merken", grinste Isidor, der den bisherigen Tagesverlauf als Abwechslung zu ihrer sonstigen Arbeit sichtlich genoss.

Die meisten der Zuschauer standen schweigend im Gang. Alexandra fragte sich, ob sie ähnlich schockiert von dieser Nebenwirkungsliste waren wie sie.

Die ältere Dame, die offenbar mit den medizinischen Methoden ihrer Schwiegertochter den Enkeln gegenüber nicht einverstanden war, nahm ein Erfrischungstuch aus ihrer Handtasche und betupfte sich damit vorsichtig den Nacken.

Alexandra beschloss, die verbleibende Zeit zu nutzen, um auf die Toilette zu gehen. Dann konnten sie nach der Verhandlung gleich losfahren. Sie schaute auf die Uhr. Viertel nach drei. Um halb vier ging es weiter, wenn das andere Gutachten auch etwa eine Stunde in Anspruch nehmen würde, konnten sie gegen 18 Uhr wieder zu Hause sein. Das war gar nicht so schlecht. Sie schrieb eine SMS an Hermann, um ihn das wissen zu lassen, und schlug ihm vor, am Abend gemeinsam auswärts zum Essen zu gehen. Während sie dort auf das Essen warteten, statt selbst zu kochen, konnte sie ihm in Ruhe erzählen, was ihr nach diesem Tag alles durch den Kopf gegangen war. Und für den Nachtisch hatte sie mit Isidors Schaumküssen gesorgt.

Die Kommissarin hatte nicht beobachtet, dass man die Angeklagte aus dem Saal geführt hatte. Vermutlich verbrachte sie die Pause zusammen mit ihrem Anwalt im Verhandlungssaal. Immerhin, eine Blitzlichtgewitterrunde seitens der Presse, die ihr dadurch erspart blieb.

In der Toilette befanden sich zwei Frauen, die sich lautstark miteinander unterhielten. Die eine stand am Waschbecken, während die andere eine der Kabinen besetzt hielt. Alexandra hörte sofort deutlich an ihrem Dialekt, dass sie aus dem Hotzenwald stammten.

„I säg jo scho lang zum Ludwig, gang ä mol zum ä homöopatischä Dokchter."

„Jo? Wa fählt em denn?"

„Hä wa! Er hät doch immer Schmärze im Chnü."

„Des isch doch kei Läbe, wemmer immer Schmärze hät."

Die Spülung in der Kabine rauschte. Die Frauen setzten ihre Unterhaltung am Waschbecken weiter fort.

„I sägs jo. I mach jetzt eifach en Termin für ihn us. Er würd deno scho go."

„Jo, so det is au mache."

Die Frauen verließen den Waschraum. Offensichtlich hatte der Gutachter eine der beiden animiert, es jetzt mit der Homöopathie zu versuchen und ihren Mann zur Behandlung seiner Kniebeschwerden bei einem entsprechenden Arzt anzumelden.

Alexandra fragte sich, wie die Aussagen des Gutachters wohl auf Frau März gewirkt hatten, die sich gerade vermutlich noch immer im Gerichtssaal befand.

Tatsächlich begleitete der Gerichtsdiener, nachdem die Zuschauer den Saal verlassen hatten, die Angeklagte zusammen mit ihrem Anwalt und einem weiteren Beamten in einen kleinen Nebenraum des Verhandlungssaals.

Loretta war ganz in ihre Gedanken versunken. Sie hatte früher oft mit ihrer Schwester über die Homöopathie gesprochen, aber Stephanie hatte es nicht vermocht, ihr das Thema wirklich nahezubringen. Vor allem von diesem Prinzip dieses, wie hieß er gleich, Hahnemeier, hatte sie noch nie gehört. Aber sie fühlte genau, dass an der Sache mit der Ähnlichkeit, die der Gutachter erklärt hatte, etwas dran sein musste. Dass Ähnliches mit Ähnlichem zu heilen war, leuchtete ihr sofort ein. Es entsprach ihrem inneren Empfinden. Genauer, sie fühlte deutlich, dass etwas daran richtig war. Ganz konnte sie es noch nicht erfassen, sie würde es sich in Ruhe überlegen, sobald sie wieder in ihrer Zelle war. Sie blickte auf. Was war eigentlich mit diesem Streeb los?

Er saß ermattet auf seinem Stuhl und sagte entgegen seiner sonstigen Gewohnheit kein einziges Wort. Das dunkle Rot seines Kopfes war einem helleren Ton gewichen. Loretta sah, dass er immer noch stark schwitzte. Unzählige der winzigen Perlen, die sich aus den Poren der Glatze schoben, verbanden sich miteinander zu immer größeren und fanden weiter wachsend ihren Weg von der Glatze, teilweise direkt, teilweise auf gekrümmten Bahnen in den mittlerweile schweißnassen Kragen, worin sie verschwanden. Obwohl Loretta zu Beginn der Verhandlung sehr wütend auf ihn gewesen war, bedauerte sie ihn jetzt. Er hatte im Gespräch mit dem Gutachter keine gute Figur gemacht. Sie räumte ihm innerlich ein, dass er vermutlich ernsthaft glaubte, für sie kämpfen zu müssen, und dass er wirklich meinte, ihr damit einen Gefallen zu tun. Sie trat auf ihn zu und legte ihm die Hand auf die Schulter.

„Herr Streeb, ist Ihnen nicht gut?“, fragte sie ihn freundlich. Er reagierte nicht.

Sie versuchte, seinen abwesenden Blick einzufangen. „Möchten Sie vielleicht etwas trinken?“ Er schwieg.
Loretta blickte sich nach dem Beamten um. „Vielleicht sollten wir ihm ein Glas Wasser besorgen?“
Der Beamte zuckte mit den Schultern, er durfte seinen Platz nicht verlassen.
„Es geht gleich weiter“, sagte er. „Im Saal auf den Tischen steht frisches Wasser.“
„Ich wollte immer Förster werden“, hörten sie den Anwalt resigniert sagen.
„Der Vater meines Freundes war Förster. Es waren für mich die schönsten Tage meiner Kindheit, wenn er uns in den Wald mitgenommen hat. Wir haben ihm zugesehen, wie er mit einer Spraydose Bäume markiert hat, die zum Fällen freigegeben wurden. Wir waren dabei, wenn er sein Revier abschritt, haben beobachtet, wie er die Käferfallen kontrollierte und den Wildverbiss an dem jungen Baumbestand prüfte. Förster zu werden, das war seither mein größter Wunsch.“
„Aber?“, rutschte es Loretta heraus.
„Aber das kam nicht infrage. Der Vater hat bei uns alles entschieden. Unsere Familie bestand seit Generationen aus Juristen, da wurde nicht einfach aus der Reihe getanzt.“
Loretta sah ihn plötzlich mit anderen Augen. Jetzt verstand sie seine klischeehafte Verkleidung besser. Er versuchte damit, einer vorgegebenen Rolle gerecht zu werden, die er nicht freiwillig spielte.
„Hätte ich mich doch nur durchgesetzt damals“, murmelte er in sich hinein.
„Dann müssten Sie jetzt nicht in muffigen Gerichtssälen

herumsitzen und sich tagein/tagaus mit den Streitigkeiten anderer Leute befassen, stimmt´s?“, fragte Loretta.
„Genau“, sagte er und stand auf. „Also, machen wir weiter.“
Der Beamte begleitete sie zurück in den Saal. Kurz danach füllten sich die Reihen, der jetzt doch lebhaft miteinander diskutierenden Zuschauer. Alexandra und Isidor saßen auf ihren Plätzen vor einem fülligen Herrn mit Stock, der seinem Sitznachbarn zuraunte: „Ein Auftritt war das, mein lieber Scholli. Teilweise ist es ganz passabel, wie diese Verdünnungsspezialisten sich präsentieren.“ Der andere lachte laut auf. „Das kann man wohl sagen. Irgendwas müssen die haben, sonst würden ihnen die Leute nicht in Scharen nachlaufen.“
Die Richter traten ein und augenblicklich wurde es still im Saal.
Karl Steinbach gab die Anhörung des Gutachters der Verteidigung, Prof. Dr. Stefan Ringwald, zu Protokoll. Nach dem üblichen Prozedere der persönlichen Angaben und den richterlichen Belehrungen wartete man gespannt darauf, was der stattliche Mann dem Gericht zu sagen hatte. Prof. Dr. Ringwald war der aktuell amtierende Präsident der Freiburger Ärztekammer. Ganz ohne Eile öffnete er seine Arzttasche und entnahm ihr eine hellblaue 0,2-l-Wasserflasche der Marke Evian, ein Trinkglas und eine Packung, die offensichtlich ein Medikament enthielt.
Er hielt das Medikament zwischen Daumen und Zeigefinger für alle sichtbar in die Höhe und begann: „Hohes Gericht, die Aufgabenstellung dieses Gutachtens erlaubt es mir, neben den Informationen und Fakten, die Ihnen vollumfänglich schriftlich vorliegen und mit denen ich Sie jetzt nicht unnötig langweilen will, nun demonstrativ zu untermauern, dass ein ursächlicher Zusammenhang zwi-

schen der Gabe eines homöopathischen Mittels und dem Suizid eines Menschen definitiv ausgeschlossen werden kann. In dem zu untersuchenden Fall wurde dem Betroffenen dieses Mittel verabreicht: Aurum metallicum C 200."

Er öffnete die Verpackung und entnahm ihr ein braunes Fläschchen, dessen Etikett rot-weiß beschriftet war. Mit einer energischen Geste drehte er den Schraubverschluss auf, entfernte den weißen, in das Fläschchen eingesetzten Vereinzelungsspender und schüttete den gesamten Inhalt des Fläschchens in sein Glas. Die kleinen Kügelchen füllten das Glas zu ca. einem Drittel. Dann öffnete der Professor den Drehverschluss der Flasche und goss etwas von dem Wasser hinzu. Mit einem Löffel, den er zusätzlich aus seiner Tasche zog, begann er, die Mischung zu verrühren. Dabei leckte er sich genüsslich über seine ausgeprägte, herzförmig geschwungene Oberlippe. Jeder im Saal wusste, was er vorhatte, und dennoch starrten alle gebannt auf ihn, als er das unter seinem gewaltig ausgeprägten Riechorgan filigran wirkende Glas in großen Schlucken austrank.

Danach setzte er das Glas ab und versicherte sich mit einem arroganten Stirnrunzeln des ungeteilten Interesses an seiner Präsentation.

„Hohes Gericht, ich denke, dieses Experiment bedarf keiner weiteren Erklärungen. Die aus homöopathischer Sicht soeben erfolgte Überdosierung meinerseits, deren Zeugen Sie gerade geworden sind, enthält nicht mehr Goldmoleküle als irgendein beliebiger Schluck Wasser aus dem Atlantik. Meine Absichten, durch einen Sprung aus dem Fenster aus dem Leben zu scheiden, sind durch die erfolgte Einnahme dieser Substanz allerdings keineswegs gestiegen und werden auch in der nächsten Zeit nicht steigen, wie Sie ab jetzt selbst im Verlaufe meiner weiteren Erläuterungen beobachten können. Die Absurdität der kausalen Verbindung einer Einnahme dieses Mittels mit der suizidalen Reaktion des Herrn Dr. Werner dürfte allein damit wohl hinlänglich bewiesen sein. Oder umgekehrt: Wenn das Gold, mit dem unser Trinkwasser naturgemäß in Verbindung tritt, Auswirkungen auf den Gemütszustand des Herrn Dr. Werner gehabt hätte, dann müssten das städtische Wasserwerk sowie die Hersteller aller Mineralwasser, die Herr Dr. Werner je konsumiert hat, ebenfalls hier auf der Anklagebank sitzen."

Alexandra bemerkte, dass ihr Sitznachbar sichtlich erregt war. Sie hörte sein angestrengtes Atmen, die Hände hatte er zu Fäusten geballt. Offensichtlich musste er an sich halten, um weiter auf seinem Stuhl sitzen bleiben zu können. Die Ausführungen des Gutachters schienen seinen Ansichten extrem zu widersprechen. Die Kommissarin fragte sich, weshalb er sich so aufregte. Sie taxierte ihn aus den Augenwinkeln. Er war in mittleren Jahren, sein Profil vermittelte Bildung und Sensibilität. Sie vermutete, dass es sich um einen homöopathischen Arzt handelte.

Mit einem triumphierenden Blick auf die Angeklagte fuhr der Gutachter fort. „Nebenbei bemerkt, nicht nur in unserer Gegend kann man durchaus mit dem Begriff Rheingold etwas anfangen. Gerade hier in Freiburg ist das Goldvorkommen in den Sanden der Dreisam als rechtem Vorfluter des Rheins nicht unerheblich. Im 13. Jahrhundert wurde hier fleißig Gold gewaschen. Doch zurück zum Thema. Im Einzelnen sind die tragischen Umstände des Todes von Herrn Dr. Werner genau zu analysieren und es ist dabei nur menschlich, dass sich die Hinterbliebenen an jeden Strohhalm klammern, der eine vermeintliche Erklärung

anzubieten vermag. Die zerstörerische Kraft der Depression auf ihre Opfer ist nur schwer auszuhalten, insbesondere wenn man einen geliebten Menschen auf diese Weise verliert. Aber es wäre der falsche Weg, deshalb diese Frau", er zeigte auf Loretta, „für etwas zu beschuldigen, an dem sie gar keine Schuld haben kann.
Hohes Gericht, wir befinden uns im 21. Jahrhundert und sollten uns deshalb den Aufgaben und Erkenntnissen der Wissenschaft stellen, statt uns an restlos veralteten Methoden und am Aberglauben festzuhalten."
Der Sitznachbar verlor die Beherrschung. Alexandra erschrak als er plötzlich laut in den Saal rief:
„Die Zeiten zu denen die Physik nur flüssig, fest und gasförmig kannte sind allerdings vorbei!"
Karl Steinbach sah sich gezwungen die Räumung des Gerichtssaals in Aussicht zu stellen falls sich Derartiges widerholen sollte. Der Redner fuhr unbeirrt fort.
„Die dem Gutachten beigefügten Unterlagen belegen, dass sich die Homöopathen selbst immer wieder überschätzen und sich auf vergleichende Studien zur Nachweisbarkeit ihrer Mittel einlassen. Diese Studien verliefen samt und sonders ohne nennenswerte Erfolge. Letztendlich bleibt die Wirkung der Homöopathie auf der Ebene eines Placeboeffektes stehen. Sie entbehrt daher jeder Wissenschaftlichkeit. Gewiss lässt sich trefflich darüber diskutieren, ob der suggestive Einfluss, den der Mediziner auf seinen Patienten ausübt, auch in einem solchen Fall, wie dem hier untersuchten, zu bewerten wäre. Was aber im Fall des Herrn Dr. Werner nicht zum Tragen kommt, da er das Medikament nicht von einem Mediziner erhalten hat, sondern es ihm heimlich, also ohne sein Wissen verabreicht wurde. Ergo: Auch dieser Punkt scheidet aus. Mein Fazit ist: Wenn

weder eine Wirkung noch der Nachweis des Einsatzes einer Substanz zu belegen sind, darf nicht von deren ursächlichem Zusammenhang mit pathologischen Reaktionen ausgegangen werden."

Alexandra beobachtete, wie das Gesagte auf die Beteiligten wirkte. Vor allem den Staatsanwalt behielt sie im Blick. Wie würde er damit umgehen?

Außerordentlich gelassen lauschte der so Beobachtete den gutachterlichen Ausführungen. Er war anscheinend gut darauf vorbereitet oder er beherrschte die Taktik des Pokerface perfekt.

Der Gutachter war aber noch nicht fertig.

„Ich möchte in diesem Zusammenhang dringend darauf hinweisen, dass die nicht vorhandene Nachweisbarkeit einer wirksamen Substanz in den homöopathischen Medikamenten absolut nicht hilfreich oder heilsam ist, sondern sogar als äußerst schädlich eingestuft werden muss, wenn auch anders als im vorliegenden Fall. Die Aussage, wer nichts macht, macht auch nichts verkehrt, ist nicht nur falsch, sondern extrem gefährlich. Ich sage dies trotz aller teilweise durchaus berechtigten Kritik der Homöopathen bezüglich der Nebenwirkungen allopathischer Medikamente. Ich spreche von den Fällen, in denen ein Patient ernsthaft erkrankt ist. Oft genug erleben wir in unseren Praxen, dass sich Krankheitsbilder durch unsachgemäße oder nicht rechtzeitig erfolgte effiziente Behandlung deutlich verschlimmert haben. Verschleppte entzündliche Prozesse können sehr gefährlich werden. Auch eine fiebrige, eitrige Angina oder eine Mittelohrentzündung zum Beispiel gehören dringend in die Hände eines Fachmannes, der sich mit der Verschreibung eines Antibiotikums auskennt. Wenn Patienten sich homöopathisch behandeln lassen, warten sie oft viel zu lange, bis sie dann doch die Praxis eines Schulmediziners aufsuchen." Ein lehrerhafter Blick ins Publikum folgte.

„Schauen Sie, ganz grob vereinfacht gesagt, heilt eine akute Erkrankung innerhalb eines überschaubaren Zeitraums wieder aus oder sie führt zum Tod. Und genau darauf, dass sich vieles einfach von selbst wieder reguliert, setzen die Homöopathen." Der Professor räusperte sich. „Im Grunde genommen halte ich es für einen kompletten Unsinn, zu dieser Frage, die letztlich die Frage nach der Wirksamkeit der Homöopathie schlechthin ist, überhaupt ein Gutachten zu erstellen.

Wenn es nicht der Respekt vor dem Gericht geböte, wäre ich versucht gewesen, diese Anfrage abzulehnen, und zwar mit der Bemerkung: Es ist nicht nötig.

Ich habe kürzlich einen Buchtitel gesehen, der das exzellent auf den Punkt bringt und damit möchte ich meine Ausführungen auch beenden. Das Buch titelte: Homöopathie: Nichts drin/Nichts dran."

Selbstzufrieden packte er seine Utensilien wieder in die Tasche zurück.

Der Richter notierte sich etwas und fragte danach die Parteien, ob sie den Gutachter befragen wollten.

Der Staatsanwalt erhob sich.

„Hohes Gericht, die Staatsanwaltschaft hätte bezüglich der Wissenschaftlichkeit zwei Fragen an den Gutachter."

„Bitte", antwortete der Richter.

„Herr Professor Ringwald, könnten Sie mir bitte die Frage beantworten, ob man radioaktive Strahlung gemessen hat, bevor der Geigerzähler erfunden wurde?"

„Meines Wissens hat man sie nicht gemessen."

„Man hat sie nicht gemessen?"

„Nein."
Der Staatsanwalt war mit dieser Antwort zufrieden, blieb aber noch bei dem Thema. Er fragte weiter: „Wie konnte man zu dieser Zeit den Nachweis der radioaktiven Belastung an Patienten erbringen, die dieser Strahlung zum Beispiel in Bergwerksstollen ausgesetzt waren?"
„Man konnte es nicht beweisen."
„Ja, aber woran konnte man es denn erkennen?"
„Erkannt hat man es lediglich an den Auswirkungen, die diese Strahlung auf die damit kontaminierten Menschen hatte."
„Ja. Vielen Dank, Herr Professor. Ich habe keine weiteren Fragen mehr."
Der Staatsanwalt setzte sich. Er überließ es den Zuhörern, die Verbindung zur Homöopathie selbst herzustellen.
„Raffiniert", raunte Isidor seiner Chefin ins Ohr. Der laute Knall mit dem der Richter sein Glas auf dem Tisch abstellte mahnte ihn zur Ruhe.
Karl Steinbach hatte das letzte Wort.
„Die Sitzung ist geschlossen. Das Gericht findet sich morgen früh um 8 Uhr erneut zusammen."

Alexandra sagte: „Los, Isidor, machen wir uns auf den Heimweg."
Sie verließen das Gerichtsgebäude und gingen zügig durch die kalte Abendluft zum Parkhaus.
Isidor bezahlte die Parkgebühr, dabei lamentierte er lauthals über diesen Wucher, wie er es nannte. Am Wagen angekommen, verstaute er mit großer Sorgfalt die Schokokusskartons rutschsicher im Kofferraum.
Er murmelte: „So hier bleiben sie kühl. Ich musste nur dafür sorgen, dass sie nicht in den Kurven überall rumpurzeln."

„Wollen Sie über die Landstraße fahren?“, fragte Alexandra.
„Ja, so viel hat es nicht geschneit, dass man nicht mehr durchkommt und die Autobahn ist bei dem Wetter auch kein Spaß.“
Alexandra setzte sich fröstelnd. „Hauptsache, im Auto wird es bald warm.“
Es war nicht viel Verkehr auf den Straßen, dass sie schnell den Stadttunnel erreichten.
„Also, wenn ich der Staatsanwalt gewesen wäre, hätte ich die Angeklagte gefragt, ob sie auch ein nicht homöopathisches Medikament benutzt hätte, wenn sie Zugriff darauf gehabt hätte. Also, ob sie echtes Gift eingesetzt hätte.“
„Ja, das ist eigentlich eine gute Frage, Isidor. Sie wäre aber nicht im Sinne der Anklage gewesen und sogar zum Bumerang geworden, wenn Frau März sie verneint hätte.“
„Oh hoppla, stimmt. Sie hätte auch Nein sagen können. Dann müsste man denken, sie habe selbst nicht an die Wirkung der Homöopathie geglaubt und ihrem Chef gar nichts Übles gewollt.“
„Eben.“
„Das mit den Fragen bei Gericht ist auch nicht so ohne.“ Isidor grinste. Offensichtlich war ihm peinlich, dass er nicht selbst darauf gekommen war.
„Ja, das ist wie bei unseren Verhören. Wenn man eine Frage stellt, sollte man die möglichen Antworten auf dem Schirm haben.“
„Eins zu null für Sie, Chefin.“
Er schwieg und Alexandra hing ihren Gedanken nach. Ein leichtes Schneetreiben hatte eingesetzt. Die weißen Flocken leuchteten im grellen Licht der Scheinwerfer hell auf und durch das Tempo, mit dem sie auf die Wundschutz-

scheibe rasten, erinnerten sie an winzige Sternschnuppen vor dem dunklen Hintergrund der Nacht.
Alexandras Handy läutete in dem Moment, als sie dachte, es wäre auch schön, heute Abend nicht mehr rausgehen zu müssen. Hermann wollte wissen, ob sie schon absehen könne, wann sie heimkäme. Er habe frische Bachforellen besorgt, bevor er ihre Nachricht bekommen habe, und wollte jetzt wissen, ob es für sie ebenso gut sei, seine Forelle blau zu Hause zu genießen, als auswärts essen zu gehen. Wenn er wusste wann sie daheim sein würde konnte er abschätzen um welche Zeit es am besten passt, die Kartoffeln dafür aufzusetzen.
Alexandra sagte ihm, wie sehr sie sich darüber freue und dass sie in einer halben Stunde da sein könne. Als sie aufgelegt hatte, wollte sie noch ein wenig die Augen schließen, aber Isidor hatte Gesprächsbedarf.
„Chefin, haben Sie schon einmal einen Beipackzettel so genau durchgelesen?“
„Nein, ich glaube nicht.“
„Ich auch nicht. Aber heute habe ich wirklich etwas für mein Leben dazugelernt.“
„Was denn?“
„Ich werde noch kritischer mit Medikamenten umgehen als bisher. Die Liste der Nebenwirkungen schien gar kein Ende zu nehmen.“
„Ja, das hat mir auch sehr zu denken gegeben.“
„Wer denkt denn darüber nach, dass eine blöde Kopfschmerztablette ihn glatt umbringen könnte. Ich habe Freunde, die nehmen diese Dinger bei jedem Wehwehchen ein; völlig unbefangen, als wären es Bonbons.“
Alexandra nickte. Sie kannte das auch aus ihrem Bekanntenkreis.

„Die Argumentation des Staatsanwaltes mit der Radioaktivität war auch genial, finden Sie nicht“, war Isidor schon beim nächsten Thema.

„Ja, das war clever. Jetzt kann jeder selbst darüber nachdenken, ob wir das geeignete Instrument, um die Wirkung der Homöopathie zu messen, einfach noch nicht gefunden haben.“

„Also, wenn ich mir das überlege, ist es nicht abwegig. Wer hätte denn vor ein paar Jahren geglaubt, dass wir Musik und andere Informationen auf winzigen Chips konservieren und reproduzieren können, wie es uns beliebt. Wer noch die gute alte Schallplatte gewohnt war, musste die CD glatt für Teufelswerk halten. Wie man an die Information kommt, die auf diesem Medium gespeichert ist, lässt sich nur im Zusammenhang mit der technischen Weiterentwicklung verstehen. Auf die aktuell festgelegten Standards der Technik zu bestehen, hieße, man würde versuchen, eine CD auf einem Plattenspieler abzuspielen.“

„Das ist ein guter Vergleich, Isidor. Allerdings muss damals auch die Schallplatte den Menschen wie ein Wunder vorgekommen sein. Wobei ich mir sowieso oft die Frage stelle, was wir in unserem Leben noch alles mitbekommen werden an technischem Fortschritt und der Entwicklung neuer Methoden.“

Sie erreichten den Ortseingang von Todtmoos. Die Straßen waren jetzt vom Schnee vollständig bedeckt. Alexandra griff nach ihrer Tasche.

„Isidor, vielen Dank fürs Fahren. Ich wünsche Ihnen einen guten Feierabend.

Lassen Sie uns morgen wieder mal die Luft im Präsidium schnuppern.“

„Nicht, dass ich sie vermisst hätte. Also dann, bis um viertel vor acht. Gute Nacht, Chefin."
Durch den frisch gefallenen Schnee war kaum hörbar, wie Isidor den Wagen wendete und wegfuhr.
Alexandra schloss die Haustüre auf und augenblicklich stieg ihr der Geruch von frischer Petersilie in die Nase.

Das Urteil I

Karl Steinbach hatte gut geschlafen. Er rasierte sich, während die Kaffeemaschine in der Küche fauchend dafür sorgte, dass das aromatische Getränk gebrüht wurde. Die Zeitung hatte er hereingeholt, bevor er ins Bad gegangen war. Normalerweise las er schon lange keine Artikel mehr, die seine Gerichtsverhandlungen betrafen. Er wollte sich davon nicht beeinflussen lassen und außerdem war er oft entsetzt über die einseitigen und parteiischen Darstellungen der Presse. Manchmal ärgerte er sich auch, wie verquer die Sachverhalte dargestellt wurden und wie schlecht derartige Artikel recherchiert waren. Durch seinen Beruf sensibilisiert, reagierte er äußerst verstimmt, wenn er bei einer Reportage merkte, dass sich durch das schlichte Weglassen von Informationen der ganze Blickwinkel auf einen Fall veränderte. Leider ging es den Medien oft nur darum, einen reißerischen Text zu veröffentlichen, um Auflagezahlen zu steigern, und nicht darum, die wirklichen Umstände und Hintergründe eines Falles zu erfassen. Heute Morgen konnte er jedoch nicht widerstehen. Jetzt wollen wir doch mal sehen, was den Schreiberlingen zum Thema so alles eingefallen ist, dachte er belustigt und schenkte sich eine Tasse Kaffee ein.
Da, gleich auf der ersten Seite stand in dicken Lettern:

„Duell der Gutachter im Freiburger Homöopathieprozess“

Der Richter überflog den Artikel. Ausnahmsweise war es hier dem Journalisten gelungen, wenigstens den Sachverhalt korrekt und neutral zu schildern. Der letzte Satz des

Artikels lautete: „Das Urteil wird von allen Seiten mit Spannung erwartet."
Genau, auch das hat der Verfasser fein beobachtet, dachte Karl Steinbach. Er hatte sich viel Mühe gegeben die Unterlagen der beiden Gutachter genau zu studieren. Selten hatte er erlebt, dass sich zwei Gutachten so komplett und eindeutig widersprachen. Er beendete sein Frühstück mit einem dicken Klecks Marmelade und machte er sich auf den Weg zur Arbeit.
Der Gerichtssaal war bis auf den letzten Platz besetzt, als er den zweiten Prozesstag eröffnete.
„Nach Abschluss der Beweisaufnahme und der Anhörung der Gutachter fahren wir mit der Verhandlung fort. Bevor wir zu den Plädoyers kommen, hat die Angeklagte das letzte Wort." Der Richter wandte sich an Loretta März.
„Möchten Sie sich abschließend zu Ihrem Fall äußern?"
Loretta saß aufrecht auf ihrem Stuhl. Sie schaute dem Richter geradewegs in die Augen. Alle anderen Blicke waren gespannt auf sie gerichtet.
„Ich habe bereits alles gesagt", sagte sie mit fester Stimme.
Karl Steinbach nickte und notierte sich das.
„Gut, dann kommen wir jetzt zum Plädoyer der Staatsanwaltschaft. Herr Dr. Klimmsch, bitte."
Dynamisch erhob sich der Angesprochene. Er musterte die anwesenden Zuhörer und wandte sich dann direkt an den Richter.
„Hohes Gericht, diese Frau", er zeigte mit dem ausgestreckten Finger auf Loretta, „hat ihren Arbeitgeber, Herrn Dr. Markus Werner, kaltblütig und mit solch einer perfiden Planung ermordet, wie es mir noch selten untergekommen ist. Sie hat uns in ihrem Geständnis erklärt, dass das Motiv ihrer Tat Rache gewesen sei. Sie wollte sich an ihrem

Arbeitgeber rächen und ihn bestrafen. Rächen dafür, dass sie ihr eigenes Leben als gescheitert betrachten musste, während sie seines als perfekt gelungen erlebte. Herr Dr. Werner hatte eine Familie, er hatte eine Frau und vier Kinder. Seine Frau erwartete das fünfte. Während sie hingegen, trotz aller Bemühungen, kinderlos blieb und deshalb von ihrem Mann verlassen wurde. Noch dazu gründete ihr Exmann mit einer anderen Frau eine Familie."
Der Staatsanwalt sprach den letzten Satz deutlich leiser aus. Es mangelte ihm an diesem Punkt nicht an Empathie für die Frau. Sie saß mit gesenktem Blick neben ihrem schwitzenden Verteidiger.
„Doch das ist keine Rechtfertigung für die Taten", das führte er in voller Lautstärke aus, „begangen durch die Angeklagte, denen der pure Neid zugrunde liegt, der sich verwandelte in einen zerstörerischen Hass. Ursächlich für diesen Hass, so das Geständnis, sei eine Abtreibung gewesen, die sie vor 15 Jahren vorgenommen habe. Geradezu grotesk ist dabei allerdings, dass der Gegenstand einer Bestrafung dafür allenfalls sie selbst hätte sein können. Die Entscheidung, ihre Schwangerschaft zu beenden, um den Posten der Chefsekretärin bei Herrn Dr. Werner anzutreten, hat sie doch ganz alleine getroffen. Insofern ist der Hass, den sie auf ihren Arbeitgeber entwickelte, ein fehlgeleiteter Selbsthass.
Dem Verhalten der Angeklagten ist zu entnehmen, dass sie bis heute nicht begriffen hat, wie sich diese Dinge tatsächlich verhalten und wer in Wirklichkeit die Verantwortung für den Entschluss zur damaligen Abtreibung zu tragen hat. Es spricht für sie, dass sie ein Geständnis abgelegt hat, aber sie scheint trotz aller Geständigkeit keinerlei Schuldbewusstsein entwickelt zu haben.

Sie maßte sich an, stattdessen ihren Chef zu bestrafen. Sie maßte sich an, ihn mit dem Tode zu bestrafen! Den Mann, der ihr arglos vertraute, der ihr jahrelang ein guter Arbeitgeber gewesen war und der ihr nichts, aber auch gar nichts getan hatte. Frau März dachte sehr lange darüber nach, wie sie ihre Rachepläne umsetzen konnte, und vielleicht wäre nie etwas geschehen, doch das wissen wir nicht. Aber da kam ihr der Zufall zur Hilfe: Sie entdeckte dieses Buch.“ Der Staatsanwalt hielt ein rotledernes Buch mit goldfarbenem Titel in die Höhe.
„Die MATERIA MEDICA VIVA von Georgos Vithoulkas, einem griechischen Homöopathen, der immerhin Inhaber des alternativen Nobelpreises ist. Die Schwester der Angeklagten, die Zugang zu derartiger Literatur hatte, brachte es ihr eines Tages, allerdings aus ganz anderen Gründen und in bester Absicht mit. Frau März fiel dieses Buch wieder in die Hände und sie erinnerte sich daran, dass ihr die Schwester im Zusammenhang mit der Empfehlung, sich bezüglich ihres Kinderwunsches an einen Homöopathen zu wenden, erzählt hatte, dass sich die Gabe von homöopathischen Medikamenten als nicht unproblematisch gestalten, ja dass es sogar zu suizidalen Handlungen kommen kann. Das war der Moment, in dem die Idee geboren wurde, wie sie sich an Herrn Dr. Werner rächen würde. Frau März befasste sich gründlich mit der Materie und ging dann geplant und zielgerichtet vor. Sie konnte ihren Chef durch die Beschreibung der Merkmale dieses Medikamentes eindeutig als Aurum-Patienten einordnen. Da sie ihn seit Jahren kannte, war für sie diese Charakterisierung problemlos möglich und dazu kam, dass sie durchaus vertrauliche Informationen hatte bezüglich seiner seelischen

Verfassung. Ein früherer Einbruch, aufgrund seiner depressiven Veranlagung, war ihr bekannt.
Auf dem so vorbereiteten Boden, wie es uns hier vom Gutachter eindrücklich geschildert wurde, ging sie nun weiter Schritt für Schritt vor, um ihre Tat zu vollenden.
Mit präzise inszenierten Lügen hebelte sie die Eckpfeiler aus, auf denen die fragile Stabilität ihres Chefs gegründet war. Gleichzeitig verabreichte sie ihm das Aurum metallicum in hoher Potenz. Da sie ungehinderten Zugang zu seinem Büro hatte, war es ein Leichtes für sie, das Mittel hinterrücks in sein Trinkwasser zu mischen. Auf diese Weise konnte sie sicher davon ausgehen, dass er es über den ganzen Tag verteilt immer wieder zu sich nahm.

Sie sorgte zunächst dafür, dass der Mann sich finanziell bedroht fühlte und die Sicherheit seiner Familie im gemeinsamen Heim gefährdet sah, indem sie behauptete, aus sicherer Quelle vertraulich und vorab zu wissen, dass eine Flüchtlingsunterkunft in seiner unmittelbaren Nachbarschaft eingerichtet würde.
Allein diese Intrige hat ein so menschenverachtendes Potenzial, dass einem schwindelt.

Parallel dazu säte sie Zwietracht unter den Vorstandskollegen, indem sie ihre Kontakte zu den anderen Sekretärinnen intrigant ausnutzte. Sie machte ihren arglosen Chef in heimtückischer Weise darauf aufmerksam, dass man sich seiner entledigen wolle.
Er muss das, seinem Typus entsprechend, als schlimme Kränkung erlebt haben. Aber, und das ist mir wichtig, auch ein weniger ehrgeiziger und pedantischer Mensch als Herr

Dr. Werner würde auf so eine Information mit großer Besorgnis reagieren.

Und zu guter Letzt versetzte sie Herrn Dr. Werner vermutlich den Dolchstoß, indem sie ihn damit konfrontierte, seine religiöse Grundhaltung, ein für ihn bedeutender Faktor zur Bewältigung seiner alltäglichen Herausforderungen, sei mit der Anlass zur Kritik an seiner Person auch in öffentlicher Hinsicht.
Ich frage Sie: Mit was könnte man einen Menschen mehr verunsichern?
Herr Dr. Werner sah sich am Schluss durch diese Intrigen von seinem vertrauten Umfeld im Stich gelassen, seiner Sicherheiten beraubt und sogar von seinem Gott entfremdet.

Frau März hat durch diese Verleumdungen systematisch das Tor geöffnet, durch das die homöopathische Substanz derart zerstörerisch auf das Befinden des Herrn Dr. Werner einwirken konnte. Ganz genauso dramatisch, wie es im Lehrbuch beschrieben ist: Bis zum Suizid!
Sie nutzte ihre Stellung dazu aus, dem arglosen Opfer heimlich und von ihm unbemerkt, das Medikament in sein Trinkwasser zu geben. Mit menschenverachtendem Zynismus kühl kalkulierend, dass Herr Dr. Werner in extremen Situationen suizidal gefährdet sein würde, öffnete sie für ihn täglich das Fenster des Büros im Hochhaus, quasi als Einladung zum Sprung.
Ich verweise hier ausdrücklich auf die Hinweise der entsprechenden Fachliteratur, dass eben solche Situationen unbedingt zu vermeiden sind. Sie liegen dem Gericht im Rahmen des Gutachtens vor.

Es ist der Staatsanwaltschaft sehr wohl bewusst, dass die Angeklagte nicht in direkter Weise Hand an ihr Opfer gelegt hat, sondern, Sie erlauben mir den Vergleich: Sie hat das Wasser aufgedreht, mit dem das Becken sich unaufhaltsam füllte, in dem sich ihr hilfloses Opfer befand. Bezug nehmend auf das Gutachten des Herrn Dr. Daum ist es allerdings ein erheblicher Unterschied, ob es sich bei diesem Opfer um einen Schwimmer oder Nichtschwimmer handelt. Im Übrigen folgt die Staatsanwaltschaft dem Gutachten des Herrn Dr. Daum, der eindrücklich dargelegt hat, dass wir mit den Erkenntnissen zu wissenschaftlich bislang unerklärten Phänomenen noch lange nicht am Ende sind."

Der Staatsanwalt atmete durch und nickte mehrfach mit dem Kopf um seine Aussagen zu bekräftigen. Dann fuhr er fort.

„Die Angeklagte hat aber nicht nur die Veranlagung des Opfers schamlos dazu benutzt, ihre niederen Triebe bis hin zum feigen Mord zu befriedigen. Sie hat insgesamt ihre Position als Chefsekretärin in jeder erdenklichen Weise missbraucht. Erst durch diese Stellung ist sie an alle, für die Ausführung ihres Planes nötigen Informationen gelangt. Sie war die Vertraute von Herrn Dr. Werner, sie kannte seine Termine, seine Kontakte, seine Probleme, seine Schwächen beruflich wie privat. Ein Manager verbringt ein Vielfaches seiner Zeit mit seiner Sekretärin, mehr als mit seiner Frau. Wenn sich diese Person nicht als Verbündete, sondern als Gegnerin versteht, wenn sie ihr Wissen im eigenen Interesse manipulativ einsetzt, ist seine Karriere keinen Pfifferling mehr wert. Für Herrn Dr. Werner, der bis zu seinem letzten Moment nichts ahnend

war, bedeutete das aber nicht nur das Ende seiner Karriere, für ihn bedeutete es das Ende seines Lebens.
Sie erlauben mir an der Stelle die private Bemerkung: Vor so viel Kaltblütigkeit und kalkulierter Bösartigkeit möchte einem der Atem stocken.

Allein dem Umstand, dass sich die Angeklagte selbst in einer Stresssituation befand, als die ermittelnde Beamtin sie aufsuchte, ist es zu verdanken, dass es zu ihrem Geständnis kam. Wobei im Verlaufe der Festnahme auch wieder die dunkle Seite der Angeklagten zum Vorschein kam, indem sie die Kommissarin plötzlich niederschlug, um doch noch zu fliehen, und sogar in Erwägung zog, die Beamtin zu beseitigen. Diesem weiteren Beweis der immensen kriminellen Energie, die dieser Frau innewohnt, habe ich nichts hinzuzufügen, außer, dass der Staat seiner Verpflichtung nachkommen muss, die Gesellschaft davor zu schützen."
Der Staatsanwalt machte einen energischen Schritt auf den Richtertisch zu. Er atmete hörbar ein. Seine Mimik verriet gebündelte Konzentration.
Im Gerichtssaal hätte man eine Nadel zu Boden fallen hören. Regungslos warteten die Zuhörer auf die Nennung des Strafmaßes, das der Staatsanwalt am Ende seines Plädoyers beantragen würde.
„Hohes Gericht, die Staatsanwaltschaft sieht im Falle der Angeklagten Loretta März alle Mordvoraussetzungen als gegeben an.
Erstens: Die Angeklagte handelte aus niederen Beweggründen.
Zweitens: Die Angeklagte nutzte die Hilf- und Arglosigkeit ihres Opfers schamlos aus.

Drittens: Vorsätzliche und eiskalte Planung waren die Grundlage ihres Handelns.
Aus diesen Gründen beantragen wir eine lebenslängliche Haftstrafe für die Angeklagte, Loretta März, wegen des vorsätzlich geplanten und verübten Mordes an ihrem Vorgesetzten, Herrn Dr. Markus Werner, in Tateinheit mit der vorsätzlichen Körperverletzung und Freiheitsberaubung der Hauptkommissarin, Frau Alexandra Rau."
Mit einer angedeuteten Verbeugung wandte Staatsanwalt Dr. Klimmsch sich ab und ging gemessenen Schrittes zurück zu seinem Platz.

Richter Steinbach ließ dem Publikum keine unnötige Zeit. Er verabscheute es, wenn im Gerichtssaal getuschelt wurde und er die Leute zur Ordnung rufen musste. Mit den Jahren beobachtete er bedauernd, wie die Disziplin der Zuschauer in dieser Hinsicht immer mehr nachließ.
„Vielen Dank, Herr Staatsanwalt. Kommen wir nun zum Plädoyer der Verteidigung, Herr Streeb, bitte."
Der Anwalt wirkte missmutig. Er war müde, er schwitzte und er wollte an die frische Luft. Beinahe seufzend atmete er aus und stemmte seinen schweren Körper auf die Beine.
„Hohes Gericht, ich bin versucht zu sagen: Machen wir es kurz, lassen Sie uns diesen Unfug hier ganz schnell beenden."
Unsicher schaute er zum Richtertisch, als fürchte er, sogleich von dort für diese Frechheit bestraft zu werden. Eine neutrale Haltung, die er vonseiten des Richtergremiums wahrzunehmen glaubte, ermutigte ihn. Lediglich der Vorsitzende Richter hob die linke Augenbraue ein wenig. Intuitiv spürte der Anwalt, dass es galt, diesen Mann zu überzeugen. Er entsann sich der Methode, die es ihm er-

möglichte, die schwierigen Situationen seines Lebens zu meistern. Er musste in seinem Inneren den Schalter umlegen, der ihn aus der realen Welt dorthin beförderte, wo er als alleiniger Held und von allen anderen als zutiefst bewunderter Retter agieren konnte. Schon spürte er, wie sich sein Rücken aufrichtete. Vor seinem geistigen Auge sah er sich als Staranwalt agieren. Er kämpfte furios und glorreich für seine Mandantin in einem Prozess auf Leben und Tod, wie er es aus vielen berühmten amerikanischen Filmen kannte. Theatralisch zeigte er auf seine Klientin.
„Hohes Gericht, bei dieser Frau handelt es sich mitnichten um eine grausame Mörderin, wie es uns die Staatsanwaltschaft einreden möchte. Schauen Sie sich das Wesen, das hier vor Ihnen sitzt, doch nur an.
Loretta März ist eine Frau, die ihr Leben lang funktioniert hat. Sie wollte allem und jedem immer nur gerecht werden, sie war angepasst und nie auffällig. Sie hat keinerlei Vorstrafen, keinen einzigen Punkt in der Flensburger Verkehrssünderkartei und sie hat sich auch keiner anderen Vergehen schuldig gemacht. Nur einmal hat diese Frau einen folgenschweren Fehler begangen. Sie hat sich als junge Erwachsene zu einer Abtreibung entschieden. Mit gerade einmal 22 Jahren, am Beginn ihres Berufslebens stehend, bot sich ihr die Chance auf eine Stelle, die sie ohne den persönlichen Kontakt zu ihrem zukünftigen Arbeitgeber, Herrn Dr. Markus Werner, vermutlich nicht bekommen hätte. Nur, leider wurde sie just zu diesem Zeitpunkt ungewollt schwanger. Trotz aller Bedenken, die sie zugegebenermaßen hatte, war sie aber bereit, das Kind zu bekommen. Als ein von Grund auf ehrlicher und zuverlässiger Charakter wollte sie ihrem Chef die Schwangerschaft nicht verheimlichen. Sie vertraute sich ihrem zukünftigen

Arbeitgeber, von dem sie glaubte, er sei ihr Freund, an und erlebte die gnadenlose Härte der Wirtschaftswelt. Ihr künftiger Chef, Herr Dr. Werner, servierte sie eiskalt ab. Er bestand darauf, nur eine Mitarbeiterin ohne eigene Verpflichtungen dieser Art einzustellen. Schockiert entschied sich die junge Frau zu der Abtreibung, unter deren Folgen sie bis heute leidet.

Zunächst schien sich noch alles zum Guten zu wenden. Frau März bekam die Stelle, nachdem sie Herrn Werner darüber informierte, dass sie das Kind verloren hatte. Aber im Laufe der Jahre erlebte sie, wie er sein Leben durch ihre Hilfe in Saus und Braus führte und wie er es tagtäglich mit Erfolg, Sinn und Glück füllte. Sie sah zu, wie seine Familie wuchs und wuchs, während ihr die Erfüllung des verzweifelten Wunsches nach einem Kind versagt blieb. Es liegt nahe, dass dies eine Folge der psychischen Belastung durch die Abtreibung war. Im Leben der Angeklagten kam es vor drei Jahren, als ihr Mann sich von ihr scheiden ließ, um die von ihm schwangere Geliebte zu heiraten, zum endgültigen Bruch. Man versetze sich doch nur einmal in die Lage der Angeklagten. Ihr Kinderwunsch blieb unerfüllt, ihre Ehe war zerbrochen, aber ihr Arbeitgeber bediente sich ihrer Dienste munter weiter, als wäre nichts geschehen. Und Frau März funktionierte auch weiter, als wäre nichts geschehen. Sie bekam keinen Nervenzusammenbruch, sie musste nicht wegen Depressionen behandelt werden, brauchte keine Kuraufenthalte wegen ihrer Migräne oder dem Burn-out-Syndrom wie viele andere Kolleginnen. Sie tat jeden Tag weiter ergeben ihre Pflicht und regelte die privaten und beruflichen Belange ihres Chefs, von der Restaurantreservierung für seinen Hochzeitstag bis zum Geschenk für den Kindergeburtstag, vom Terminplan für die Vorstandssitzung bis zum Rundschreiben an die Mitarbeiter."

Ludger Streeb wusste, dass die Zuhörer jetzt anfingen zu denken, dass dies alles zwar schlimm sei, aber keinen Mord rechtfertigte. Er griff dem vor.

„Wie konnte diese arme Frau das auszuhalten, muss man sich fragen."

Er machte eine Pause.

„Wer könnte ihr verdenken, dass sie wütend auf Herrn Dr. Werner war?

Ja, sie war wütend, sehr wütend und sie erlaubte sich ein wenig Genugtuung, indem sie beschloss, ihre ganze Arbeitskraft nicht mehr nur zu seinem Vorteil einzusetzen. Sie hörte auf damit, ihn dauernd zu loben, bestätigen und zu bemuttern, sondern konfrontierte ihn mit der Wahrheit. Ja, sie hielt nicht mehr hinter dem Berg mit ihren Informationen. Über ihre Kontakte zu den Kolleginnen wusste sie, wie man in der Vorstandschaft über ihn dachte. Ich frage sie: Warum sollte sie ihm dieses Wissen weiter ersparen, ihr blieb auch nichts erspart? Und dann nahm das Unglück seinen Lauf. Dr. Werner hielt dem nicht stand und stürzte sich aus dem Fenster.

An diesem Tag hat Frau März alles verloren. Der Posten, für den sie die Verwirklichung ihres eigenen Lebens geopfert hat, war mit einem Schlag dahin. Wie muss sie sich gefühlt haben, als sie erfuhr, dass ihr Chef sie derart im Stich gelassen hatte? Ich werde es Ihnen sagen: Sie fühlte gar nichts mehr. Im Grunde hatte Herr Dr. Werner mit seinem Leben auch ihres ausgelöscht."

Der Anwalt wartete, bis er den Eindruck hatte, dass die Zuhörer seiner Darstellung emotional gefolgt waren.

„Frau März befand sich in einem absoluten Ausnahmezustand, als es zu diesem folgenreichen Besuch der Hauptkommissarin in ihrer Wohnung kam. Obwohl Frau März allen Grund gehabt hätte, sich endlich eine Auszeit zu nehmen und sich krankschreiben zu lassen, blieb sie weiter korrekt und loyal dem Institut ihres Arbeitgebers gegenüber, indem sie versuchte, sich durch eine Urlaubsreise zu stabilisieren. Sie saß sozusagen auf gepackten Koffern, als die Kommissarin plötzlich vor ihr stand. Ich bin kein Psychiater, aber das muss man auch nicht sein, um sich erklären zu können, was dann passiert ist."

Ludger Streeb räusperte sich umständlich und tat, als müsse er dringend etwas trinken. Sorgfältig begann er, sich ein Glas Wasser einzuschenken. Er spannte seine Zuhörer auf die Folter und er genoss das in vollen Zügen. Sogar Loretta März, die sich nicht mehr über ihn ärgern konnte, wartete gespannt darauf, was er jetzt zum Besten geben wollte.

Nachdem er ein paar Schlucke getrunken hatte, setzte er das Glas umständlich ab und breitete theatralisch die Arme aus.

„Endlich, Hohes Gericht, endlich erlebte sich Frau März auch einmal als Person wahrgenommen. Sie glaubte, die Kommissarin würde sie verdächtigen und das bewirkte in ihrem verwirrten Zustand, dass sie sofort ein Geständnis ablegte. Ein Geständnis ablegte für eine Tat, die sie nie begangen hat. Und mit einem Mal hatte ihr Leben wieder einen Sinn. Sie hatte Macht und behauptete, die Macht darüber gehabt zu haben, dass ihr Chef aus dem Fenster sprang. Sie wurde gesehen, man verhörte sie, die Presse schrieb über sie und wir alle haben uns hier, allein wegen ihr, versammelt.

Sie werden sich jetzt natürlich fragen, wie es zu den Details des Geständnisses kam. Aber das ist, wenn man die Hintergründe kennt, gar kein Problem. Frau März wusste, dass sie nicht mit einem herkömmlichen Mord aufwarten konnte. Sie ist eine intelligente Person und überblickte, dass es an ihrem Chef keine Spuren von äußerer Gewalteinwirkung geben konnte, also ließ sie sich etwas einfallen. Alle Kenntnisse und die entsprechende Fantasie dazu waren ihr gegeben. Während sie der Kommissarin ihre Vorgeschichte erzählte, dachte sie sich aus, wie sie es hätte anstellen können, ihren Arbeitgeber zu bestrafen. Das erklärt auch ihr Verhalten bis heute. Sie möchte die Verantwortung für Herrn Dr. Werners Tod übernehmen, weil sie mit der großen Schuld, die sie meint mit der Abtreibung auf sich geladen zu haben, nicht zurechtkommt. Dazu ist ihr so eine schlimme Variante wie eine Mordanklage gerade recht. Man kennt dieses Phänomen vergleichsweise von Menschen, die an einer schweren Erkrankung leiden. Da kommt es vor, dass sich jemand, der keine Hoffnung mehr auf Besserung hat, seine Bestätigung darin sucht, dass er die Ausprägung der Symptome und Schmerzen in seinem Fall als ganz besonders dramatisch darstellt und auch wirklich so erlebt. Das gipfelt darin, wenigstens der Beste in seiner Krankheit zu sein.
Frau März ist als Angeklagte hier fehl am Platz. Sie ist in Wirklichkeit sogar das wahre Opfer. Ihr Verhalten bei der Festnahme zeigt eindeutig die innere Zerrissenheit und Ambivalenz, die sie im Zusammenhang mit diesem Geständnis erlebt. Wie sollte sich sonst erklären lassen, dass sie in dem einen Moment ein Geständnis ablegt und im nächsten versucht, der Kommissarin zu entkommen?
Hohes Gericht, das sind die wahren Hintergründe des Fal-

les, wie sie sich aus der Persönlichkeit der Angeklagten ergeben und ich bitte Sie, diese bei der Urteilsfindung zu berücksichtigen."
Loretta konnte nicht fassen, wie dieser traurige Popanz gerade eben aufgetreten war und was für ein Bild er von ihrer Person entworfen hatte. Er benutzte sie einfach als Mittel zum Zweck. Er drehte sich alles so zurecht, wie es in seine Strategie passte und interessierte sich einen Dreck dafür, was wirklich in ihr vorging. Wobei das, was er über ihre Kinderlosigkeit gesagt hatte, ihren eigenen Überlegungen sehr nahe kam. Sie vermutete seit Langem, dass sie wegen ihres schlechten Gewissens nicht mehr schwanger geworden war. Leider hatte sie darüber nie mit jemandem sprechen können.
Der Anwalt atmete hörbar aus, als sei der Prozess allein durch seinen Auftritt bereits endgültig entschieden. Siegesgewiss blickte er listig zum Richtertisch. Er war felsenfest davon überzeugt, dass sich keiner der Anwesenden seinen vernünftigen und zwingend logischen Ausführungen noch entziehen konnte und rechnete mit einem glatten Freispruch für seine Mandantin.
Karl Steinbach runzelte die Stirn. Er wusste was jetzt kam. Anwälte, die ihm auf diese Weise vorschreiben wollten, was er zu berücksichtigen habe, strapazierten seine Nerven.
Wie beiläufig, als hätte er sich schon wieder setzen wollen, setzte Ludger Streeb nach: „Aber auch wenn man das alles beiseitelassen wollte und sich ausschließlich mit den Fakten des Geständnisses beschäftigt, wird man zwingend zu dem Schluss kommen müssen, dass eine Verurteilung meiner Mandantin wegen Mordes an Herrn Dr. Werner völlig ausgeschlossen, ja geradezu absurd ist. Die

Ausführungen des Gutachters, Herr Professor Dr. Ringwald, belegen eindeutig, dass man mit nichts auch nichts bewirkt!
Falls hier vor einem deutschen Gericht jemand verurteilt wird, weil er behauptet, mit einem homöopathischen Mittel gemordet zu haben, werden wir bald auch gegen Hinz und Kunz verhandeln müssen, weil sie behaupten, den sterbenden Opa mit dem bösen Blick getötet zu haben oder den verunfallten treulosen Gatten mit einem Voodoo-Zauber oder der Hexerei beseitigt zu haben.
Ich beantrage daher den Freispruch meiner Mandantin für die Mordanklage und eine dreimonatige Haftstrafe für die geringfügige Körperverletzung und Freiheitsberaubung im Ausnahmezustand begangen an der Hauptkommissarin, Alexandra Rau, die mit der Untersuchungshaft zu verrechnen ist."
Stolz wie ein Pfau schritt er um seinen Tisch und setzte sich so schwungvoll ab, dass es bedingt durch seinen Leibesumfang unfreiwillig komisch wirkte und den hölzernen Stuhl unter ihm bedenklich knarren ließ.

„Danke, Herr Anwalt", ließ sich Karl Steinbach knapp vernehmen. Er ordnete seine Papiere noch einen Moment. Dann schob er seinen Stuhl zurück.
„Das Gericht zieht sich zur Beratung zurück. Die Urteilsverkündung erfolgt am kommenden Donnerstagnachmittag um 16 Uhr."

Patt

Karl Steinbach ging mit gutem Gefühl in die Besprechung. Die Verhandlung hatte alle Seiten des Falles gut aufgezeigt, dass einer Entscheidung nichts mehr im Wege stand. Er hatte es sich mit zunehmender Erfahrung zur Gewohnheit werden lassen, in der Beratungsrunde als Erstes den Schöffen das Wort zu erteilen. Die Vorschrift verlangte diese Reihenfolge auch bei der Abstimmung. Zu oft hatte er erlebt, dass die Schöffen sich nicht mehr unbefangen trauten, ihre Einschätzung offen darzulegen, wenn die professionellen Richter zuvor ihre Meinung geäußert hatten. Er eröffnete die Diskussion mit den Worten: „Das sind die wirklich heiklen Fälle. Eine Seite verlangt lebenslänglich und die andere fordert den Freispruch. Lassen Sie uns hören, in welche Richtung Sie tendieren, wie Sie das begründen und ob Sie sich schon fest entschieden haben. Zur Abstimmung kommen wir dann später. Frau Hübner, bitte."

Die robust gebaute Frau stützte ihren Kopf in die Hände. Sie war eine bodenständige und lebensfrohe Person, die innerhalb ihrer Familie sehr auf Harmonie bedacht war und nach Kompromissen suchte, wenn es irgend möglich war. Mit ihrem Mann zusammen hatte sie vor etlichen Jahren den elterlichen Handwerksbetrieb übernommen und es fehlte ihr nicht an Arbeit. Das Schöffenamt auszuüben, bedeutete in jeder Hinsicht eine große Herausforderung für sie. Offensichtlich tat sie sich schwer damit, jetzt als Erste ihre Einschätzung preiszugeben. Sie gab sich jedoch einen Ruck und schaute den Vorsitzenden Richter klar an.

„Ich gestehe, dass ich froh wäre, wenn ich dieser Frage aus dem Weg gehen könnte. Gezwungenermaßen müssen wir aber zu einem Urteil kommen und insofern habe ich mich entschieden, dass die Version, die von der Staatsanwaltschaft vertreten wird, auch meiner Haltung entspricht. Ich bin mir bewusst, dass wir letztendlich nicht bis auf den Grund in die Menschen hineinsehen können, aber das Geständnis der Frau März liegt vor, und ich habe keine Zweifel an ihrer Zurechnungsfähigkeit. Sie hat den Posten der Chefsekretärin über 15 Jahre unauffällig bekleidet und der Verteidiger hat kein Gutachten hinsichtlich ihrer Zurechnungsfähigkeit beantragt, vermutlich weil er das ähnlich einschätzt. Ich halte die Angeklagte für schuldig. Es ist sicher schwer für sie gewesen, dass ihr Leben so verlaufen ist, aber das war ganz klar ihre eigene Schuld. Jetzt einen vierfachen Vater dafür verantwortlich machen zu wollen und ihn in den Tod zu treiben, ist in meinen Augen ein heimtückischer Mord und ich finde dafür muss sie verurteilt werden.
Die Rolle, die dabei der homöopathischen Medizin zukommt, kann ich nicht beurteilen und verlasse mich in dieser Hinsicht auf den Gutachter." Sie blickte verlegen auf ihre Unterlagen und schwieg.
Karl Steinbach wartete ein wenig, ob sie noch etwas ergänzen wollte. Er machte sich Notizen. Die Schöffin hatte eben einen wirklich interessanten Punkt angesprochen: Über ein Gutachten zur Überprüfung der Zurechnungsfähigkeit der Angeklagten hatte er auch schon nachgedacht, aber es fehlte ihm der Ansatz dazu. Die Frau hatte sich im Laufe der Verhandlung ruhig und unauffällig verhalten. Er hatte ausreichend Gelegenheit gehabt, sie intensiv zu beobachten, insbesondere wenn sie sich nicht im Fokus des

allgemeinen Interesses fühlte. Im Laufe seines Amtes waren zig psychisch Kranke unter den Angeklagten gewesen und Karl Steinbach hatte ein Gespür dafür entwickelt, die Anzeichen einer Unzurechnungsfähigkeit zu erkennen, genauso wie man in diesem Beruf einen Sensor dafür entwickelte, wenn ein Zeuge log. Er war sich darüber im Klaren, dass ein Restrisiko blieb, das war sein Berufsrisiko. Im Falle der Frau März hielt er einen Wahn im Sinne dessen, dass sie sich nur einbildete, ihren Chef ermordet zu haben, für unwahrscheinlich. Ihrem Auftreten nach war auch nicht davon auszugehen, dass sie sich in der neuen Berühmtheit sonnte wie ihr Anwalt behauptete, im Gegenteil: Sie schien der Öffentlichkeit entfliehen zu wollen. Ein Gutachten wäre sicher nicht zu einem eindeutigen pathologischen Ergebnis gekommen. Natürlich abgesehen von der kriminellen Energie, über die sie unzweifelhaft verfügte. Zumal der Gutachter allein auf die Aktenlage und die äußere Erscheinung der Angeklagten angewiesen gewesen wäre, denn wie der Anwalt es genannt hatte, war Frau März wegen ihrer Ressentiments nicht bereit, mit einem Gutachter zu sprechen. Er meinte auch, im Grunde wäre es Sache der Verteidigung gewesen, ein solches zu beantragen, und darin stimmte er der Schöffin zu. Der Anwalt hätte seine Theorie von ihrer Verwirrtheit mit einem Gutachten vermutlich selbst ad absurdum geführt.
Frau Hübner schien ihren Überlegungen nichts mehr hinzufügen zu wollen, deshalb dankte er ihr für ihre Stellungnahme und forderte die zweite Schöffin auf, ihr Urteil abzugeben.
„Frau Vögele, bitte teilen Sie uns mit, zu welchem Schluss Sie gekommen sind."

Luzia Vögele war selbst Sekretärin. Sie leitete im Hauptberuf das Sekretariat einer kirchlichen Einrichtung. Diese Stelle musste sie auch in der Öffentlichkeit repräsentieren, dennoch war sie nachlässig gekleidet und wirkte ungepflegt. Ein verwaschenes Shirt hing labberig über die Hose, die ihren schlanken Körper unvorteilhaft kleidete. Sie wirkte abgemagert und ausgezehrt. Ihr mittelbraunes Haar hatte keinen Schnitt, sondern hing schulterlang und fettig am Kopf herunter.
Karl Steinbach kannte die Schöffin noch nicht. Diese Verhandlung war ihr Einstieg in das Schöffenamt. Sie lehnte sich zurück und verschränkte die Hände hinter dem Kopf, als wollte sie sich mit dieser Geste größer machen.
„Tja, wenn Frau März es war, muss sie bestraft werden, das ist klar, aber ich habe Zweifel. Zum einen habe ich Zweifel, dass die Angeklagte es wirklich allein vermocht hätte, den Mann in so eine verzweifelte Lage zu bringen, dass er sich umbringt. Ich frage mich, ob nicht doch andere Faktoren, die in der Verhandlung nicht aufgetaucht sind, eine Rolle gespielt haben. Zum Zweiten halte ich gar nichts von der Homöopathie. Die Frau mit meiner Stimme lebenslänglich einzusperren, kann ich mir nicht vorstellen, dafür sind meine Zweifel einfach zu groß. Wenn nur nicht dieses Geständnis wäre."
Sie blies ihre blassen Wangen auf und blickte ratlos drein. Karl Steinbach bedankte sich.
„Ja, ganz wie es der Grundsatz verlangt: In dubio pro reo. Im Zweifel für den Angeklagten, nicht wahr." So ähnlich hatte er sich die Meinung dieser Schöffin vorgestellt. Mit seinen diesbezüglichen Erfahrungen konnte er Bücher füllen. Er trank einen großen Schluck von dem Tee, der zusammen mit einer Kanne heißen Kaffee für sie auf dem

Tisch bereitgestanden hatte, und überlegte dabei, wie viele Leute eigentlich ungehinderten Zugang zu diesen Kannen hatten und ob das nicht ein Sicherheitsrisiko darstellte.
„Kollege Berger, wo stehen Sie?“, forderte er den dienstjüngeren Kollegen auf, seine Haltung zu begründen.
Der ehrgeizige Kollege zögerte nicht.
„Wir haben einen Toten, ein Motiv, ein Geständnis, ein Gutachten. Entgegen der Andeutung des Gutachters, dass wir es mit dem Blitzschlagtötungswunsch zu tun haben bin, ich durchaus der Ansicht, dass es eine zumindest einfache Wahrscheinlichkeit für das Eintreffen des Todes von Herrn Dr. Werner gab. Das genügt mir.“
Der Richter war ehrlich überrascht von der Kürze dieses Statements.
„Danke, Herr Kollege.“ Karl Steinbach dachte: Stimmt, das sind die Fakten, junger Mann, aber das ist beileibe nicht alles was es hier zu berücksichtigen gilt. Hoffentlich machst du es dir nicht zu einfach. Jeder Jurist lernte in seinem Studium am Fall der Witwe, die ihrem Mann den Tod durch Blitzschlag wünschte und ihn in den Wald schickte den Unterschied zwischen Wunsch und einfacher Wahrscheinlichkeit zu erkennen. Dennoch bestätigte er das Gesagte.
„Der vom Kollegen Berger angesprochene Fall ist durchaus relevant für die Urteilsfindung. Dies zum Hinweis für die Schöffinnen.“
Der Richter wartete noch ein wenig, ob er eine weitere Begründung zu hören bekäme. Nachdem klar war, dass der smarte Junge sich mit seinem Kommentar offensichtlich erschöpft hatte, bat er den zweiten Kollegen um sein Statement.
„Kollege Schlachter?“

„Ja." Der gemütlich in seinem Sitz ruhende Mann sah auf. „Liebe Kollegen, wie auch immer wir entscheiden, ich glaube, wir schaffen hier einen Präzedenzfall. Mir ist bezüglich des intriganten Vorgehens der Angeklagten der ‚Sirius' Fall in den Sinn gekommen." In Richtung der Schöffinnen ergänzte er: „ Sie können den Fall googeln, wenn Sie sich darüber informieren möchten. Er hat damals sehr viel Aufsehen erregt und ist mittlerweile fester Bestandteil etlicher Vorlesungen. Die Möglichkeiten mit denen Frau März ihren Chef manipuliert hat waren durch Ihre Vertrauensstellung schon beachtlich, das darf man nicht unbewertet lassen. Ich habe beide Gutachter mit großem Interesse gehört. Auch die beiden Plädoyers waren auf ihre Art ergreifend. Fest steht für mich: Ich möchte auf keinen Fall in der Haut der Angeklagten stecken. Es stimmt, wir haben kein Gutachten zu ihrer psychischen Verfassung gehört, allerdings auch nicht zur psychischen Verfassung des Toten. Die Angeklagte macht auf mich jedenfalls keinen verwirrten Eindruck." Er blickte in die Runde.
„Hier nun ihre Sicht der Dinge zu hören, ist interessant und mir scheint, dass wir nicht einstimmig entscheiden werden. Ich bin sicher, das Urteil wird so oder so aus verschiedenen Gründen für Aufruhr sorgen."
Der Vorsitzende Richter schmunzelte. So kannte er den Kollegen seit Jahren. Er liebte es, sich bezüglich seines Urteils bis zur letzten Sekunde bedeckt zu halten. Eigentlich entsprach das auch seiner Haltung, aber im Hinblick auf die Schöffinnen wollte er einen weiteren wichtigen Umstand zur Sprache bringen. Zunächst wandte er sich an den Kollegen.
„Danke, Ludwig. Ich gestehe, dass mir dieser Fall einiges an Kopfzerbrechen bereitet hat. Meine Hoffnung die Gut-

achten würden einstimmig ausfallen hat sich leider zerschlagen. Wir haben bereits einige der klassischen Fälle angesprochen die man als Jurist hier zur Rate ziehen kann. Aus meiner Sicht wäre es sinnvoll sich noch einmal mit §24 St GB zu befassen. Die Schöffinnen sollen nicht zu Juristen ausgebildet werden, das liegt mir fern, dennoch erachte ich einige Kenntnisse für unerlässlich in diesem speziellen Fall. Immerhin stehen wir zwischen Freispruch und einer lebenslänglichen Freiheitsstrafe, falls es zu einer Verurteilung wegen Mordes kommt. Ich schlage vor wie folgt vorzugehen: Wir stimmen zunächst darüber ab, ob die beiden genannten Gutachten, bezüglich der Psyche von Opfer und Angeklagter, vonseiten des Gerichts doch benötigt werden. Und die endgültige Urteilsabstimmung vertagen wir auf Morgen."

Die Beteiligten waren einverstanden.

Wider Erwarten waren sie sich nach kurzer Diskussion einig, keine weiteren Gutachten mehr zu bestellen. Das Auftreten von Frau März bot dazu wirklich keinen Anlass. Hätte sie das Geständnis widerrufen, wäre ein bedeutender Grund gegeben gewesen, aber so bestand Übereinstimmung, dass ein Gutachten vonseiten des Gerichts nicht verlangt würde. Gleichermaßen kam man bezüglich des Opfers überein. Posthum ein Gutachten über Dr. Werner einzuholen, erschien allen Stimmberechtigten wenig sinnvoll. Sein einmaliger Aufenthalt in einer psychosomatischen Klinik war bekannt, weitere Episoden dieser Art konnten durch die Ermittlungen der Kripo glaubhaft ausgeschlossen werden. Sein damaliger Arzt, Professor Beiling, war hinreichend befragt worden.

Karl Steinbach protokollierte diesen Umstand genau. Er schenkte sich von dem Tee nach und konzentrierte sich

auf die von ihm farbig gekennzeichneten Details aus der Akte, die er am Abend des ersten Verhandlungstages noch einmal ausführlich durchgelesen hatte. Besonders in den Berichten der ermittelnden Beamten las er sorgfältig. Er stimmte dem Kollegen Schlachter voll und ganz zu: Es würde auf jeden Fall ein umstrittenes Urteil werden. Der Andrang der Presse war so hoch wie selten zuvor. Dennoch, er hatte sich entschieden und war dabei auch seinem ersten und wichtigsten Grundsatz, in dubio pro reo, treu geblieben. Dies hatte ihm lange Zeit keine Ruhe gelassen. Die anderen lasen auch in ihren Unterlagen oder unterhielten sich leise.
Frau Vögele schob ihren Stuhl näher heran und redete eindringlich auf den Kollegen Berger ein. Sie war der Ansicht, dass die Mitschuld des Herrn Dr. Werner nicht zu vernachlässigen sei. Er habe seine Angestellte jahrelang zum eigenen Vorteil benutzt. Berger war sichtlich genervt. Bemüht, von der Schöffin abzurücken, sie war wirklich nicht sein Typ, erwiderte er gereizt, dass eine Sekretärin seines Wissens nicht umsonst arbeiten würde, sondern Gehalt bekäme und im Übrigen gäbe es ein bisschen Mord ebenso wenig wie ein bisschen Schwangerschaft.
Die Schöffin schwieg daraufhin verdutzt.
Karl Steinbach fragte sich, ob die Frau verstanden hatte, was der Kollege ihr damit sagen wollte. Er begrüßte es, auch in Anbetracht der wenigen Verhandlungstage, dass alle Beteiligten vor der Abstimmung die Gelegenheit hatten, ihre Entscheidung nochmals zu überschlafen.
„Kommen wir nun zum Ende“, rief er seine Kollegen auf. „Wir stimmen morgen, wie vereinbart um 13.30 Uhr ab.“

Schnappschüsse

Loretta März hatte nach der Verhandlung die Fahrt nach Lörrach kaum wahrgenommen. In ihrem Kopf kreisten die Darstellungen des Staatsanwalts und ihres Verteidigers. Obwohl beide Männer von ihr sprachen, war es, als würden sie zwei völlig verschiedene Frauen beschreiben. Einmal war sie die eiskalte, brutale Mörderin, einmal das hilflose, verwirrte Wesen. Letztlich hatte keiner der beiden sie als Mensch wirklich erfasst. Nun, zurück in ihrer Zelle kam sie langsam zur Ruhe. Im geschützten Raum dieses kleinen Käfigs konnte sie durchatmen und die Ereignisse der vergangenen Tage Revue passieren lassen. Sie saß mit hochgezogenen Beinen auf ihrer Pritsche und versuchte, das Chaos ihrer Gefühle zu ordnen.

Da war zunächst ihr Anwalt. Es blieb ihr ein Rätsel, wie er mit ihr umging, trotz allen Verständnisses für die Verstrickung, in der er sich befand. Nicht einen Moment war er wirklich daran interessiert zu verstehen, was sie bewegte. Die Theorie, die er versuchte, dem Gericht glaubhaft zu machen, hatte mit ihr so viel zu tun wie eine Friedenstaube mit einem Adler. Nämlich gar nichts!

Dennoch akzeptierte sie sein Auftreten und seine Darstellung ihrer Motive. Ohne Anwalt zu erscheinen, wie es ihr am liebsten gewesen wäre, war nicht erlaubt. Ludger Streeb musste, zwangsläufig, etwas zu ihrer Verteidigung unternehmen und ein anderer Anwalt, den Stephanie statt seiner organisiert hätte, wäre vermutlich noch anstrengender für sie geworden. Sie versuchte, sich auf die Szenen im Gerichtssaal zu besinnen, die durchaus spannend gewesen waren. Tatsächlich erlebte sie den Auftritt beider

Gutachter als beeindruckend und sie konnte ihnen gut folgen. Wenn sie gezwungen worden wäre, ihren Fall als unbeteiligte Dritte zu bewerten, hätte sie damit größte Mühe gehabt. Tatsächlich hatte sie mit der klassischen Homöopathie außer der Gold Beschreibung im Buch ihrer Schwester keinerlei Erfahrung und sie verstand nun selbst genauer, wie sich die Dinge wirklich verhielten. Ja, die Idee war ihr durch das rote Homöopathie-Buch gekommen, und ja, sie hatte verstanden, dass das Mittel für Markus Werner gefährlich war, darum hatte sie es eingesetzt. Aber trotzdem war sie sehr überrascht gewesen, als sie feststellte, dass er wirklich aus dem Fenster gesprungen war. Dass alles mit der Abtreibung begonnen hatte, war nicht zu leugnen. Irgendwie war sie erleichtert, dass sie das nicht mehr verheimlichen musste. Und eigentlich war sie davon enttäuscht, dass niemand zu verstehen schien, dass Markus dafür, dass er ihr Leben ruiniert hatte, endlich bezahlen musste. Er war doch eiskalt gewesen und hatte sie knallhart erpresst. Kind oder Job, das war seine Aussage damals gewesen. Wieso würdigte eigentlich niemand, dass sie so ehrlich gewesen war, Markus von der Schwangerschaft zu erzählen. Dazu wäre sie nicht verpflichtet gewesen. Sie konnte nicht einschätzen, wie das Gericht diese Dinge beurteilte und über sie entscheiden würde. Der Vorsitzende Richter passte in keines ihrer Klischees. Sie merkte, dass er sie beobachtet hatte. Ihm war aber nicht anzusehen, was er dachte.
Ihr Kopf begann zu schmerzen. Sie wollte diese Überlegungen beenden, auf die sie sowieso keinen Einfluss hatte. Mit einem schnellen Griff holte sie sich das Album und schlug es an einer beliebigen Stelle auf. Erneut sah sie sich konfrontiert mit einem Bild der beiden Zwillinge. Ihre gel-

ben Anoraks mit den braun gesäumten Kapuzen sprangen ihr ins Auge und sofort wurde die Szene ihrer Kindheit lebendig, wie sie eines sonnigen Spätwintermorgens mit den beiden knapp dreijährigen spazieren gegangen war. Der Schnee befand sich bereits auf dem Rückmarsch und der ansonsten schmale Dorfbach führte deshalb Hochwasser. Sie war mit den beiden querfeldein unterwegs und als sie am Bach angelangt waren, wollte sie den Ausflug für die Kleinen interessant gestalten, indem sie die beiden abwechselnd auf einen abgesägten Baumstamm oder Stein am Ufer stellte und sie von dort in das schnell dahin treibende Wasser blicken ließ. Plötzlich und ehe sie sich versah, rannte der eine Junge, während sie den anderen gerade hochhob, direkt in den Bach. Entsetzt sah sie das Kind im reißenden Wasser davontreiben. Ohne auch nur eine Sekunde nachzudenken, sprang sie ebenfalls ins Wasser und versuchte, nach ihm zu fassen. Sie griff nach der weißen Zipfelmütze und erkannte, dass die Mütze alleine im Wasser trieb. Während sie verzweifelt versuchte, den Anorak des im Bach treibenden Kindes zu erhaschen, sah sie, gerade in dem Moment, als sie die Kapuze des Anoraks greifen konnte, dass der andere der beiden mit einem begeisterten Quietschlaut auf das Ufer zurannte. Er hielt das alles wohl für einen riesen Badespaß. Sie wollte ihn im letzten Moment daran hindern, auch in den Bach zu springen, darüber ließ sie die Kapuze, die sie eben noch zu halten bekommen hatte, wieder los und versuchte, sich dem Kind am Ufer zu nähern, aber es war zu spät. Jetzt schwammen zwei weiße Zipfelmützen und zwei gelbe Anorakjacken im Wasser. Letztendlich war ihr nie klar gewesen, wie es ihr gelungen war, aber sie schaffte es, die beiden Kinder lebend an Land zu bringen. Die einzigen

Verluste, die es zu beklagen gab, waren die zwei weißen Zipfelmützen. Zitternd vor Kälte und klitschnass erreichten sie nach einigen hundert Metern die am Bach gelegene Dorfwirtschaft, wo man sie so lange beherbergte, bis die telefonisch informierte Mutter mit einem Fahrzeug kam, um sie nach Hause zu bringen.

Zurück im Elternhaus drehte sich alles um die beiden kleinen Kinder. Sie mussten von den nassen Kleidern befreit werden, bekamen warmen Tee eingeflößt und ein Bad wurde für sie bereitet. Ihr schenkte man keinerlei Beachtung. Einem inneren Wunsch nach Geborgenheit, Wärme und Sicherheit folgend, ging sie in ihr Zimmer, zog sich aus und legte sich ins Bett.

Nach einer geraumen Weile hörte sie, wie sich die Türe öffnete und sah ihren Vater hereinkommen. In diesem Moment war sie sicher, dass jetzt ihre letzte Stunde geschlagen hätte. Unermesslich groß war ihre Furcht vor der Strafe, die sie dafür erwartete, dass sie nicht gut genug auf die beiden Kleinen aufgepasst hatte.

Doch der Vater war ihr gegenüber überraschend freundlich gesonnen und bedeutete ihr, dass er gekommen war, um nach ihr zu sehen und zu sagen, wie gut sie es gemacht hatte, die beiden aus dem Bach zu ziehen.

Mit einem Schlag fielen der ganze Stress und die furchtbare Angst von ihr ab. Die Folge davon war, dass sie haltlos schluchzte. Ihr Vater konnte damit nicht umgehen, er hatte vermutlich keine Ahnung, welche Ängste sie ausgestanden hatte. Damit, dass sie jetzt so weinte, war er überfordert. Er ging wortlos aus dem Zimmer. Danach war ihre Einsamkeit schlimmer als zuvor. Die Mutter war gar nicht gekommen, um nach ihr zu sehen. Sie musste die Zwillinge versorgen. Loretta weinte damals, bis ihr Kopf

schwer wurde und schmerzte. Irgendwann schlief sie erschöpft ein.
Heute war es nicht anders als damals. Kein Mensch interessierte sich dafür, was sie tatsächlich bewegte. Sie wurde wieder nur benutzt. Ihr Verteidiger wollte einen Fall gewinnen, der Staatsanwalt wollte die Welt vor einem Monster schützen, die Gutachter wollten ihre ureigenen Ansichten verbreiten. Sollten sie doch alle machen, was sie wollten.

Das Urteil II

Karl Steinbach war sich durchaus darüber bewusst, welches Aufsehen das Urteil erregen würde. Er war mit dem Ausgang der Abstimmung einverstanden. Der Richter vermied es, die Spannung im brechend vollen Gerichtssaal noch weiter zu erhöhen. Ohne Umschweife kam er zur Urteilsverkündung, sobald er und seine Kollegen den Raum betreten hatten.

In die atemlose Stille der stehenden Menge hinein sprach er laut und deutlich: „Im Namen des Volkes ergeht folgendes Urteil: Die Angeklagte, Loretta März, wird in allen Punkten für schuldig befunden und zu einer lebenslänglichen Gefängnisstrafe wegen des heimtückischen Mordes nach § 211 StGB an ihrem direkten Vorgesetzten, Herrn Dr. Markus Werner, verurteilt."

Im Saal entstand eine enorme Unruhe. Die Zuhörer begannen aufgeregt miteinander zu flüstern, wobei sich mit jedem Moment die Lautstärke der gezischten Kommentare erhöhte.

Der Richter handelte rasch. „Nehmen Sie bitte Platz und bewahren Sie Ruhe! Es folgt die Urteilsbegründung."

Die Leute setzten sich – allen voran Loretta März.

Ihr Anwalt reagierte verzögert. Mehrere Sekunden verharrte er fassungslos und starrte die Richter an. Nach seinem glänzenden Auftritt, dem filmreif gehaltenen Plädoyer hatte er versäumt, den Schalter in seinem Inneren wieder zurückzustellen, und so traf ihn das Urteil, ungeschützt wie er war, jetzt wie ein Schlag. Er fühlte, wie ihn ein heißer Riss im Inneren durchzuckte. Einem gefällten

Baum gleich sank er zurück auf seinen Stuhl. Der Schlag hatte ihn getroffen.
Karl Steinbach nahm keine Notiz davon, sondern konzentrierte sich auf seine Unterlagen. Der Gerichtsdiener machte die grausige Entdeckung erst nach dem Ende der Verhandlung, als er den immer noch an seinem Platz sitzenden Anwalt auffordern wollte, den Saal zu verlassen.

Mit monotoner Stimme verlas der Richter die Urteilsverkündung.
„Das Urteil begründet sich im Einzelnen wie folgt: Frau März hat ein umfassendes Geständnis abgelegt, worauf das Verfahren fußt und was ihr strafmindernd anzurechnen ist. Dies ist möglich im Sinne einer Haftprüfung frühestens nach 15 Jahren Haftzeit. Das Gericht hat sich im Zusammenhang mit der Substanz, welche Frau März dem Opfer verabreicht hat, der Argumentation des Gutachtens der Staatsanwaltschaft angeschlossen. Dazu ist zu ergänzen: Homöopathische Arzneien sind nach deutschem Recht Arzneimittel, im Sinne des § 2 AMG. Sie unterliegen hinsichtlich ihrer Herstellung und Qualitätsanforderung dem deutschen Arzneimittelgesetz. Es sind apothekenpflichtige Medikamente, die von den Krankenkassen erstattet werden. Es handelt sich damit nicht um einfache Nahrungsergänzungsmittel. Hierzu ist anzumerken, dass die Abgabe von homöopathischem Opium dem deutschen Betäubungsmittelgesetz unterliegt.

Die Tatsache, dass dem Gericht widersprüchliche Gutachten vorliegen ist insofern nicht relevant als zur Urteilsfindung und Begründung § 24 StGB heranzuziehen ist. Dessen Wortlaut ich auszugsweise zitiere: Auch der so genannte untaugliche Versuch ist strafbar. Dieser liegt vor, wenn entweder das Tatobjekt oder das angewandte Mittel oder die Person des Täters nicht zur Tatvollendung tauglich ist. Dazu gehört beispielsweise der Tötungsversuch an einer Leiche, der Vergiftungsversuch mit einer ungiftigen Substanz... Zitat Ende.

Wesentlich für die Entscheidung des Gerichts ist, dass Frau März sowohl entsprechende Kenntnisse und darüber hinaus eindeutige Hinweise auf die Wirkweise der von ihr benutzten Substanz hatte. Diese hat sie nicht nur in Kauf genommen, sondern arglistig herbeigeführt. Dass die Veranlagung ihres Opfers den fatalen Verlauf der Verabreichung des Mittels begünstigt oder vielleicht sogar überhaupt ermöglicht hat, war ihr nicht etwa unbekannt, sondern sie hat sich diesen Umstand bewusst zunutze gemacht. Durch die von ihr gezielt eingesetzten Manipulationen und Intrigen ist dies eindeutig belegt. Im Übrigen hat Frau März wohlüberlegt und langfristig planend aus der Motivation heraus gehandelt, ihren Vorgesetzten mindestens schwer zu schädigen. Sie wollte ihn bestrafen. Sie stellte ihm zusätzlich die Falle des geöffneten Fensters. Dass ein Sprung aus dieser Höhe in aller Regel tödlich endet, kann ihr nicht verborgen geblieben sein. Loretta März hat in der Absicht gehandelt, Herrn Dr. Werner zu töten. Fatalerweise hat sie sich für ihre Rache einen völlig Unschuldigen ausgesucht. Einen Unschuldigen stellvertretend für sich selbst, weil sie sich ihren Entschluss zur Abtreibung nicht verzeihen konnte, und stellvertretend für ihren Mann, der sie verlassen hat. Frau März hat sich leiten lassen von ihrem Selbsthass und den Gedanken an Rache und Bestrafung, die sie auf ihren nichts ahnenden

Chef projiziert hat. Insofern, aber nur insofern, kann man von einer Verwirrtheit der Angeklagten sprechen. An der Geschäfts- und Schuldfähigkeit der Loretta März hat das Gericht keine Zweifel. Ein diesbezügliches Gutachten wurde von der Verteidigung nicht beantragt.
Herrn Dr. Werners ehrliche Antwort, während ihrer Bewerbung um den Posten als Chefsekretärin, wurde ihm nach über 15 Jahren zum Verhängnis. Dass er zu Beginn seiner Tätigkeit eine Mitarbeiterin suchte, die ohne Fehlzeiten voll belastbar war und flexibel zehn- und zwölfstündige Arbeitstage bewältigen konnte, war in ihren Augen sein Vergehen. Deshalb musste ein unbescholtener Mann und Vater von vier Kindern sterben. Eine Familie wurde zerstört. Frau Werner hat ihr ungeborenes Kind verloren. Geradezu grotesk ist die Tatsache, dass Frau März das Recht gehabt hätte, dem künftigen Arbeitgeber ihre Schwangerschaft zu verschweigen. Sie hätte aufgrund dessen nicht gekündigt werden dürfen."
Karl Steinbach suchte den Blick der Angeklagten.
„Es war ihr eigener Entschluss damals, diesen Umstand Herrn Dr. Werner mitzuteilen und die Konsequenzen daraus waren von Ihnen allein zu tragen."

Loretta wich dem durchdringenden Blick des Richters nicht aus, aber seine Worte erreichten sie nicht. Sie war zur Gänze erfüllt von einem einzigen Begriff:
Lebenslänglich. Wie ihr eigenes Blut pulste das Wort durch ihre Adern, durchströmte ihren ganzen Körper und erreichte jede einzelne Zelle. Lebenslänglich.

Karl Steinbach blieben ihre Gedanken verborgen. Er fuhr fort: „Aufgrund der heimtückischen Weise, mit der die An-

geklagte vorgegangen ist, und wie sie ihre Vertrauensstellung missbrauchte, war Herr Dr. Werner hilf- und arglos ihren Taten, sowohl in physischer wie psychischer Hinsicht ausgeliefert. Diese Umstände, wie sie bereits von der Staatsanwaltschaft richtig benannt wurden, sind die klassischen Mordmerkmale und damit sind sie ausschlaggebend für die Urteilsfindung des Gerichts. Die einzelnen Strafmaße hinsichtlich der Körperverletzung und der Freiheitsberaubung der in dem Fall ermittelnden Beamtin, Alexandra Rau, ersehen Sie aus der Urteilsschrift. Rechtsmittel gegen dieses Urteil sind den Fristen entsprechend einzulegen.
Die Sitzung ist geschlossen."

Der Vorsitzende Richter stand abrupt auf, drehte sich in Richtung der Tür um und verließ den Raum. Seine Kollegen folgten ihm unverzüglich.
Im Saal wurde es daraufhin laut. Diejenigen, die sowieso schon gewusst haben wollten, wie das Urteil ausfallen würde, erklärten lauthals, warum es so hatte kommen müssen, und diejenigen, die fassungslos überrascht darüber waren, wie es ausgefallen war, verliehen ihrer Fassungslosigkeit Ausdruck. Die anwesenden Journalisten telefonierten hektisch mit ihren Redakteuren, und die anderen Zuhörer debattierten hitzig miteinander.

Unter ihnen allen saß Loretta März aufrecht, schweigend und lächelte.
Sie hatte Ähnliches mit Ähnlichem geheilt. In jeder Hinsicht. Markus war schuld am Tod ihres Kindes und jetzt war auch er tot. Er hatte seine Strafe erhalten und sie hatte nun die ihrige. Alles war gut.

Ähnliches mit Ähnlichem heilen …
Dieser Hahnemann verstand nicht nur etwas von Medikamenten.

ENDE

Anhang

Quellennachweis

S. Hahnemann: „Versuch über ein neues Prinzip zur Auffindung der Heilkräfte der Arzneisubstanzen nebst eineigen Blicken auf die bisherigen."

Hufeland Journal der practischen Arzneykunde und Wundarzneykunst, Jena, 1796

Georgos Vithoulkas: „Materia Medika Viva"

Urteil: § 24 StGB

Untauglicher Versuch

Auch der so genannte untaugliche Versuch ist strafbar. Dieser liegt vor, wenn entweder das Tatobjekt oder das angewandte Mittel oder die Person des Täters nicht zur Tatvollendung tauglich ist. Dazu gehört beispielsweise der Tötungsversuch an einer Leiche, der Vergiftungsversuch mit einer ungiftigen Substanz oder die Bestechung eines nur vermeintlichen Amtsträgers.

Strafmilderung

Das Gesetz sieht vor, dass der Versuch milder bestraft werden kann als die vollendete Tat. Wenn der Täter aus grobem Unverstand verkannt hat, dass der Versuch an dem betreffenden Tatobjekt oder durch Verwendung des betreffenden Tatmittels überhaupt nicht zur Vollendung führen konnte — indem er etwa versucht hat, mit einem Luftgewehr einen in großer Höhe vorbeifliegenden Jumbojet abzuschießen —, dann kann das Gericht von Strafe absehen oder die Strafe nach seinem Ermessen mildern.

Danksagung

Herzlichen Dank, meiner Schwester Hanni und meinem Mann Ulrich, Roswitha und Paul Schramm, Ulli und Claudia Peters, Nicola Strohmeier, Stefan Wildfang, Ulli Pankow und allen anderen, die mich unterstützt und inspiriert haben

Inhalt